氟核磁共振技术在药品质量控制中的应用

中国食品药品检定研究院　组织编写

主　编　张庆生　何　兰　刘　阳　卢忠林

副主编　许明哲　刘　静　冯玉飞　张　娜　张才煜

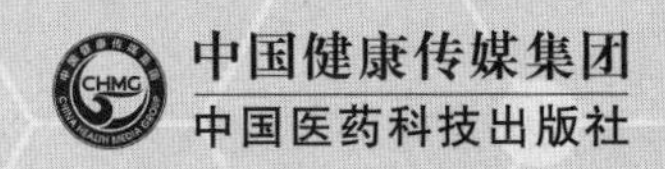

内 容 提 要

对含氟化学药物来说，氟核磁共振定性及定量技术具有较好的专属性。本书专门介绍氟核磁共振技术在含氟药物及其杂质定性及定量研究中的应用，既有基础理论又列举大量实例，以测试方法、条件、过程、结果、图谱为重点，理论与实践相结合，实用性强。本书可为从事药物研究、检验和质量管理者提供参考。

图书在版编目（CIP）数据

氟核磁共振技术在药品质量控制中的应用 / 中国食品药品检定研究院组织编写；张庆生等主编. —北京：中国医药科技出版社，2022.1

ISBN 978-7-5214-2734-9

Ⅰ. ①氟… Ⅱ. ①中…②张… Ⅲ. ①氟–核磁共振–应用–药品管理–质量管理 Ⅳ. ①R954

中国版本图书馆 CIP 数据核字（2021）第 202812 号

美术编辑 陈君杞
版式设计 易维鑫

出版 **中国健康传媒集团** | 中国医药科技出版社
地址 北京市海淀区文慧园北路甲 22 号
邮编 100082
电话 发行：010–62227427 邮购：010–62236938
网址 www.cmstp.com
规格 787×1092mm 1/16
印张 16 1/2
字数 386 千字
版次 2022 年 1 月第 1 版
印次 2022 年 1 月第 1 次印刷
印刷 北京市密东印刷有限公司
经销 全国各地新华书店
书号 ISBN 978-7-5214-2734-9
定价 **89.00** 元

获取新书信息、投稿、为图书纠错，请扫码联系我们。

编委会

主　编　张庆生　何　兰　刘　阳　卢忠林

副主编　许明哲　刘　静　冯玉飞　张　娜　张才煜

编　者（以姓氏笔画为序）

丁　建（常州市食品药品监督检验中心）
于颖洁（中国食品药品检定研究院）
马　玲（宁夏回族自治区药品检验研究院）
王志军（国家药典委员会）
王秋花（北京师范大学）
王倩倩（南开大学）
厉耀华（南开大学）
卢忠林（北京师范大学）
白　洁（兰州大学）
宁保明（中国食品药品检定研究院）
冯玉飞（中国食品药品检定研究院）
刘　阳（中国食品药品检定研究院）
刘　洁（中国药科大学）
刘　静（中国食品药品检定研究院）
刘　睿（北京师范大学）
刘　毅（中国食品药品检定研究院）
刘旻虹（常州市食品药品监督检验中心）
刘晓强（常州市食品药品监督检验中心）
刘朝霞（中国食品药品检定研究院）
刘福涛（北京大学肿瘤医院）
许明哲（中国食品药品检定研究院）
严　菁（中国食品药品检定研究院）
杨　雪（中国药科大学）
杨静波（北京师范大学）
李　婕（中国食品药品检定研究院）
李志恒（中国人民解放军军事科学院军事医学研究院）
李选堂（中国食品药品检定研究院）
吴泽辉（首都医科大学）
何　兰（中国食品药品检定研究院）
宋　玲（中国中医科学院中药研究所）

宋东宁（中国食品药品检定研究院）
陈　悦（浙江省食品药品检验研究院）
陈　颖（国家药品监督管理局药品审评中心）
陈民辉（江苏省食品药品监督检验研究院）
张　娜（中国食品药品检定研究院）
张才煜（中国食品药品检定研究院）
张龙浩（中国食品药品检定研究院）
张庆生（中国食品药品检定研究院）
张岩琛（常州市食品药品监督检验中心）
武香香（河南中医药大学）
林　兰（中国食品药品检定研究院）
岳志华（国家药典委员会）
岳祥军（安徽贝克联合制药有限公司）
岳瑞齐（国家药典委员会）
周　颖（中国食品药品检定研究院）
周亚楠（中国食品药品检定研究院）
周露妮（中国食品药品检定研究院）
赵宗阁（中国食品药品检定研究院）
袁　松（中国食品药品检定研究院）
耿　颖（中国食品药品检定研究院）
徐昕怡（国家药典委员会）
徐德忠（中国食品药品检定研究院）
栾　琳（中国食品药品检定研究院）
高　蕾（国家药品监督管理局药品审评中心）
郭宁子（中国食品药品检定研究院）
唐　权（北京师范大学）
黄海伟（中国食品药品检定研究院）
曹　进（中国食品药品检定研究院）
庾莉菊（中国食品药品检定研究院）
梁国兴（北京市育英学校）
程奇蕾（国家药典委员会）
鲁　鑫（天津市食品药品检验研究院）
熊　婧（中国食品药品检定研究院）
戴田行（国家药品监督管理局药品审评中心）
魏宁漪（中国食品药品检定研究院）
魏娟娟（北京师范大学）

前　言 Preface

氟原子体积较小且具有强烈的亲电性质，单一的氟取代或者三氟甲基取代都会影响整个有机分子的电子云分布，从而改变化合物的理化特性和生物活性，因此，将氟原子引入药物分子中已成为药物研发改性的重要策略之一。据初步统计，自 20 世纪 50 年代末第一个含氟化学药品上市起，迄今已有超过 150 种含氟药物在售，并有超过 1500 种含氟类药物处于在研阶段，研究专属性更强的含氟化学药品定性及定量技术关注度日益增高。

核磁共振技术已经广泛应用于化学化工、材料、医药及环境等领域，特别是在药物研发及质控各个阶段均发挥了重要作用，包括《中国药典》在内的各国药典均已收载核磁共振的定性及定量方法。然而，使用核磁共振进行药品质控的方法大多为利用氢核磁共振技术进行定性定量研究，对氟（^{19}F）核磁共振技术研究报道较少。

氟原子核具有 100%天然丰度和高磁比率，灵敏度高，对于有机氟化合物，其响应信号范围大于 δ350ppm，且在同一分子结构中氟原子较质子少，处于不同化学环境的氟原子核通常分离较好，不会相互干扰。对含氟化学药物，氟核磁共振定性及定量技术具有好的专属性。

本书系统介绍了氟核磁共振技术在市场上常见的含氟化学药物及其杂质定性、定量中的应用，展示含氟药物或杂质的氟谱，并对其中有非法添加风险的部分药物建立了复杂基质中的定量检测方法，期望能对从事相关研究和检验的工作人员提供帮助（书中所有化学位移均以三氟乙酸为基准，谱图中出现的 δ-76.2ppm 的信号为添加的三氟乙酸）。

由于分析技术发展较快，加之编写人员水平有限、时间仓促，难免存在疏漏之处，我们衷心希望广大读者批评指正。

编　者

2021 年 10 月

目　录 Contents

第四章 氟核磁共振定量在含氟药物非法添加检测中的应用 ······ 36

第五章 常见含氟药品及杂质的氟核磁共振谱图 ······ 73

第一章 氟核磁共振技术简述

一、核磁共振技术简介

1. 历史发展

核磁共振（Nuclear Magnetic Resonance，NMR）是指磁矩不为零的原子核在磁场中受到一定频率的电磁辐射作用时，会出现磁能级之间共振跃迁的现象。斯特恩（Otto Stern）的分子束实验可以认为是核磁共振研究的开端。1920 年，在助手彼得 • 勒特斯和盖拉赫的帮助下，斯特恩用实验证明了在外加非均匀磁场的作用下，原子的空间取向是量子化的，并测量出了质子的磁矩。这就是著名的斯特恩–盖拉赫实验。斯特恩在 1943 年获得了诺贝尔物理学奖。

1946 年，美国哈佛大学 Edward Purcell 和斯坦福大学 Felix Block 领导的两个研究小组分别独立观测到物质的核磁共振现象，并因此获 1952 年诺贝尔物理学奖。

20 世纪 50 年代，核磁共振技术在实际应用上有很大的发展，同时在理论研究上也不断取得突破和创新。布洛赫方程（Bloch equation）、所罗门方程（Solomon equation）和雷德菲尔德理论（Redfield theory）的提出和应用加快了核磁共振技术的发展。

1963 年，NMR 开始被用来检测化合物的纯度及制剂的含量，但未得到广泛应用，原因是当时磁场强度低、方法的重现性与准确度较差。随着磁场强度的提高、超低温探头的出现，其应用逐渐被推广。

1965 年，恩斯特（Richard R. Ernst）将傅里叶变换方法引入核磁共振技术中，提出了利用核磁共振技术鉴别物质结构的新方法，与传统光谱学方法相比，这一创新大大提高了物质结构准确性，真正奠定了现代核磁共振方法的基础。在 1966—1968 年间，因为使用傅里叶变换方法需要处理大量的数据，在核磁共振的数据处理和程序控制中引入了计算机。

20 世纪 80 年代以后，二维核磁共振技术逐渐发展成熟。与常规的横坐标为频率，纵坐标为信号强度的一维核磁共振相比，二维核磁共振中两个坐标均为频率，可以提供更为丰富的化合物结构信息，解决物质结构空间构象问题。

自 2000 年初以来，永磁体技术发展使不需要定期添加制冷剂维持超导的核磁应运而生，更小尺寸的台式核磁共振仪器问世，运行频率逐渐发展到 90MHz，可以安装在

实验室工作台，增加了便携性，已经被应用于反应监测及简单化合物的质量控制中，适用于教育、研究和工业领域。

核磁共振理论的深入研究，奠定了核磁共振成像和核磁共振波谱的基础，其中核磁共振波谱学的发展也促进了物理学、化学、生物学、药学等多学科的发展，取得了诸多成果。

2. 定量核磁共振技术

由于不同取代基团所处的化学环境不同，在磁场中响应各异，通过其位移、响应信号面积以及裂分等信息能够提供丰富的化合物结构信息，核磁共振技术可以确定未知化合物的精细结构并用于单一或混合成分的结构鉴定。二维核磁共振进一步确定化合物的空间构型以及相互位置等信息，是确定化合物结构的有力工具。

近年来，随着傅里叶变换以及化学计量学的发展，核磁共振定量技术（Quantitative Nuclear Magnetic Resonance，qNMR）应用越来越广泛。核磁共振定量技术建立在核磁共振谱响应信号面积与样品中被激发的原子数目成正比的基础上，无须引入校正因子即可计算相应被激发原子数目，从而达到定量的目的。此项技术不需要相应待测物的标准物质，样品用量少，在药物质量控制领域越来越受关注，已经涵盖了药品生产、检验的多个环节，包括药品的含量测定、药品对照品赋值、药物纯度测定、药品的非法添加及药物体内代谢物研究等。

常用的核磁共振定量方法分为两种：相对定量法和绝对定量法。

（1）相对定量法适用于含有两种或两种以上成分的混合物，通过比较响应信号面积来确定其相对含量。复方制剂中各成分及药物中杂质相对含量测定等均可使用相对定量法。

（2）绝对定量法是将已知结构和含量的参照物（内标）与待测物（样品）制成混合溶液同时测定。待测物的含量是通过两者响应信号面积的比值确定的，其公式如下。

$$P_{\mathrm{x}}=\frac{I_{\mathrm{x}}}{I_{\mathrm{std}}}\frac{N_{\mathrm{std}}}{N_{\mathrm{x}}}\frac{M_{\mathrm{x}}}{M_{\mathrm{std}}}\frac{m_{\mathrm{std}}}{m_{\mathrm{x}}}P_{\mathrm{std}}$$

式中，P_{x}、P_{std}为样品和内标的含量；m_{x}、m_{std}为样品和内标的质量；M_{x}、M_{std}为样品和内标的相对分子质量；I_{x}、I_{std}为样品和内标的响应信号面积；N_{x}、N_{std}为样品和内标响应信号对应的原子核个数。

绝对定量法常用的水溶性内标有邻苯二甲酸钾；脂溶性内标有苯甲酸、四氯硝基苯、1,4–二硝基苯以及3,5–二硝基苯甲酸等；马来酸在水和有机溶剂中均可使用。

qNMR技术也有一定的局限性，与质谱方法相比，qNMR方法灵敏度较低，对浓度极低的样品不能直接测定。

qNMR是一种有效的化合物含量测定方法，已经被《中国药典》《美国药典》《欧洲药典》等主要法定标准收载。据报道qNMR可用于^{1}H、^{19}F和^{31}P定量实验。

二、氟核磁共振简介

1. 含氟药物

天然药物中一般不含氟，自然界中的氟多以不溶性的氟化钙存在。由于氟原子具有较强的电负性，在化合物结构中引入氟原子代替氢原子，会改变化合物的理化性质和影响其在体内代谢的稳定性，使得含氟有机化合物备受青睐。1957 年，第一个含氟抗癌药物氟尿嘧啶（Fluorouracil）出现，推动了含氟化学药物的发展。氟核磁共振谱无疑成为分析含氟药物的重要手段之一。

2. 氟核磁共振的特点

^{19}F 的天然丰度为 100%，自旋量子数 $I=1/2$。^{19}F 的相对灵敏度约为 ^{1}H 的 83.4%，与 ^{13}C、^{15}N 等杂核核磁共振谱相比，氟核磁共振谱（^{19}F NMR）灵敏度高，意味着需要样品量少，实验时间短。

^{19}F NMR 的另一个特点是化学位移范围宽，有机氟化合物的化学位移范围约为 δ350ppm，如果包括无机氟化物其范围可达 δ1000ppm 以上。

有机化合物中含有较多的氢原子，因空间结构、构型、原子相互影响等多重因素，氢核磁共振谱容易出现共振信号重叠的现象，确定定量信号相对比较困难，特别是制剂中辅料均含有氢原子，重叠现象不可避免，氢核磁共振谱测定结果的准确性和重现性会受到很大影响。而氟化合物含的氟原子都较少，在氟核磁共振谱中大多只显示一个或几个信号，且氟谱较宽，很少出现信号重叠的现象，容易确定定量信号，^{19}F NMR 对含氟化合物来说选择具有专属性。自然界中含有氟原子的有机物较少，辅料中也几乎不含氟原子，不受辅料干扰，不会因重叠现象影响 ^{19}F NMR 的测定结果。^{19}F NMR 不仅可用于原料药及制剂的定性鉴别和定量测定，还可用于非法添加定性鉴别和含量测定。

另外，可以使用非氘代试剂是氟谱的又一特点。在核磁共振实验中要用到氘代试剂锁场，因为超导磁体中的电流随着时间会产生漂移，导致磁场强度会缓慢产生变化，对一些测定时间较长的实验来说，就会造成信号的分辨率下降、损失裂分等不利影响。碳核磁共振谱（^{13}C qNMR）等测定时间较长，在进行实验时，为保证实验结果必须使用氘代试剂锁场，保障磁场在整个实验过程中的稳定均匀。对于氢谱而言，由于通常测定时间较短，不锁场对图谱造成的影响较小，但非氘代试剂中存在的大量氢原子会严重干扰待测样品的测定结果，所以在氢核磁共振实验中也必须使用氘代溶剂。^{19}F qNMR 的检测时间短，是否锁场对响应信号的干扰较小，常用的水、甲醇及三氯甲烷等溶剂中不含有氟原子，不会干扰实验样品的测定，因此，^{19}F qNMR 可以使用非氘代溶剂进行实验。与碳谱、氢谱相比，氟谱的这一特点不仅降低了实验成本，同时有利于环境保护。

三、氟核磁共振的影响因素

1. 脉冲序列

^{19}F NMR 的采集序列有不去偶和 ^{1}H 去偶两种。当选择不去偶采集序列时，氟原子

会与邻近的氟原子以及氢原子发生偶合，造成多重裂分，使氟谱结果复杂化，降低信噪比且增加准确积分的难度，故实验中一般采用 ^{1}H 去偶的脉冲序列。同时建议使用反门控去偶的序列来保证定量的准确。

2. 相位校正

在 qNMR 的实验中，相位的调整直接影响积分的准确性，间接影响最后的定量结果。氢核磁共振定量实验中一般使用自动相位校正即可达到满意的效果，只有在样品基质复杂情况下才需要手动相位校正。在 ^{19}F qNMR 实验中，由于整个谱宽较宽，多数情况下自动相位校正无法得到满意的结果，需要先手动一阶调整相位，再自动相位校正，方能得到平整的相位图。也可在核磁定量测定之前先进行预实验确定样品与内标的响应位移，手动设置激发频率中心以及谱宽，当谱宽在 δ100ppm 以内时，可以较容易完成相位校正。

3. 内标的选择

在 ^{19}F qNMR 实验中，理想的内标化合物应满足化学惰性、易溶于溶剂、不与样品反应且与样品峰分离良好等条件。由于氟谱范围比较宽，信号的化学位移容易分离，所以内标的选择十分广泛。同时，在 ^{19}F qNMR 实验中，不同内标化合物的半峰宽差异较大，内标化合物和样品的半峰宽相近积分结果更准确，所以，半峰宽的大小也可以作为内标化合物选择的参考因素。选择内标化合物时应当综合考虑溶解度、半峰宽等因素。常用的内标物质包括 4–氟苯甲酸、氟伐他汀钠、2–溴–4–氟乙酰苯胺等。

4. 弛豫时间

弛豫时间（D1）是指在 qNMR 实验中一次脉冲采样结束后到下一次脉冲开始之间的时间。核磁共振定量实验中一般会设定比较长的弛豫时间，目的是使脉冲测定时上一次激发原子核能回到初始态，确保实验结果的准确性；若设定过长的弛豫时间势必延长了整个实验所需的时间。所以选择合适的弛豫时间既可以保证实验结果的准确性，又可以控制实验时间。

5. 其他参数

射频中心频率（O1P）、谱宽（SW）和采样次数（NS）等参数的设置对测定结果也有一定的影响。

与核磁共振定性实验不同的是 qNMR 实验对信噪比的要求比较严格。一般认为信噪比大于 150 才可以满足核磁共振定量的要求。增加扫描次数可以增加实验的信噪比，但同时增加扫描次数也会相应延长实验时间。扫描次数不够得到的含量测定结果误差较大，扫描次数过多则实验时间变长增加无效时间。在核磁共振定量实验中确定合适的扫描次数也是很重要的。

与 ^{1}H qNMR 实验不同，^{19}F qNMR 实验中通常需要适当调整射频中心频率（O1P）和谱宽（SW）。因为 ^{19}F 谱的化学位移范围较宽的特点，当样品与内标物质的响应频率距离中心频率较远的时候，图谱有可能发生畸变，加大相位校正的难度，严重时可能无法完成相位校正。因此，在氟核磁共振谱定量实验中，一般建议先扫描全谱，确定内标信号与样品定量信号的化学位移，然后设置两信号中间位置为 O1P，选择合适的 SW，使图谱包含两种信号，确保相位校正的准确度和实验结果的准确度。

四、氟核磁共振的应用

在医药行业中，随着对氟原子及含氟取代基的氟化学深入了解，出现越来越多结构复杂、作用独特生物活性的含氟药物，现已在抗肿瘤、抗病毒、降脂、降糖、中枢神经系统等领域发挥作用。^{19}F NMR 方法可以用来确认合成药物或天然产物的结构、鉴别，也可以用来测定其含量。

1. 含氟化学对照品及化学原料药的含量确定

化学对照品对于药物的质量控制起着重要的作用，一般使用质量平衡法对对照品含量进行赋值，需要测定纯度、水分、残留溶剂以及炽灼残渣等项目，实验过程复杂，实验时间较长且实验结果受很多因素影响，如紫外响应、残留溶剂、水分等。而 ^{19}F qNMR 法在确定含氟对照品含量时，不受紫外响应、残留溶剂、水分等影响，获得的是绝对含量，且前处理简单、快速及结果准确。与含氟药物对照品一样，^{19}F qNMR 可以用于含氟原料药、制剂的含量测定及鉴别。

2. 含氟药物制剂的含量测定

氢核磁共振定量技术一般较难应用于制剂中主成分的含量测定，因为制剂中的多种辅料会严重干扰定量信号的选择，但是在含氟化学药物制剂中，常用的辅料一般不含有氟，不干扰主成分的含量测定。^{19}F qNMR 法可以方便地应用于制剂中含氟化合物的含量测定。此方法前处理简单，不需要复杂的分离过程，只需要使用合适的溶剂溶解制剂和内标，过滤后即可测定。

3. 中药及功能性食品中含氟药物的快速筛查

截至 2017 年，所有上市药品中约有 1/5 为含氟药物，每年新上市药品中有近 1/3 为含氟药物。监管数据表明，近年来出现的非法添加多为减肥类、降糖类、抗风湿类及祛痘等药物，其中含氟药物占到近三成以上，并呈上升趋势。

天然中药成分、功能性食品以及化妆品中几乎不存在含氟有机化合物，应用 ^{19}F qNMR 可以定性鉴别是否存在非法添加含氟化学药，同时还可定量检测非法添加含氟化学药的含量，提升对含氟非法添加的检测水平和监管能力。

第二章 氟核磁共振定量在含氟对照品赋值中的应用

药品的含量是评定药品质量的主要指标之一，准确测定药品含量对药品质量控制具有重要意义。目前，常用的含量测定方法有色谱法、光谱法、容量法及差热分析法等，它们在药品含量测定领域广泛应用。但是，上述方法也存在一定局限性，如缺乏对照品时，色谱法和光谱法难以准确定量，容量法专属性相对较差，热分析法仅适用于热稳定样品等。近年来核磁共振定量技术（qNMR）在药品含量测定中突显优势，它能克服上述含量测定方法的缺陷，更好地满足药品质量控制的要求。

常用的核磁共振谱包括 ^{1}H、^{13}C、^{15}N、^{19}F 和 ^{31}P，研究主要集中在 ^{1}H 核磁共振定量，对于其他种类核磁共振定量的研究少有涉及。^{13}C、^{15}N 的定量研究主要受限于较低的自然丰度，需要较长的测定时间及较大的样品量。^{31}P 原子在药物中使用较少，且多以磷酸形式存在，所以磷核磁共振定量研究在药物含量测定中也应用较少。

目前，由于含氟化学药品日益增多，定性用核磁共振氟谱正处于普及阶段，定量氟谱技术用于含氟化学药品含量测定的研究尚在起步阶段。从天然丰度等方面考虑，^{19}F 和 ^{1}H 核磁共振谱天然丰度相近，所需要的测试时间及样品浓度均远小于 ^{13}C 谱、^{15}N 谱与 ^{31}P 谱；与此同时，常见含氟化学药品大多数只含有一种到三种不同化学环境的氟原子，且 ^{19}F 谱宽与 ^{13}C 谱相当，使 ^{19}F 谱复杂程度远小于 ^{1}H 谱。鉴于上述优点，^{19}F 核磁共振定量技术在含氟化学药品的含量测定中具有独特优势，可为准确测定该类药品的含量提供一种新颖、准确而专属性强的研究方法。

下面我们以对照品赋值为例来介绍 ^{19}F 核磁共振定量技术在含量测定中的具体应用，并将结果与质量平衡法结果相比较，确认 ^{19}F 核磁共振定量技术测定含量结果的准确性。

阿托伐他汀钙

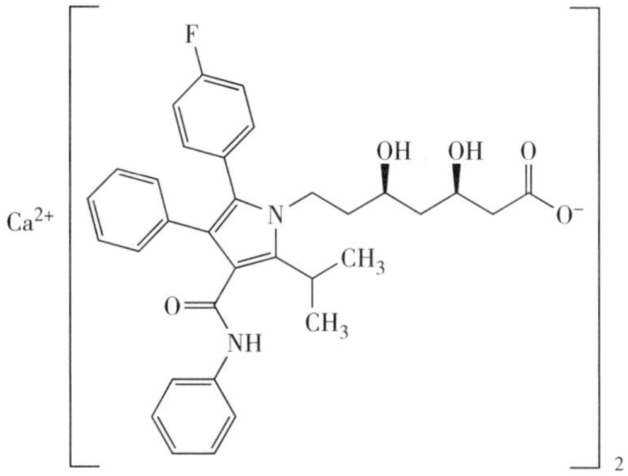

图 2–1　阿托伐他汀钙的结构

1. 样品溶液制备

精密称取阿托伐他汀钙样品约 40mg，同时精密称取 4,4′–二氟二苯甲酮内标约 20mg，用 1.5ml DMSO–d_6 溶解并稀释，平行配制 5 份样品，各取约 0.65ml 溶液转入 5mm 核磁管中备用。

2. 核磁共振测定条件

采用 zgfhigqn.2 脉冲序列在恒温（25℃）下获取 ^{19}F 核磁共振谱。具体实验参数设置如下：谱宽（SW）60ppm，射频中心频率（O1P）–115ppm，采样点数（TD）64k，采样时间（AQ）1.15s，弛豫时间（D1）10s，采样次数（NS）16，空扫次数（DS）4，增益（RG）203。

3. 方法学

精密度

取同一供试品溶液，连续测定 6 次，记录积分面积，计算阿托伐他汀钙定量峰和氟伐他汀钠内标峰面积比值，其相对标准偏差 RSD 为 0.42%（n=6）。

重复性

平行配制 3 份样品进行测定，以定量峰与内标峰面积比值计算阿托伐他汀钙的平均含量，RSD 为 0.40%（n=3）。取样品 1 图谱重复积分 5 次，计算定量峰和内标峰面积比值，RSD 为 0.30%。上述实验表明结果的重复性较好。

稳定性

取同一供试品溶液分别在 0、1、2、4、6、8h 进行测定，计算样品定量峰与内标定量峰面积比值，RSD 为 0.74%，表明供试品溶液室温放置 8h 稳定。

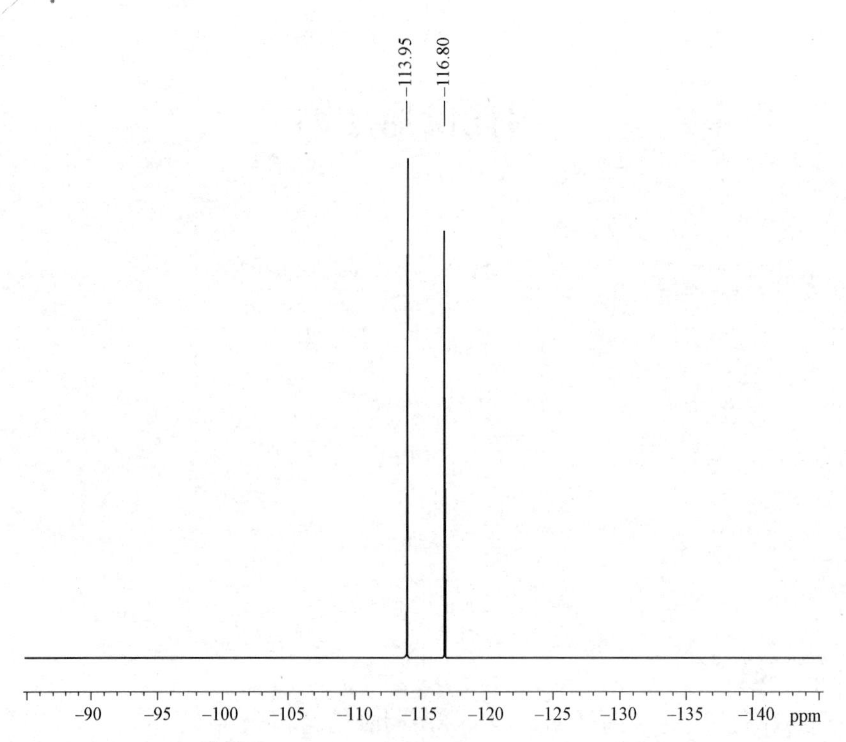

图 2–2　阿托伐他汀钙（δ–113.9）和内标（δ–116.8）的 ^{19}F 核磁共振图谱

4. 定量分析

qNMR 定量结果

平行配制 3 份样品，采用阿托伐他汀钙响应峰与内标峰，按下式计算阿托伐他汀钙含量。

$$含量(\%)=\frac{(A_s/n_s)\times M_s\times m_r}{(A_r/n_r)\times M_r\times m_s}\times W_r\times 100\%$$

式中，A_s 为阿托伐他汀钙的峰面积；n_s 为阿托伐他汀钙峰包含的氟原子数；M_s 为阿托伐他汀钙的相对分子量；A_r 为内标氟伐他汀钠的峰面积；n_r 为氟伐他汀钠包含的氟原子数；M_r 为氟伐他汀钠的相对分子质量；m_s 为称取的阿托伐他汀钙质量；m_r 为称取的氟伐他汀钠质量；W_r 为氟伐他汀钠的质量百分含量。经计算，样品中阿托伐他汀钙的含量分别为 95.8%、96.1%和 96.6%，平均含量为 96.2%，RSD 为 0.40%。

质量平衡法结果

样品的高效液相纯度为 99.84%，水分含量为 4.54%，残留溶剂含量为 0.004%。根据质量平衡法，阿托伐他汀钙的含量（%）=（100% – 水分% – 残留溶剂%）× HPLC 纯度 =（100% – 4.54% – 0.004%）× 99.84% = 95.3%。

恩曲他滨

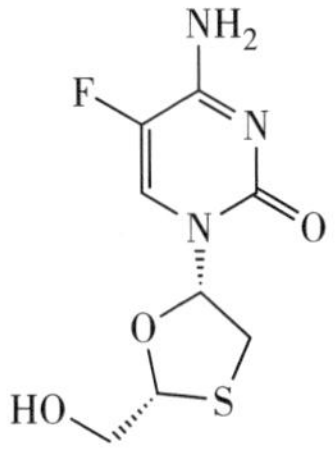

图 2–3　恩曲他滨的结构

1. 样品溶液制备

精密称取恩曲他滨样品约 20mg，精密加入 50μl 氟化钠内标溶液（55.9mg·ml^{-1}），用约 1.5ml 纯化水稀释，使样品最终浓度约为 15mg·ml^{-1}，内标最终浓度约为 1.8mg·ml^{-1}，平行配制 5 份样品，各取约 0.65ml 溶液转入 5mm 核磁管中备用。

2. 核磁共振测定条件

采用 zgfhigqn.2 脉冲序列在恒温（25℃）下获取 ^{19}F 核磁共振谱。具体实验参数设置如下：谱宽（SW）80ppm，射频中心频率（O1P）–173ppm，采样点数（TD）128k，采样时间（AQ）1.75s，弛豫延间（D1）15s，采样次数（NS）16，空扫次数（DS）4，增益（RG）182。

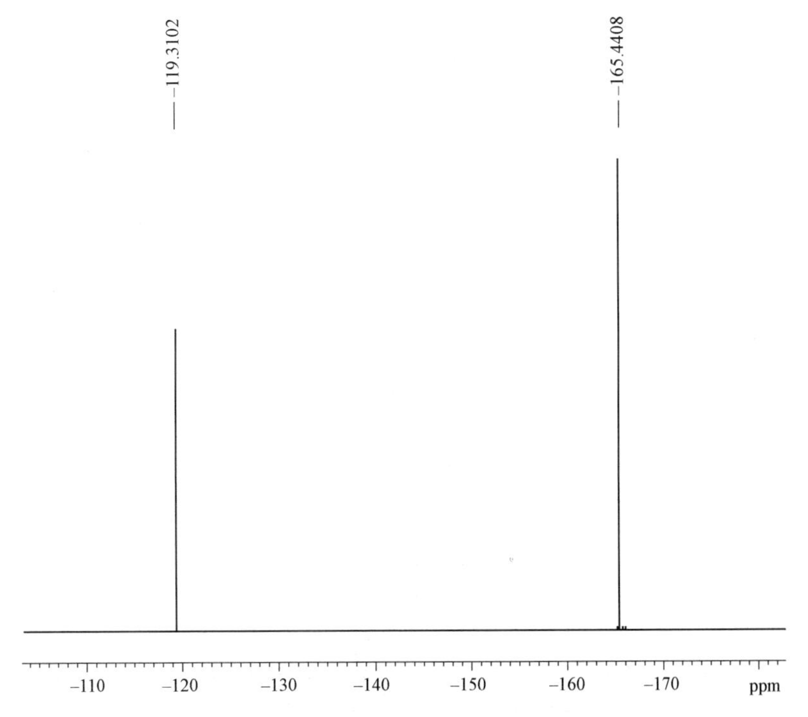

图 2–4　恩曲他滨（δ–165.4）和内标（δ–119.3）的 ^{19}F 核磁共振图谱

3. 方法学

线性关系

分别精密称取恩曲他滨和氟化钠，使待测样品浓度约为 100、60、30、15、10mmol • L^{-1}，内标浓度约为 70mmol • L^{-1}，测定 ^{19}F NMR 谱，记录响应信号面积，以 δ–165.4ppm 处样品响应信号和 δ–119.3ppm 处内标响应信号面积比值为横坐标，样品和氟化钠内标质量比为纵坐标做线性回归，回归方程为：$y=0.303x+0.0871$，$R^2>0.99$。表明恩曲他滨在 10～100mmol • L^{-1} 范围内线性关系良好。

精密度

取样品和内标浓度分别为 30、70mmol • L^{-1} 的混合溶液，连续测定 5 次，记录响应信号面积，计算 δ–119.3ppm 处内标响应信号面积和 δ–165.4ppm 处样品响应信号面积比值，其相对标准偏差 RSD 为 1.22%（$n=5$），表明该方法的精密度较高。

配制供试品溶液 5 份，由两名检测人员在两天分别测定，分别计算内标响应信号面积与样品响应信号面积比值，10 份数据的相对标准偏差为 1.53%，证明该方法精密度较好。

稳定性

取同一供试品溶液在 8h 后再次测定，两次测定样品响应信号面积相对内标响应信号面积未发生明显变化，表明供试品溶液室温放置 8h 稳定。

耐用性

取同一份供试品溶液分别在 20℃、25℃、30℃和 35℃进行测定，计算内标响应信号面积与样品响应信号面积比值，相对标准偏差为 0.22%，表示温度对该体系测定影响很小。

4. 定量分析

qNMR 定量结果

平行配制 5 份样品，采用 δ–165.4ppm 处样品响应信号与 δ–119.3ppm 处内标响应信号，按下式计算恩曲他滨含量。

$$含量（\%）=\frac{\frac{A_s}{A_r}\times\frac{n_r}{n_s}\times\frac{M_s}{M_r}\times W_r\times m_r}{W_s}\times 100\%$$

式中，A_S 为恩曲他滨响应信号的面积；A_r 为内标的响应信号面积；n_s 为恩曲他滨响应信号包含的氟原子数（$n_s=1$）；n_r 为内标响应信号包含的氟原子数（$n_r=1$）；M_s 为恩曲他滨的相对分子质量；M_r 为内标的相对分子质量；W_s 为恩曲他滨的称样量；W_r 为内标的称样量；m_r 为内标纯度（98.0%）。经计算，样品中恩曲他滨平均含量为 100.1%。

质量平衡法结果

为了验证核磁共振定量技术测定结果的准确性，本实验同时利用质量平衡法测定恩曲他滨的含量。经测定，样品的 HPLC 纯度为 99.96%，干燥失重为 0.19%（包括水与残留溶剂），残渣为 0.03%。根据质量平衡法计算，样品中恩曲他滨含量（%）=（100% – 干燥失重% – 残渣%）× HPLC 纯度 =（100% – 0.19% – 0.03%）× 99.96% = 99.74%。

氟哌利多

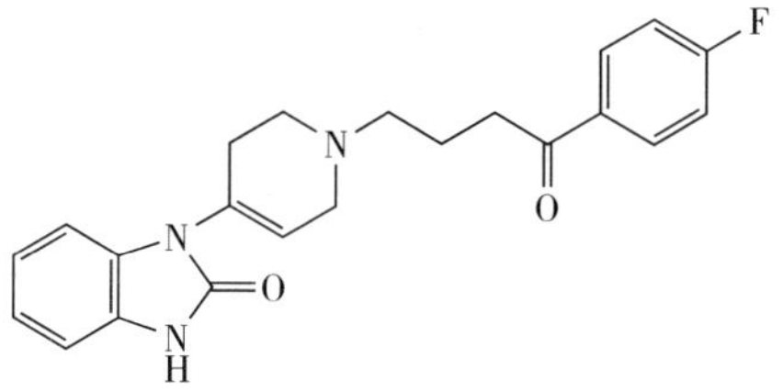

图 2–5　氟哌利多的结构

1. 样品溶液制备

精密称取氟哌利多样品约 30mg，同时精密称取 4–溴–2–氟–乙酰苯胺内标约 15mg，用 1.5ml $CDCl_3$ 溶解并稀释，平行配制 5 份样品，各取约 0.65ml 溶液转入 5mm 核磁管中备用。

2. 核磁共振测定条件

采用 zgfhigqn.2 脉冲序列在恒温（25℃）下获取 ^{19}F 核磁共振谱。具体实验参数设置如下：谱宽（SW）60ppm，射频中心频率（O1P）δ–117ppm，采样点数（TD）128k，采样时间（AQ）2.31s，弛豫时间（D1）10s，采样次数（NS）16，空扫次数（DS）4，增益（RG）182。

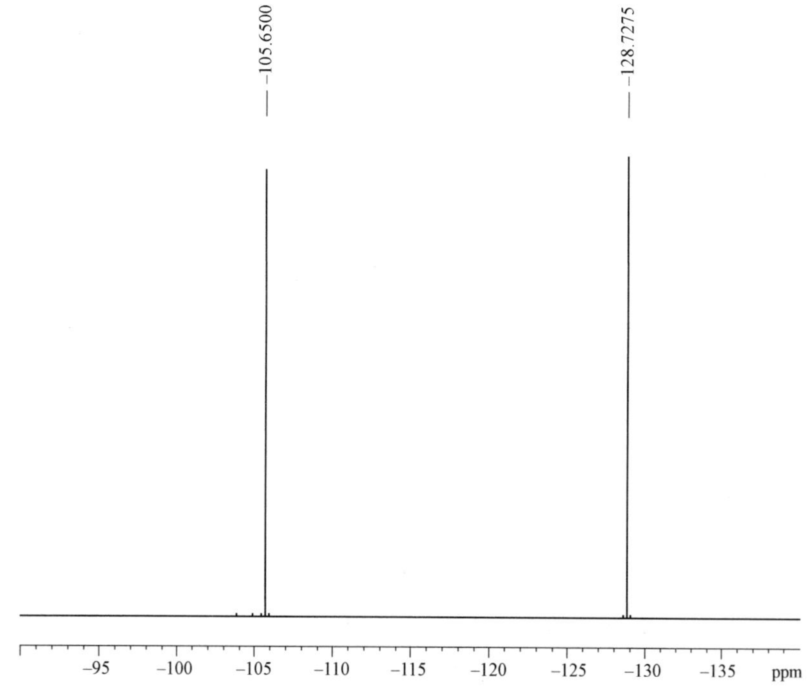

图 2–6　氟哌利多（δ–105.6）和内标（δ–128.7）的 ^{19}F 核磁共振图谱

3. 方法学

精密度

取同一溶液，连续测定 6 次，记录积分面积，计算 δ–105.6ppm 处样品定量峰和 δ–128.7ppm 处内标峰面积比值，其相对标准偏差 RSD 为 1.04%（$n=6$）。

重复性

平行配制 3 份样品进行测定，以定量峰与内标峰面积比值计算氟哌利多的平均含量，RSD 为 0.53%。取样品 1 图谱重复积分 5 次，计算 δ–105.6ppm 处定量峰和内标峰面积比值，RSD 为 1.01%。上述实验表明结果的重复性较好。

稳定性

取同一供试品溶液分别在 0、1、2、3、4、8h 进行测定，计算样品定量峰与内标定量峰面积比值，RSD 为 1.20%，表明供试品溶液室温放置 8h 稳定。

检测限与定量限

^{19}F NMR 图谱中氟哌利多的检测限为 7×10^{-5}mol·L^{-1}，定量限为 3.5×10^{-3}mol·L^{-1}。

4. 定量分析

qNMR 定量结果

平行配制 3 份样品，采用 δ–105.6ppm 处样品峰与 δ–128.7ppm 处内标峰，按下式计算氟哌利多含量。

$$含量(\%)=\frac{(A_s/n_s)\times M_s\times m_r}{(A_r/n_r)\times M_r\times m_s}\times P_r\times100\%$$

式中，A_s 为氟哌利多峰面积；n_s 为氟哌利多峰包含的氟原子数（$n_s=3$）；M_s 为氟哌利多的相对分子质量；A_r 为内标 2–溴–4–氟乙酰苯胺的峰面积；n_r 为内标中包含的氟原子数（$n_r=1$）；M_r 为内标物质的相对分子质量；m_s 为称取的氟哌利多质量；m_r 为称取的内标物质的质量；P_r 为内标的质量百分含量（$P_r=98.0\%$）。经计算，样品中氟哌利多的含量分别为 95.1%、95.9%和 96.0%，平均含量为 95.7%，RSD 为 0.53%。

质量平衡法结果

样品的高效液相纯度为 97.92%，水分含量为 2.69%，炽灼残渣为 0.09%。根据质量平衡法，氟哌利多的含量(%)=（100% – 水分% – 炽灼残渣%）× HPLC 纯度 =（100% – 2.69% – 0.09%）× 97.92% = 95.2%。

酒石酸吉米格列汀倍半水合物

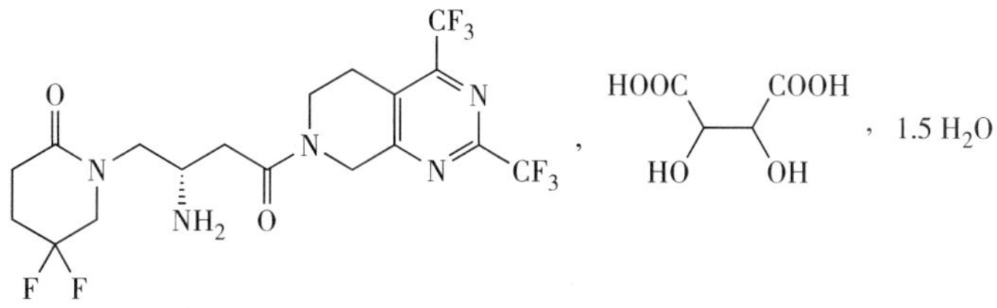

图 2–7　酒石酸吉米格列汀倍半水合物的结构

1. 样品溶液制备

精密称取酒石酸吉米格列汀样品约 30mg，同时精密称取 4–溴–2–氟–乙酰苯胺内标约 15mg，用 1.5ml DMSO–d_6 溶解并稀释，平行配制 5 份样品，各取约 0.65ml 溶液转入 5mm 核磁管中备用。

2. 核磁共振测定条件

采用 zgfhigqn.2 脉冲序列在恒温（30℃）下获取 ^{19}F 核磁共振谱。具体实验参数设置如下：谱宽（SW）100ppm，射频中心频率（O1P）–90ppm，采样点数（TD）128k，采样时间（AQ）1.15s，弛豫时间（D1）10s，采样次数（NS）16，空扫次数（DS）4，增益（RG）203。

采集样品和内标物质的核磁共振响应谱。酒石酸吉米格列汀倍半水合物的响应峰分别出现在δ–65.7ppm、δ–69.0ppm 和δ–99.7ppm，3 个峰面积的比值约为 3:3:2，对应样品中 2 个—CF_3 以及 1 个—CF_2—基团。而内标物质的响应峰出现在δ–121.7ppm，与样品峰分离良好。本实验选择δ–65.7ppm 处峰作为定量峰。

3. 方法学

精密度

取同一溶液，连续测定 6 次，记录积分面积，计算 δ–65.7ppm 处样品定量峰和δ–121.7ppm 处内标峰面积比值，其相对标准偏差 RSD 为 0.99%（$n=6$）。

重复性

平行配制 5 份样品，按实验条件进行测定，以定量峰与内标峰面积比值计算酒石酸吉米格列汀倍半水合物的平均含量，RSD 为 0.54%。取样品 1 图谱重复积分 5 次，计算 δ–65.7ppm 处定量峰和内标峰面积比值，RSD 为 1.01%。表明结果的重复性较好。

稳定性

取同一供试品溶液分别在 0、1、2、3、4、8h 进行测定，计算样品定量峰与内标定量峰面积比值，RSD 为 1.26%，表明供试品溶液室温放置 8h 稳定。

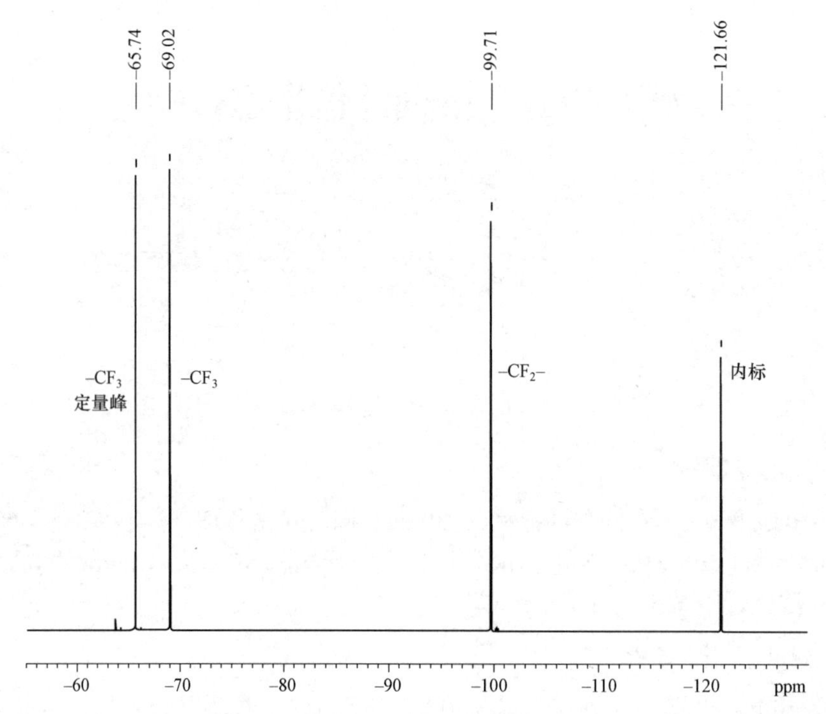

图 2–8　酒石酸吉米格列汀倍半水合物（δ–65.7）和内标（δ–121.7）的 ^{19}F 核磁共振图谱

4. 定量分析

qNMR 定量结果

平行配制 5 份样品，采用δ–65.7ppm 处样品峰与δ–121.7ppm 处内标峰，按下式计算酒石酸吉米格列汀倍半水合物含量。

$$\text{含量}(\%)=\frac{(A_s/n_s)\times M_s\times m_r}{(A_r/n_r)\times M_r\times m_s}\times P_r\times 100\%$$

式中，A_s 为酒石酸吉米格列汀倍半水合物的峰面积；n_s 为酒石酸吉米格列汀倍半水合物峰包含的氟原子数（$n_s=3$）；M_s 为酒石酸吉米格列汀倍半水合物的相对分子质量；A_r 为内标 2–溴–4–氟乙酰苯胺的峰面积；n_r 为内标中包含的氟原子数（$n_r=1$）；M_r 为内标物质的相对分子质量；m_s 为称取的酒石酸吉米格列汀倍半水合物质量；m_r 为称取的内标物质的质量；P_r 为内标的质量百分含量（$P_r=98.0\%$）。经计算，样品中酒石酸吉米格列汀倍半水合物的含量分别为 98.9%、99.6%、99.2%、100.1%和 98.8%，平均含量为 99.3%，RSD 为 0.54%，表明实验结果的重复性较好。

质量平衡法结果

样品的高效液相纯度为 99.17%，残留溶剂含量为 0.02%，炽灼残渣为 0.19%。根据质量平衡法，酒石酸吉米格列汀倍半水合物的含量（%）=（100% – 残留溶剂% – 炽灼残渣%）× HPLC 纯度 =（100% – 0.02% – 0.19%）× 99.17% = 99.0%。

来氟米特

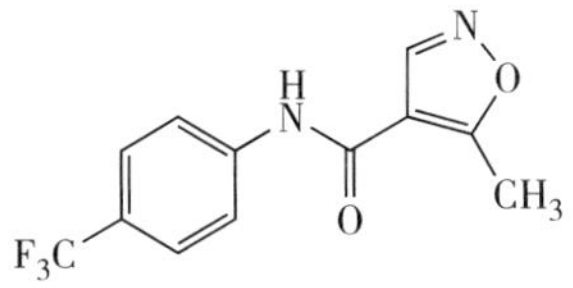

图 2–9　来氟米特的结构

1. 样品溶液制备

精密称取来氟米特样品约 20mg，同时精密称取 4,4′–二氟二苯甲酮内标约 10mg，用 1.5ml DMSO–d_6 溶解并稀释，平行配制 5 份样品，各取约 0.65ml 溶液转入 5mm 核磁管中备用。

2. 核磁共振测定条件

采用 zgfhigqn.2 脉冲序列在恒温（25℃）下获取 ^{19}F 核磁共振谱。具体实验参数如下：90° 翻转角，谱宽（SW）80ppm，射频中心频率（O1P）–83ppm，弛豫时间（D1）20s，扫描次数 32 次。

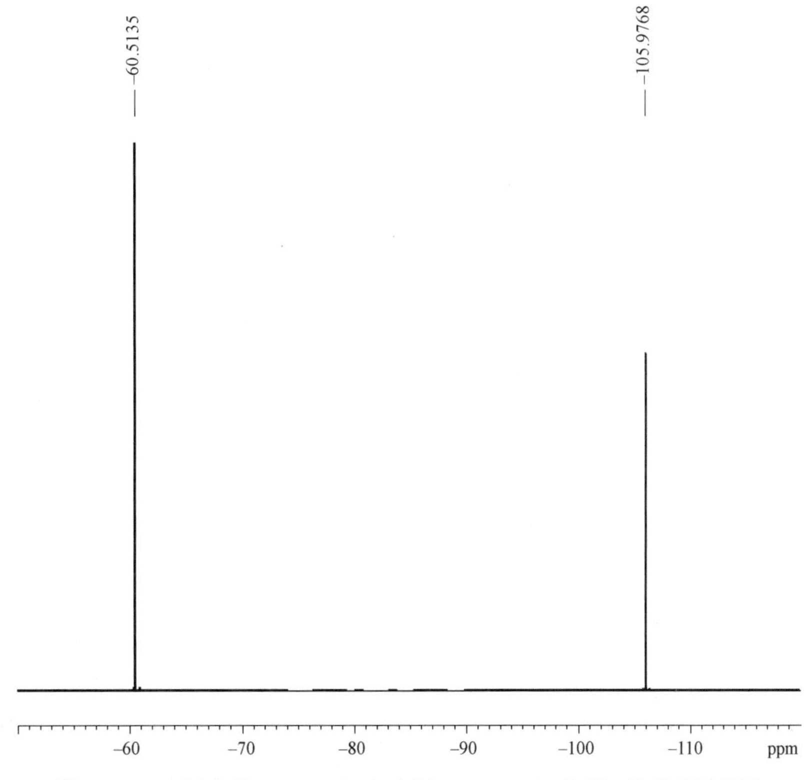

图 2–10　来氟米特（δ–60.5）和内标（δ–106.0）的 ^{19}F 核磁共振图谱

3. 方法学

精密度

取同一溶液，连续测定 5 次，记录积分面积，计算 δ–60.5ppm 处样品响应信号和 δ–106.0ppm 处内标响应信号面积比值，测定结果分别为 100.8%、100.5%、100.0%、100.6%和 100.6%，平均含量为 100.5%，其相对标准偏差 RSD 为 0.30%，表明该方法的精密度较高。

4. 定量分析

qNMR 定量结果

平行配置 5 份样品，采用来氟米特的样品信号与内标信号，按下式计算来氟米特含量。

$$含量(\%)=\frac{(A_s/n_s)\times M_s\times m_r}{(A_r/n_r)\times M_r\times m_s}\times P_r\times 100\%$$

式中，A_s 为来氟米特的信号面积；n_s 为来氟米特包含的氟原子数；M_s 为来氟米特的相对分子质量；A_r 为内标 4,4′–二氟二苯甲酮的信号面积；n_r 为 4,4′–二氟二苯甲酮包含的氟原子数；M_r 为 4,4′–二氟二苯甲酮的相对分子质量；m_s 为称取的来氟米特质量；m_r 为称取的 4,4′–二氟二苯甲酮质量；W_r 为 4,4′–二氟二苯甲酮的质量分数。经计算，样品中来氟米特的 W_s 分别为 100.5%、100.2%、100.0%、99.7%、100.6%，平均为 100.2%。

质量平衡法结果

质量平衡法公式：含量（%）=（100.0% – 水分% – 残留溶剂% – 残渣%）×色谱纯度。通过测定水分、色谱纯度等各项具体值，计算得到样品的含量。本研究中来氟米特对照品干燥后使用，由于干燥过程中会除去水分与残留溶剂，所以含量（%）=（100% – 残渣%）×色谱纯度，不再需要测定水分与残留溶剂。残渣值按照《中国药典》规定的测定方法得到的结果为 0.06%，色谱纯度经高效液相色谱仪测定为 99.78%，含量（%）=（100% – 0.06%）× 99.78% = 99.7%。

兰索拉唑

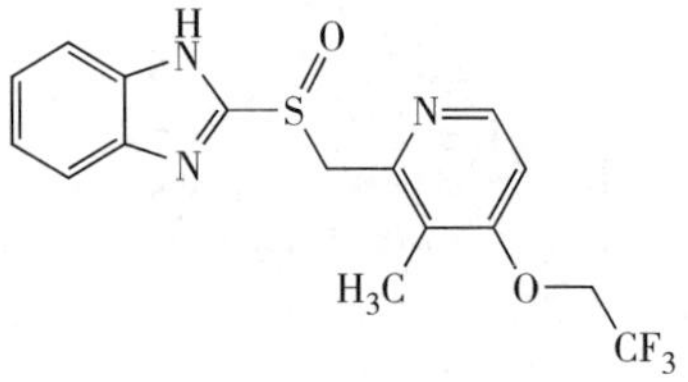

H
N
O
S
N
N
H_3C
O
CF_3

图 2–11　兰索拉唑的结构

1. 样品溶液制备

精密称取兰索拉唑样品约 20mg，同时精密称取 4,4′–二氟二苯甲酮内标约 10mg，用 1.5ml DMSO–d_6 溶解并稀释，平行配制 5 份样品，各取约 0.65ml 溶液转入 5mm 核磁管中备用。

2. 核磁共振测定条件

采用 zgfhigqn.2 脉冲序列在恒温（25℃）下获取 ^{19}F 核磁共振谱。具体实验参数设置如下：谱宽（SW）60ppm，射频中心频率（O1P）–90ppm，采样点数（TD）128k，采样时间（AQ）2.3s，弛豫时间（D1）15s，采样次数（NS）16，空扫次数（DS）4，增益（RG）203。

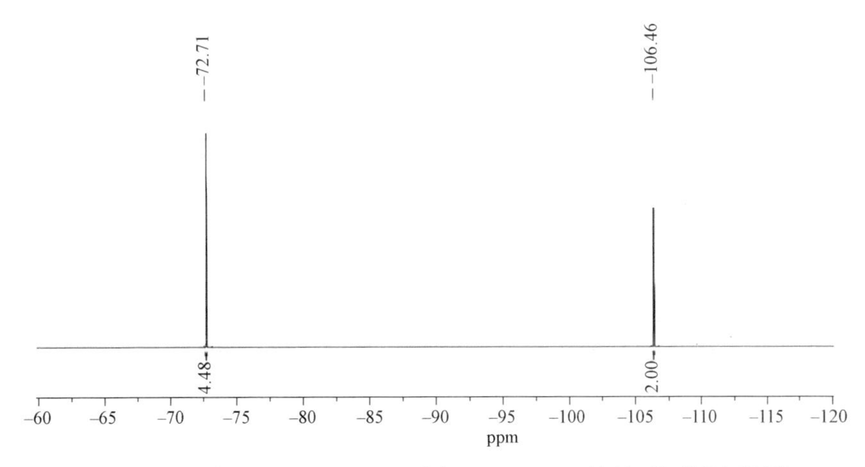

图 2–12　兰索拉唑（δ–72.7）和内标（δ–106.5）的 ^{19}F 核磁共振图谱

3. 方法学

线性关系

分别精密称取兰索拉唑适量和 4,4′–二氟二苯甲酮约 10mg，使待测样品浓度分别为 0.03、0.04、0.05、0.07、0.08mmol・L^{-1}，内标浓度均为 0.05mmol・L^{-1}，按实验条件测定 ^{19}F NMR 谱，记录积分面积，以 δ–72.7ppm 处样品定量峰和 δ–106.5ppm 处内标峰面积比值为横坐标，样品和 4,4′–二氟二苯甲酮质量比为纵坐标做线性回归，回归方程为：$y=1.1076x+0.00133$，$R^2=0.99956$。表明兰索拉唑在 0.03～0.08mmol・L^{-1} 范围内线性关系良好。

精密度

配制供试品溶液，在相同实验条件下连续测定 6 次，记录积分面积，计算 δ–106.5ppm 处内标峰面积和 δ–72.7ppm 处样品定量峰面积比值，其相对标准偏差 RSD 为 0.57%（$n=6$），表明该方法的精密度较高。

重复性

平行配制 6 份样品，按上述实验条件进行测定，以定量峰和内标峰面积比值计算兰索拉唑的平均含量，RSD 为 0.90%。上述实验表明结果的重复性较好。

稳定性

取同一供试品溶液在 12h 后再次测定，两次测定样品定量峰相对峰面积分别为 3.1483 和 3.1478，未发生明显变化，表明供试品溶液室温放置 12h 稳定。

4. 定量分析

qNMR 定量结果

平行配制 6 份样品，采用 δ–72.7ppm 处样品定量峰与 δ–106.5ppm 处内标定量峰，按下式计算兰索拉唑含量。

$$含量（\%）=\frac{\frac{A_s}{A_r}\times\frac{n_r}{n_s}\times\frac{M_s}{M_r}\times W_r\times m_r}{W_s}\times 100\%$$

式中，A_s 为兰索拉唑定量峰的峰面积；A_r 为内标的峰面积；n_s 为兰索拉唑定量峰包含的氟原子数（$n_s=3$）；n_r 为内标峰包含的氟原子数（$n_r=2$）；M_s 为兰索拉唑的相对分子质量；M_r 为内标的相对分子质量；W_s 为兰索拉唑的称样量；W_r 为内标的称样量；m_r 为内标纯度（99.0%）。经计算，样品中兰索拉唑含量分别为 99.46%、99.04%、99.20%、101.38%、99.06%和 99.81%，平均含量为 99.66%，RSD%为 0.9%。

质量平衡法结果

样品的高效液相纯度为 99.90%，水分含量为 0.10%，炽灼残渣未检出。根据质量平衡法，兰索拉唑的含量（%）=（100%－水分%－炽灼残渣%）× HPLC 纯度 =（100%－0.10%－0）× 99.90% = 99.8%。

第三章 氟核磁共振定量在含氟制剂含量测定中的应用

含氟化学药物制剂含量测定主要用高效液相色谱法，这种方法试剂较易获取，应用广泛，但是需要针对特定药物开发特定的方法，有时需要较烦琐的前处理步骤且分析时间较长。与之相比，^{19}F 的天然丰度为 100%，^{19}F 核磁共振谱需要样品量少，检测时间短；由于常用的药物制剂辅料中一般不含有氟，制剂中的含氟活性成分大多数只产生一种或两种氟响应信号，^{19}F 核磁共振谱内标选择容易，不受干扰。氟核磁共振定量技术用于含氟制剂的含量测定可以缩短检验时间，降低成本，可作为高效液相色谱法的有效补充。

本章选择 10 种含氟化学药物制剂，涉及注射用粉针剂、片剂及胶囊等剂型，系统研究使用 ^{19}F 核磁共振技术测定其中活性成分含量的方法，探索氟核磁共振定量技术作为一种通用的含氟制剂中活性成分含量测定方法的可行性。

氟康唑胶囊

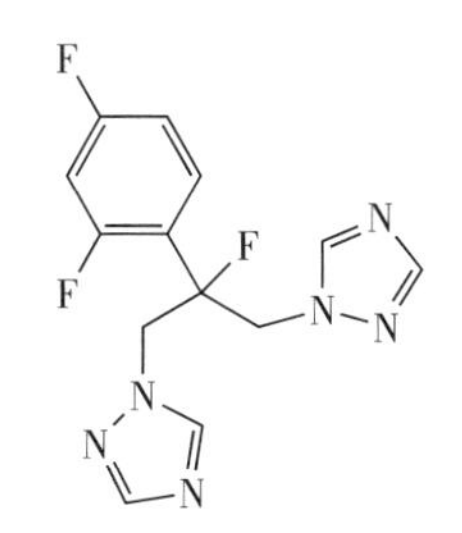

图 3–1　氟康唑的结构

1. 样品溶液制备

取氟康唑胶囊内容物研细，精密称取细粉适量，精密称取内标 4,4′ –二氟二苯甲酮适量，置同一 10ml 离心管中，加入 DMSO 约 5.0ml，配制成含有氟康唑约 30mg·ml^{-1}、内标约 4mg·ml^{-1} 的溶液，超声及涡旋振荡后以每分钟 3000 转离心 5min，取澄清溶液约 0.7ml 转入 5mm 核磁管中进行 ^{19}F 核磁共振定量测定。

2. 核磁共振测定条件

采用 zgfhigqn.2 脉冲序列在恒温（25℃）下获取 ^{19}F NMR 谱。具体实验参数设置如下：谱宽（SW）50ppm，射频中心频率（O1P）–109ppm，采样点数（TD）128k，采样时间（AQ）2.80s，弛豫时间（D1）15s，扫描次数 16 次，增益（RG）182。

3. 图谱测定

配制供试品溶液，测定氟康唑和内标混合溶液的 ^{19}F NMR 谱，所得氟响应信号峰如图 3–2 所示。氟康唑的响应信号出现在 δ–107.3ppm 与 δ–111.4ppm，内标的响应信号为 δ–106.5ppm，样品与内标的响应信号分离较好，相互不产生重叠干扰，也未有任何辅料产生干扰信号。以 δ–107.3ppm 信号作为样品信号进行定量。

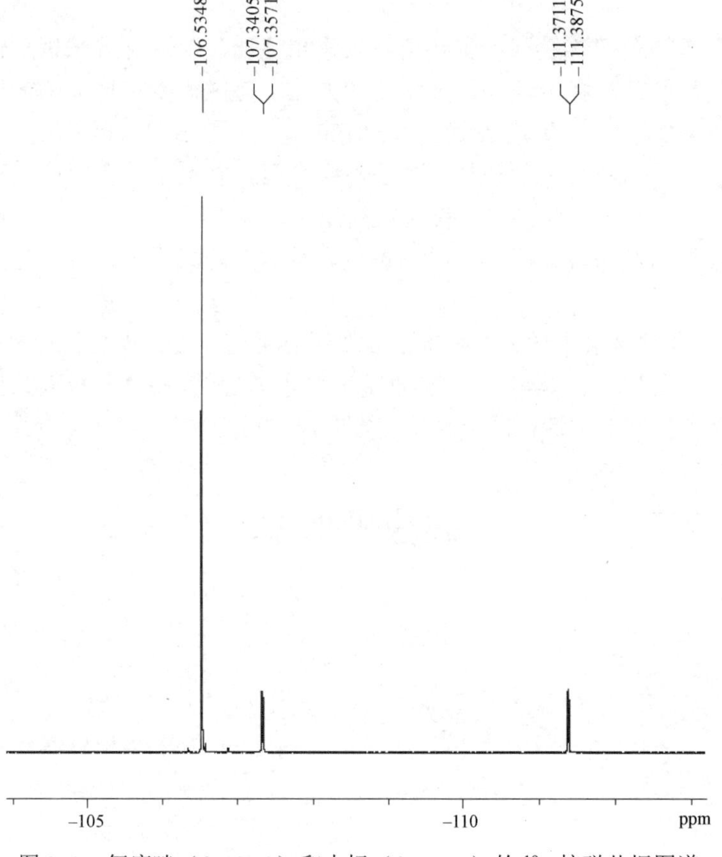

图 3–2　氟康唑（δ–107.3）和内标（δ–106.5）的 ^{19}F 核磁共振图谱

4. 方法学

精密度

配制供试品溶液，连续测定 5 次，记录响应信号面积（δ–107.3ppm），其样品与内标响应信号面积比相对标准偏差 RSD 为 1.12%。

稳定性

取同一供试品溶液在 8h 后再次测定，两次测定样品响应信号面积比未发生明显变化。

5. 含量测定

qNMR 法

按实验条件平行配制 3 份样品，采用 δ–106.5ppm 处内标定量信号与 δ–107.3ppm 处样品定量信号，按下式计算胶囊中氟康唑含量。

$$含量（\%）=\frac{(A_s/A_r)\times(n_r/n_s)\times(M_s/M_r)\times W_r\times m_r}{(W_s/W_t)\times 标示量\times S}$$

式中，A_s 为氟康唑响应信号的面积；A_r 为内标的响应信号面积；n_s 为氟康唑响应信号包含的氟原子数（$n_s=1$）；n_r 为内标响应信号包含的氟原子数（$n_r=2$）；M_s 为氟康唑的相对分子质量；M_r 为内标的相对分子质量；W_r 为内标的称样量；m_r 为内标纯度（99.0%）；W_s 为内容物称样量；W_t 为内容物总质量；S 为胶囊个数。含量分别为 99.5%、101.2%和 102.3%。

卡格列净片

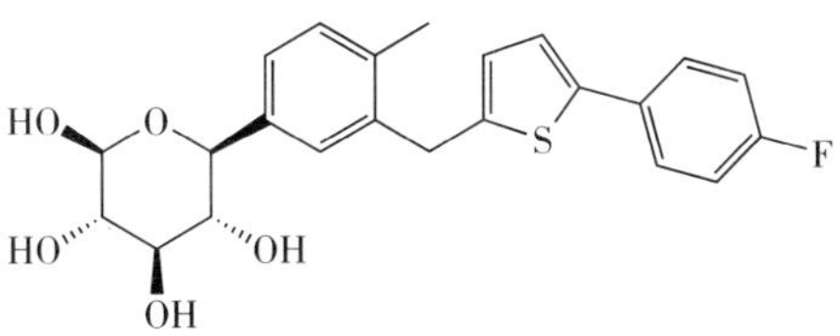

图 3–3　卡格列净的结构

1. 样品溶液制备

取本品 1 片，精密称定后研细，精密称取细粉约 20mg（含卡格列净约 10mg），同时精密称取内标 4,4′–二氟二苯甲酮约 10mg，置同一容器中，加 DMSO–d_6 2ml 后涡旋振荡 1min，使用 0.45μm 尼龙膜滤过或在 3000g 离心 5min，取澄清溶液 0.7ml 转入 5mm 核磁管中进行 ^{19}F 核磁共振定量测定。

2. 核磁共振测定条件

采用 zgfhigqn.2 脉冲序列在恒温（25℃）下获取 ^{19}F NMR 谱。具体实验参数设置如下：谱宽（SW）40ppm，射频中心频率（O1P）–110ppm，采样点数（TD）128k，采样时间（AQ）3.5s，弛豫时间（D1）20s，扫描次数 32 次，增益（RG）280。

3. HPLC 实验样品制备及测定

取卡格列净片研磨成细粉，精密称取约 100mg，置 500ml 量瓶中，加乙腈–水（50:50）400ml，机械振摇 45min，加乙腈–水（50:50）稀释至刻度，摇匀，静置 20min。精密量取 8ml，置 100ml 量瓶中，加乙腈–水（50:50）稀释至刻度，混匀，用 0.45μm PTFE 滤膜滤过，弃去初滤液 2ml，取续滤液作为供试品溶液。

4. HPLC 测定条件

使用 Agilent Zorbax C_{18}（150mm×4.6mm，3μm）色谱柱；流动相 A 为乙腈–水（5:95）（含 0.02%三氟乙酸），流动相 B 为乙腈–水（95:5）（含 0.02%三氟乙酸），梯度洗脱，按外标法以峰面积计算含量。

5. 图谱测定

按“2. 核磁共振测定条件”项下条件配制供试品溶液，测定卡格列净和内标混合溶液的 ^{19}F NMR 谱，所得氟响应信号峰如图 3–4 所示。卡格列净的单一响应信号出现在 δ–115.1ppm，内标的响应信号为 δ–106.4ppm，样品与内标的响应信号分离较好，相互不产生重叠干扰，也未有任何辅料产生干扰信号。

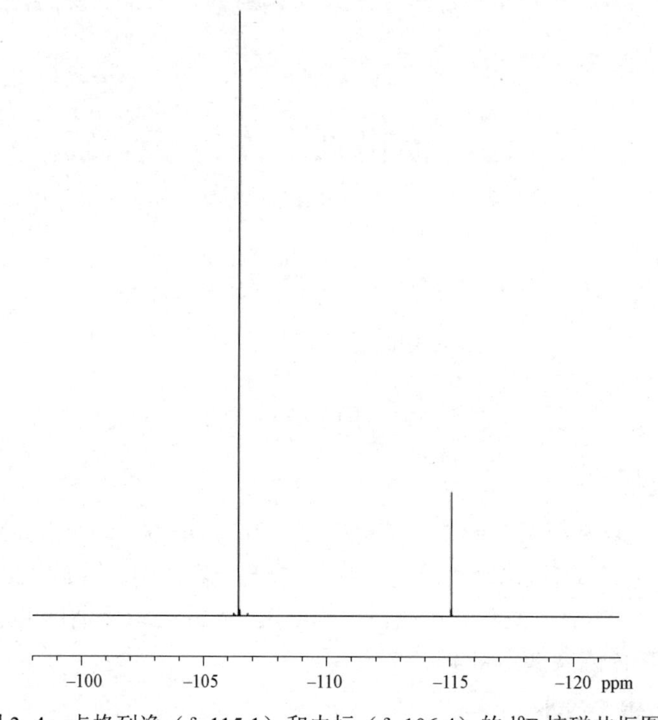

图 3–4　卡格列净（δ–115.1）和内标（δ–106.4）的 ^{19}F 核磁共振图谱

6. 方法学

线性关系

分别精密称取卡格列净片剂粉末 20～60mg，与 4,4′–二氟二苯甲酮约 10mg 混合，加氘代 DMSO 使待测样品浓度为 5～15mg·ml^{-1}，在 3000g 下离心 5min 后取上清液，测定 ^{19}F NMR 谱，记录响应信号面积，以 δ–115.1ppm 处样品响应信号和 δ–106.4ppm 处内标响应信号比值为横坐标，样品和 4,4′–二氟二苯甲酮质量比为纵坐标做线性回归，计算得回归方程为：$y=4.169x+0.0148$，$R^2=0.9998$。表明卡格列净在 5～15mg·ml^{-1} 线性关系良好。

精密度

配制供试品溶液连续测定 6 次，记录响应信号面积，其样品与内标响应信号面积

比相对标准偏差 RSD 为 0.26%（$n=6$）。

稳定性

取同一供试品溶液在 12h 后再次测定，两次测定样品响应信号面积比未发生明显变化，从实验结果可以看出该方法的精密度较高且样品在室温下放置 12h 稳定。

7. 含量测定

qNMR 法

条件平行配制 5 份样品，采用 δ–115.1ppm 处样品定量信号与 δ–106.4ppm 处内标定量信号，按下式计算片剂中卡格列净含量。

$$含量（\%）=\frac{\frac{A_s}{A_r}\times\frac{n_r}{n_s}\times\frac{M_s}{M_r}\times W_r\times m_r}{W_s}\times 100\%$$

式中，A_s 为卡格列净响应信号的面积；A_r 为内标的响应信号面积；n_s 为卡格列净响应信号包含的氟原子数（$n_s=1$）；n_r 为内标响应信号包含的氟原子数（$n_r=1$）；M_s 为卡格列净的相对分子质量；M_r 为内标的相对分子质量；W_s 为卡格列净的称样量；W_r 为内标的称样量；m_r 为内标纯度（99.0%）。经计算，5 片样品中卡格列净含量分别为 98.2%、98.9%、101.0%、99.7%和 99.2%。

HPLC 外标法

利用 HPLC 外标法测定相同 5 片中卡格列净的含量。5 片中卡格列净含量分别为 99.6%、99.4%、100.1%、100.0%和 100.1%。

两种分析方法测定含量结果相近，证明 ^{19}F 核磁共振定量技术可以作为制剂中含氟药物含量测定的快速分析方法。

来氟米特片

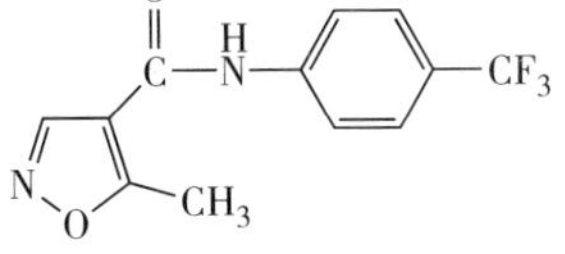

图 3–5　来氟米特的结构

1. 样品溶液制备

取来氟米特片研细，精密称取细粉适量，精密称取内标 4,4′–二氟二苯甲酮适量，置同一 10ml 离心管中，加入 DMSO 约 5.0ml，配制成含有来氟米特约 30mg・ml^{-1}、内标约 4mg・ml^{-1} 的溶液，超声及涡旋振荡后每分钟 3000 转离心 5min，取澄清溶液约 0.7ml 转入 5mm 核磁管中进行 ^{19}F 核磁共振定量测定。

2. 核磁共振测定条件

采用 zgfhigqn.2 脉冲序列在恒温（25℃）下获取 ^{19}F NMR 谱。具体实验参数设置如下：谱宽（SW）80ppm，射频中心频率（O1P）–80ppm，采样点数（TD）128k，采样时间（AQ）2.80s，弛豫时间（D1）15s，扫描次数16次，增益（RG）182。

3. 图谱测定

配制供试品溶液，测定来氟米特和内标混合溶液的 ^{19}F NMR谱，所得氟响应信号峰如图3–6所示。来氟米特的响应信号出现在 δ–60.4ppm，内标的响应信号为 δ–106.3ppm，样品与内标的响应信号分离较好，相互不产生重叠干扰，也未有任何辅料产生干扰信号。

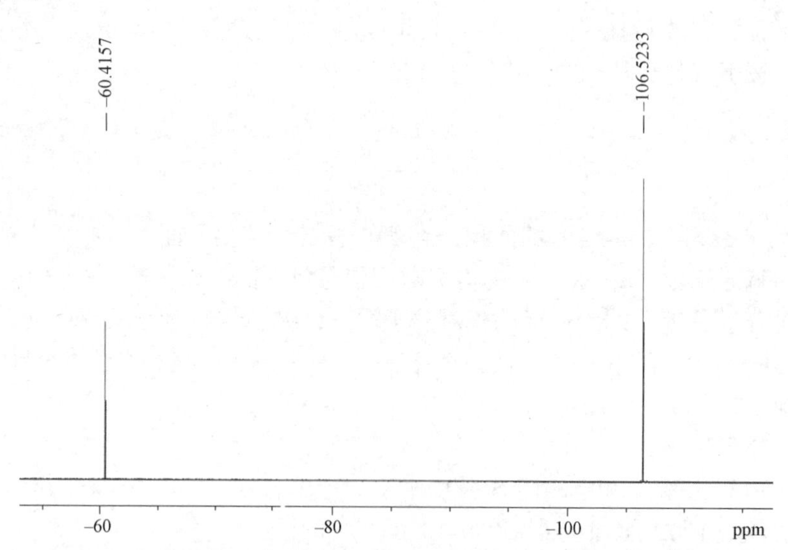

图3–6 来氟米特（δ–60.4）和内标（δ–106.3）的 ^{19}F核磁共振图谱

4. 方法学

精密度

配制供试品溶液，连续测定5次，记录响应信号面积，其样品与内标响应信号面积比相对标准偏差RSD为0.95%。

稳定性

取同一供试品溶液在8h后再次测定，两次测定样品响应信号面积比未发生明显变化。

5. 含量测定

qNMR法

平行配制3份样品，采用 δ–106.3ppm处内标定量信号与 δ–60.4ppm处样品定量信号，按下式计算片剂中来氟米特含量。

$$\text{含量（\%）} = \frac{(A_s / A_r) \times (n_r / n_s) \times (M_s / M_r) \times W_r \times m_r}{(W_s / W_t) \times \text{标示量} \times S}$$

式中，A_s 为来氟米特响应信号的面积；A_r 为内标的响应信号面积；n_s 为来氟米特响应信号包含的氟原子数（$n_s=3$）；n_r 为内标响应信号包含的氟原子数（$n_r=2$）；M_s 为来氟米特的相对分子质量；M_r 为内标的相对分子质量；W_r 为内标的称样量；m_r 为内标纯度（99.0%）；W_s 为粉末称样量；W_t 为粉末总质量；S 为研磨成粉的片剂数量。含量分别为99.9%、101.5%和101.2%。

兰索拉唑肠溶片

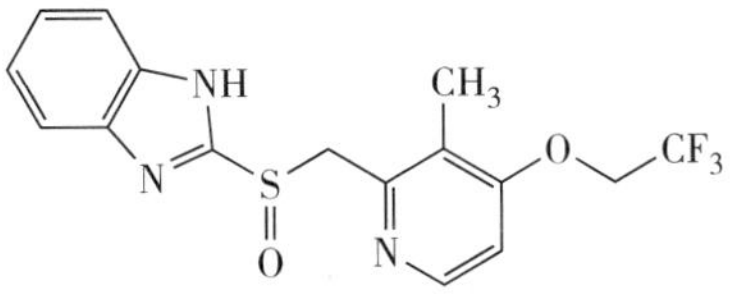

图 3–7　兰索拉唑的结构

1. 样品溶液制备

取兰索拉唑肠溶片研细，精密称取细粉适量，精密称取内标 4,4′–二氟二苯甲酮适量，置同一 10ml 离心管中，加入 DMSO 约 5.0ml，配制成含有兰索拉唑约 30mg・ml^{-1}、内标约 4mg・ml^{-1} 的溶液，超声及涡旋振荡后每分钟 3000 转离心 5min，取澄清溶液约 0.7ml 转入 5mm 核磁管中进行 ^{19}F 核磁共振定量测定。

2. 核磁共振测定条件

采用 zgfhigqn.2 脉冲序列在恒温（25℃）下获取 ^{19}F NMR 谱。具体实验参数设置如下：谱宽（SW）80ppm，射频中心频率（O1P）–100ppm，采样点数（TD）128k，采样时间（AQ）2.80s，弛豫时间（D1）15s，扫描次数 16 次，增益（RG）＝182。

3. 图谱测定

配制供试品溶液，测定兰索拉唑和内标混合溶液的 ^{19}F NMR 谱，所得氟响应信号峰如图 3–8 所示。兰索拉唑的响应信号出现在 δ–72.6ppm，内标的响应信号为 δ–106.0ppm，样品与内标的响应信号分离较好，相互不产生重叠干扰，也未有任何辅料产生干扰信号。

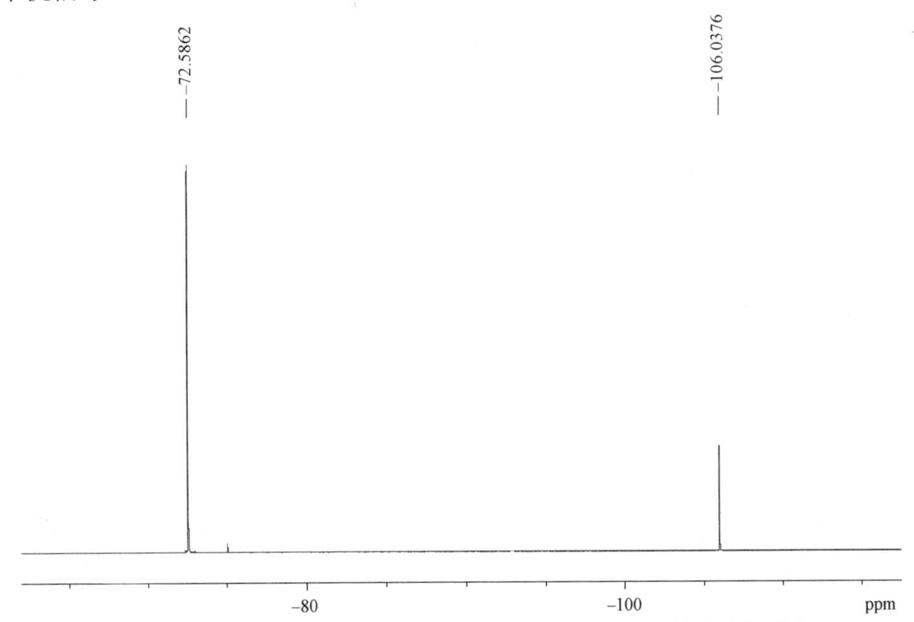

图 3–8　兰索拉唑（δ–72.6）和内标（δ–106.0）的 ^{19}F 核磁共振图谱

4. 方法学

精密度

配制供试品溶液，连续测定 5 次，记录响应信号面积，其样品与内标响应信号面积比相对标准偏差 RSD 为 1.27%。

稳定性

取同一供试品溶液在 8h 后再次测定，两次测定样品响应信号面积比未发生明显变化。

5. 含量测定

qNMR 法

平行配制 3 份样品，采用 δ–106.0ppm 处内标定量信号与 δ–72.6ppm 处样品定量信号，按下式计算片剂中兰索拉唑含量。

$$含量（\%）=\frac{(A_s/A_r)\times(n_r/n_s)\times(M_s/M_r)\times W_r\times m_r}{(W_s/W_t)\times 标示量\times S}$$

式中，A_s 为兰索拉唑响应信号的面积；A_r 为内标的响应信号面积；n_s 为兰索拉唑响应信号包含的氟原子数（$n_s=3$）；n_r 为内标响应信号包含的氟原子数（$n_r=2$）；M_s 为兰索拉唑的相对分子质量；M_r 为内标的相对分子质量；W_r 为内标的称样量；m_r 为内标纯度（99.0%）；W_s 为粉末称样量；W_t 为粉末总质量；S 为研磨成粉的片剂质量。含量分别为 96.9%、99.1%和 97.7%。

泮托拉唑钠片

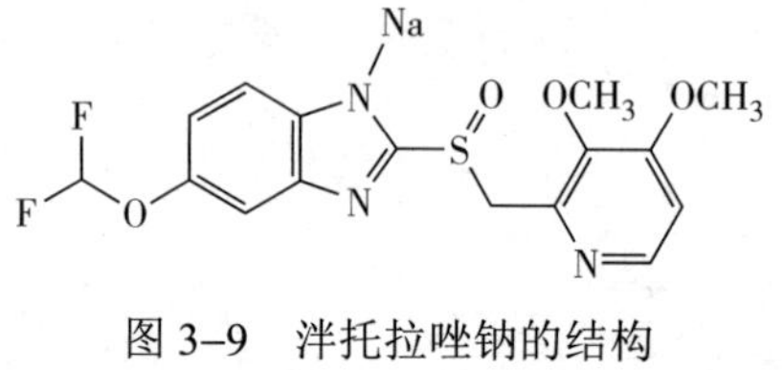

图 3–9　泮托拉唑钠的结构

1. 样品溶液制备

取泮托拉唑钠片研细，精密称取细粉适量，精密称取内标 4,4′–二氟二苯甲酮适量，置同一 10ml 离心管中，加入 DMSO 约 5.0ml，配制成含有泮托拉唑钠约 30mg·ml^{-1}、内标约 4mg·ml^{-1} 的溶液，超声及涡旋振荡后每分钟 3000 转离心 5min，取澄清溶液约 0.7ml 转入 5mm 核磁管中进行 ^{19}F 核磁共振定量测定。

2. 核磁共振测定条件

采用 zgfhigqn.2 脉冲序列在恒温（25℃）下获取 ^{19}F NMR 谱。具体实验参数设置如下：谱宽（SW）50ppm，射频中心频率（O1P）–93ppm，采样点数（TD）128k，采样时间（AQ）2.80s，弛豫延迟时间（D1）15s，扫描次数 16 次，增益（RG）182。

3. 图谱测定

配制供试品溶液，测定泮托拉唑钠和内标混合溶液的 ^{19}F NMR 谱，所得氟响应信号峰如图 3–10 所示。泮托拉唑钠的响应信号出现在 δ–79.3ppm，内标的响应信号为 δ–106.5ppm，样品与内标的响应信号分离较好，相互不产生重叠干扰，也未有任何辅料产生干扰信号。

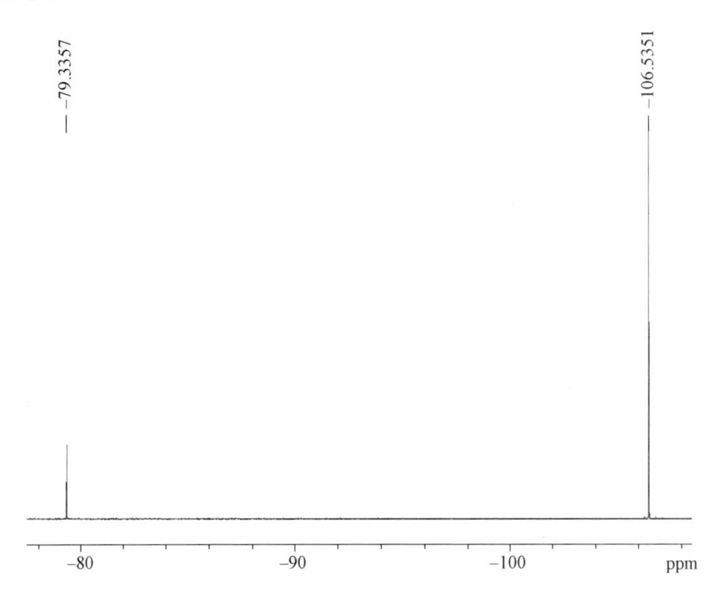

图 3–10　泮托拉唑钠（δ–79.3）和内标（δ–106.5）的 ^{19}F 核磁共振图谱

4. 方法学

精密度

配制供试品溶液，连续测定 5 次，记录响应信号面积，其样品与内标响应信号面积比相对标准偏差 RSD 为 1.37%。

稳定性

取同一供试品溶液在 8h 后再次测定，两次测定样品响应信号面积比未发生明显变化。

5. 含量测定

qNMR 法

平行配制 3 份样品，采用 δ–106.5ppm 处内标定量信号与 δ–79.3ppm 处样品定量信号，按下式计算片剂中泮托拉唑钠含量。

$$含量（\%）=\frac{(A_s / A_r)\times(n_r / n_s)\times(M_s / M_r)\times W_r \times m_r}{(W_s / W_t)\times 标示量 \times S}$$

式中，A_s 为泮托拉唑钠响应信号的面积；A_r 为内标的响应信号面积；n_s 为泮托拉唑钠响应信号包含的氟原子数（$n_s=2$）；n_r 为内标响应信号包含的氟原子数（$n_r=2$）；M_s 为泮托拉唑钠的相对分子质量；M_r 为内标的相对分子质量；W_r 为内标的称样量；m_r 为内标纯度（99.0%）；W_s 为粉末称样量；W_t 为粉末总质量；S 为研磨成粉的片剂数量。含量分别为 98.8%、97.5%和 101.5%。

西沙必利片

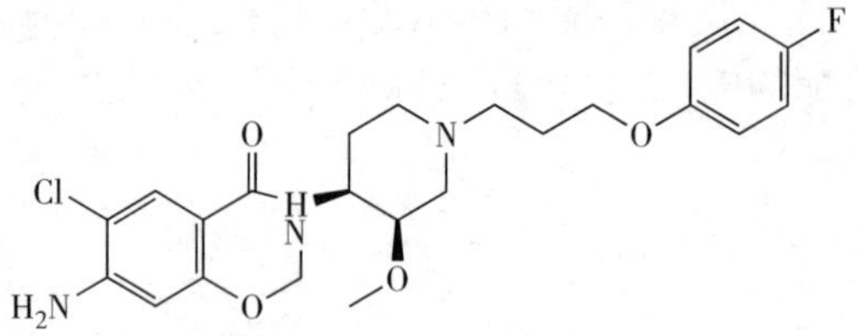

图 3–11　西沙必利的结构

1. 样品溶液制备

西沙必利片研细，精密称取细粉适量，精密称取内标 4,4′–二氟二苯甲酮适量，置同一 10ml 离心管中，加入 DMSO 约 5.0ml，配制成含有西沙必利约 30mg・ml^{-1}、内标约 4mg・ml^{-1} 的溶液，超声及涡旋振荡后每分钟 3000 转离心 5min，取澄清溶液约 0.7ml 转入 5mm 核磁管中进行 ^{19}F 核磁共振定量测定。

2. 核磁共振测定条件

采用 zgfhigqn.2 脉冲序列在恒温（25℃）下获取 ^{19}F NMR 谱。具体实验参数设置如下：谱宽（SW）60ppm，射频中心频率（O1P）–115ppm，采样点数（TD）128k，采样时间（AQ）2.14s，弛豫时间（D1）15s，扫描次数 16 次，增益（RG）182。

3. 图谱测定

测定西沙必利和内标混合溶液的 ^{19}F NMR 谱，所得氟响应信号峰如图 3–12 所示。西沙必利的响应信号出现在 δ–124.2ppm，内标的响应信号为 δ–106.5ppm，样品与内标的响应信号分离较好，相互不产生重叠干扰，也未有任何辅料产生干扰信号。

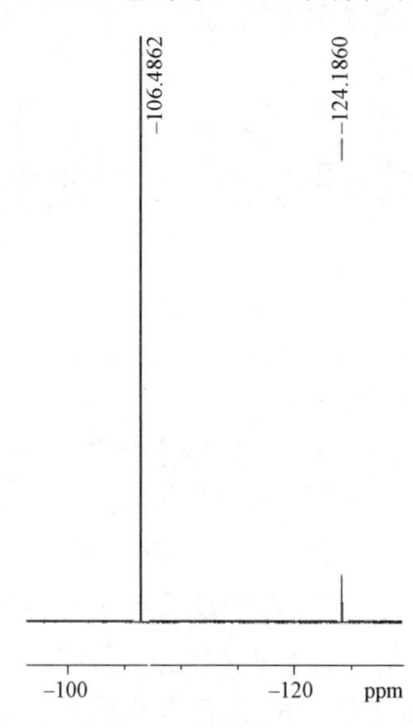

图 3–12　西沙必利（δ – 124.2）和内标（δ – 106.5）的 ^{19}F 核磁共振图谱

4. 方法学

精密度

配制供试品溶液连续测定 5 次，记录响应信号面积，其样品与内标响应信号面积比相对标准偏差 RSD 为 1.55%。

稳定性

取同一供试品溶液在 6h 后再次测定，两次测定样品响应信号面积比未发生明显变化。

5. 含量测定

qNMR 法

平行配制 3 份样品，采用 δ–106.5ppm 处内标定量信号与 δ–124.2ppm 处样品定量信号，按下式计算片剂中西沙必利含量。

$$含量（\%）=\frac{(A_s/A_r)\times(n_r/n_s)\times(M_s/M_r)\times W_r\times m_r}{(W_s/W_t)\times 标示量\times S}$$

式中，A_s 为西沙必利响应信号的面积；A_r 为内标的响应信号面积；n_s 为西沙必利响应信号包含的氟原子数（$n_s=1$）；n_r 为内标响应信号包含的氟原子数（$n_r=2$）；M_s 为西沙必利的相对分子质量；M_r 为内标的相对分子质量；W_r 为内标的称样量；m_r 为内标纯度（99.0%）；W_S 为粉末称样量；W_t 为粉末总质量；S 为研磨成粉的片剂数量。含量分别为 98.9%、99.4%和 99.7%。

盐酸氟西汀胶囊

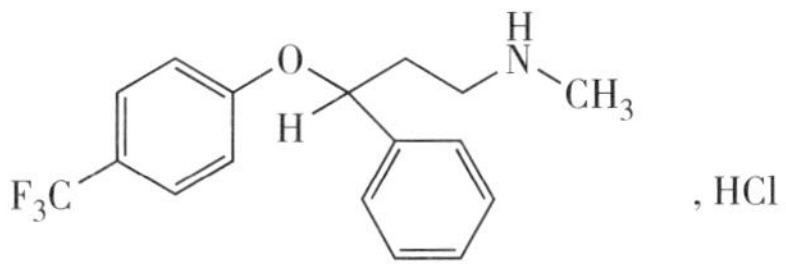

F_3C O H H N CH_3 , HCl

图 3–13　盐酸氟西汀的结构

1. 样品溶液制备

取盐酸氟西汀胶囊内容物研细，精密称取细粉适量，精密称取内标 4,4′–二氟二苯甲酮适量，置同一 10ml 离心管中，加入 DMSO 约 5.0ml，配制成含有氟西汀约 30mg・ml^{-1}、内标约 4mg・ml^{-1} 的溶液，超声及涡旋振荡后每分钟 3000 转离心 5min，取澄清溶液约 0.7ml 转入 5mm 核磁管中进行 ^{19}F 核磁共振定量测定。

2. 核磁共振测定条件

采用 zgfhigqn.2 脉冲序列在恒温（25℃）下获取 ^{19}F NMR 谱。具体实验参数设置如下：谱宽（SW）100ppm，射频中心频率（O1P）–85ppm，采样点数（TD）128k，采样时间（AQ）1.79s，弛豫时间（D1）15s，扫描次数 16 次，增益（RG）182。

3. 图谱测定

配制供试品溶液，测定氟西汀和内标混合溶液的 ^{19}F NMR 谱，所得氟响应信号峰如图 3–14 所示。氟西汀的响应信号出现在 δ –59.7ppm，内标的响应信号为 δ –106.1ppm，样品与内标的响应信号分离较好，相互不产生重叠干扰，也未有任何辅料产生干扰信号。

4. 方法学

精密度

配制供试品溶液，连续测定 5 次，记录响应信号面积，其样品与内标响应信号面积比相对标准偏差 RSD 为 0.55%。

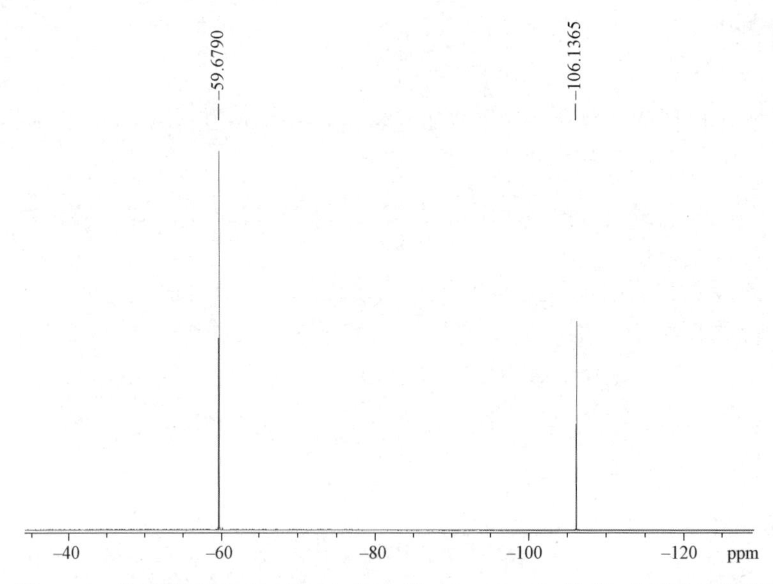

图 3–14　盐酸氟西汀（δ –59.7）和内标（δ –106.1）的 ^{19}F 核磁共振图谱

稳定性

取同一供试品溶液在 8h 后再次测定，两次测定样品响应信号面积比未发生明显变化。

5. 含量测定

qNMR 法

平行配制 3 份样品，采用 δ –106.1ppm 处内标定量信号与 δ –59.7ppm 处样品定量信号，按下式计算胶囊中氟西汀含量。

$$\text{含量}(\%)=\frac{(A_s/A_r)\times(n_r/n_s)\times(M_s/M_r)\times W_r\times m_r}{(W_s/W_t)\times\text{标示量}\times S}$$

式中，A_s 为氟西汀响应信号的面积；A_r 为内标的响应信号面积；n_s 为氟西汀响应信号包含的氟原子数（$n_s=3$）；n_r 为内标响应信号包含的氟原子数（$n_r=2$）；M_s 为氟西汀的相对分子质量；M_r 为内标的相对分子质量；W_r 为内标的称样量；m_r 为内标纯度（99.0%）；W_s 为内容物称样量；W_t 为内容物总质量；S 为胶囊个数。含量分别为 96.7%、98.5%和 99.9%。

盐酸环丙沙星片

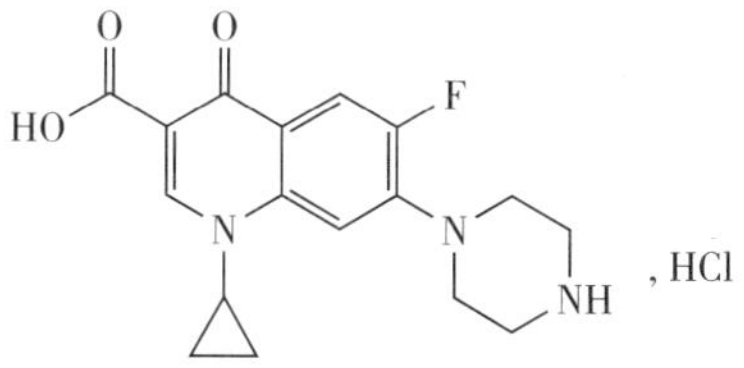

图 3–15　盐酸环丙沙星的结构

1. 样品溶液制备

取盐酸环丙沙星片研细，精密称取细粉适量，精密称取内标 4,4′–二氟二苯甲酮适量，置同一 10ml 离心管中，加入 DMSO 约 5.0ml，配制成含有环丙沙星约 30mg・ml^{-1}、内标约 4mg・ml^{-1} 的溶液，超声及涡旋振荡后每分钟 3000 转离心 5min，取澄清溶液约 0.7ml 转入 5mm 核磁管中进行 ^{19}F 核磁共振定量测定。

2. 核磁共振测定条件

采用 zgfhigqn.2 脉冲序列在恒温（25℃）下获取 ^{19}F NMR 谱。具体实验参数设置如下：谱宽（SW）50ppm，射频中心频率（O1P）–114ppm，采样点数（TD）128k，采样时间（AQ）2.80s，弛豫时间（D1）15s，扫描次数 16 次，增益（RG）182。

3. 图谱测定

配制供试品溶液，测定盐酸环丙沙星和内标混合溶液的 ^{19}F NMR 谱，所得氟响应信号峰如图 3–16 所示。环丙沙星的响应信号出现在 δ–121.9ppm，内标的响应信号为 δ –106.3ppm，样品与内标的响应信号分离较好，相互不产生重叠干扰，也未有任何辅料产生干扰信号。

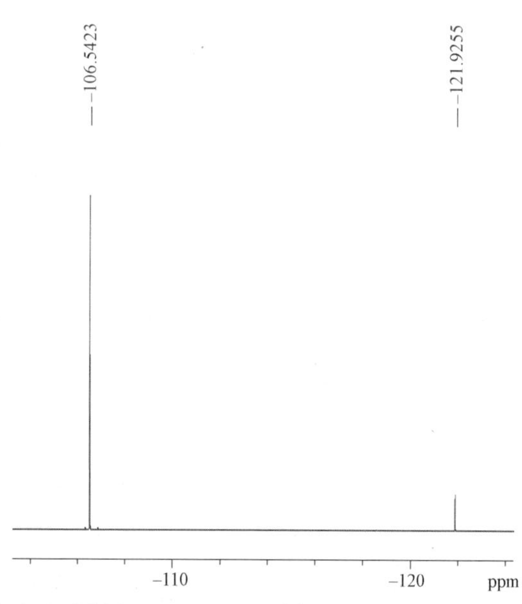

图 3–16　盐酸环丙沙星（δ–121.9）和内标（δ–106.3）的 ^{19}F 核磁共振图谱

4. 方法学

精密度

配制供试品溶液，连续测定 5 次，记录响应信号面积，其样品与内标响应信号面积比相对标准偏差 RSD 为 1.15%。

稳定性

取同一供试品溶液在 6h 后再次测定，两次测定样品响应信号面积比未发生明显变化。

5. 含量测定

qNMR 法

平行配制 3 份样品，采用 δ–106.3ppm 处内标定量信号与 δ–121.9ppm 处样品定量信号，按下式计算片剂中环丙沙星含量。

$$含量（\%）=\frac{(A_s/A_r)\times(n_r/n_s)\times(M_s/M_r)\times W_r\times m_r}{(W_s/W_t)\times 标示量\times S}$$

式中，A_s 为环丙沙星响应信号的面积；A_r 为内标的响应信号面积；n_s 为环丙沙星响应信号包含的氟原子数（$n_s=1$）；n_r 为内标响应信号包含的氟原子数（$n_r=2$）；M_s 为环丙沙星的相对分子质量；M_r 为内标的相对分子质量；W_r 为内标的称样量；m_r 为内标纯度（99.0%）；W_s 为粉末称样量；W_t 为粉末总质量；S 为研磨成粉的片剂数量。含量为 99.5%、100.5%和 101.1%。

盐酸左氧氟沙星胶囊

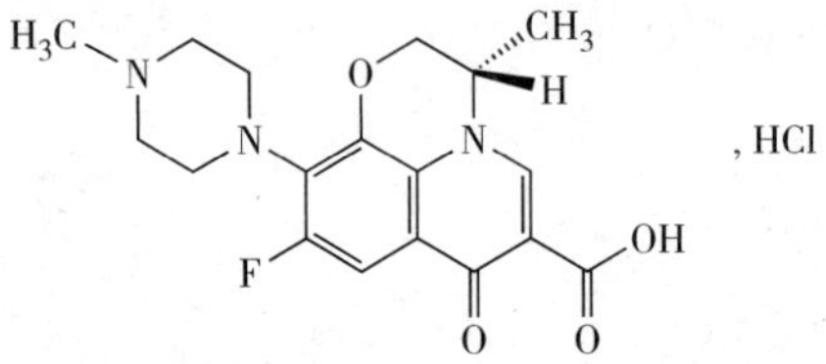

图 3–17　盐酸左氧氟沙星的结构

1. 样品溶液制备

取盐酸左氧氟沙星胶囊内容物研细，精密称取细粉适量，精密称取内标 4,4′ –二氟二苯甲酮适量，置同一 10ml 离心管中，加入 DMSO 约 5.0ml，配制成含有左氧氟沙星约 50mg • ml^{-1}、内标约 4mg • ml^{-1} 的溶液，超声及涡旋振荡后每分钟 3000 转离心 5min，取澄清溶液约 0.7ml 转入 5mm 核磁管中进行 ^{19}F 核磁共振定量测定。

2. 核磁共振测定条件

采用 zgfhigqn.2 脉冲序列在恒温（25℃）下获取 ^{19}F NMR 谱。具体实验参数设置如下：谱宽（SW）80ppm，射频中心频率（O1P）–100ppm，采样点数（TD）128k，采样时间（AQ）1.79s，弛豫时间（D1）15s，扫描次数 16 次，增益（RG）182。

3. 图谱测定

配制供试品溶液，测定左氧氟沙星和内标混合溶液的 ^{19}F NMR 谱，所得氟响应信号峰如图 3–18 所示。左氧氟沙星的响应信号出现在 δ–120.5ppm，内标的响应信号为 δ–106.4ppm，样品与内标的响应信号分离较好，相互不产生重叠干扰，也未有任何辅料产生干扰信号。

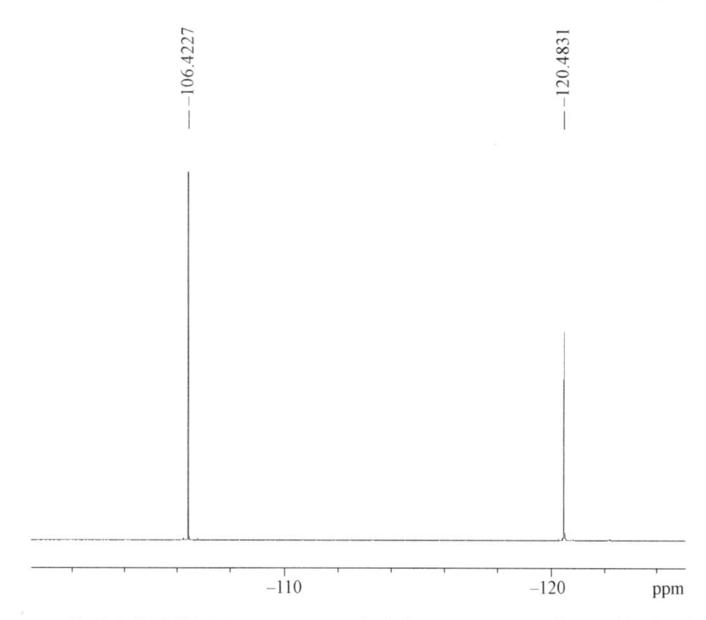

图 3–18　盐酸左氧氟沙星（δ–120.5）和内标（δ–106.4）的 ^{19}F 核磁共振图谱

4. 方法学

精密度

配制供试品溶液，连续测定 5 次，记录响应信号面积，其样品与内标响应信号面积比相对标准偏差 RSD 为 1.94%。

稳定性

取同一供试品溶液在 8h 后再次测定，两次测定样品响应信号面积比未发生明显变化。

5. 含量测定

qNMR 法

平行配制 3 份样品，采用 δ–106.4ppm 处内标定量信号与 δ–120.5ppm 处样品定量信号，按下式计算胶囊中左氧氟沙星含量。

$$含量（\%）=\frac{(A_s/A_r)\times(n_r/n_s)\times(M_s/M_r)\times W_r\times m_r}{(W_s/W_t)\times 标示量\times S}$$

式中，A_s 为左氧氟沙星响应信号的面积；A_r 为内标的响应信号面积；n_s 为左氧氟沙星响应信号包含的氟原子数（$n_s=1$）；n_r 为内标响应信号包含的氟原子数（$n_r=2$）；M_s 为左氧氟沙星的相对分子质量；M_r 为内标的相对分子质量；W_r 为内标的称样量；m_r 为内标纯度（99.0%）；W_s 为内容物称样量；W_t 为内容物总质量；S 为胶囊个数。含量分别为 96.6%、99.7%和 97.1%。

注射用盐酸吉西他滨

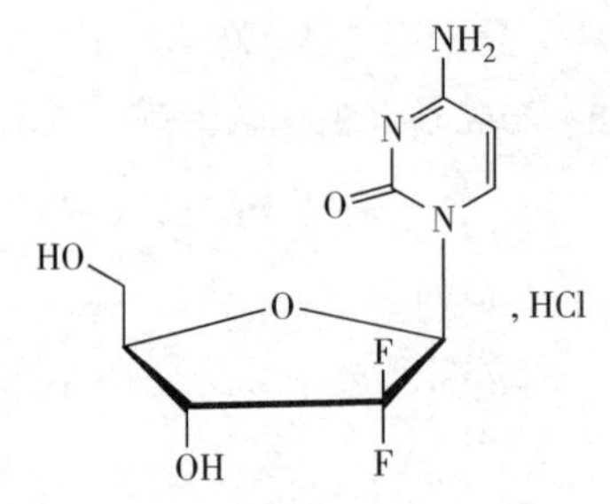

图 3–19　盐酸吉西他滨的结构

1. 样品溶液制备

精密称取内标 4,4′–二氟二苯甲酮约 80mg，置注射用盐酸吉西他滨瓶中，加入 DMSO 约 10ml，超声使溶解，取澄清溶液约 0.7ml 转入 5mm 核磁管中进行 ^{19}F 核磁共振定量测定。

2. 核磁共振测定条件

采用 zgfhigqn.2 脉冲序列在恒温（25℃）下获取 ^{19}F NMR 谱。具体实验参数设置如下：谱宽（SW）55ppm，射频中心频率（O1P）–100ppm，采样点数（TD）128k，采样时间（AQ）2.5s，弛豫时间（D1）15s，扫描次数 16 次，增益（RG）182。

3. 图谱测定

测定盐酸吉西他滨和内标混合溶液的 ^{19}F NMR 谱，所得氟响应信号峰如图 3–20

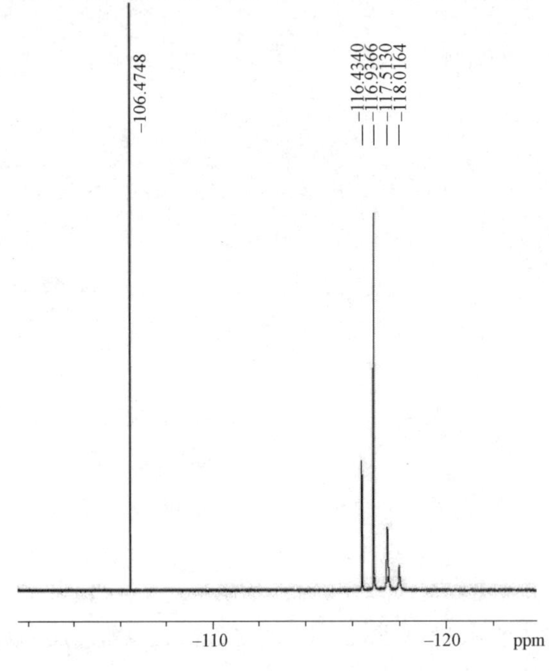

图 3–20　盐酸吉西他滨（δ–117.5）和内标（δ–106.5）的 ^{19}F 核磁共振图谱

所示。吉西他滨的响应信号出现在 δ–117.5ppm 的四重峰，内标的响应信号为 δ–106.5ppm，样品与内标的响应信号分离较好，相互不产生重叠干扰，也未有任何辅料产生干扰信号。

4. 方法学

线性关系

分别精密称取盐酸吉西他滨 5～40mg，和 4,4′–二氟二苯甲酮约 3mg 混合，加 DMSO 使待测样品浓度为 5～40mg·ml^{-1}，测定 ^{19}F NMR 谱，记录响应信号面积，以 δ–117.5ppm 处样品响应信号和 δ–106.5ppm 处内标响应信号比值为横坐标，样品和 4,4′–二氟二苯甲酮质量比为纵坐标做线性回归，计算得回归方程为：$y=0.7545x-0.555$，$R^2=0.9997$。表明盐酸吉西他滨在 5～40mg·ml^{-1} 线性关系良好。

精密度

供试品溶液连续测定 5 次，记录响应信号面积，其样品与内标响应信号面积比相对标准偏差 RSD 为 1.07%。

稳定性

取同一供试品溶液在 8h 后再次测定，两次测定样品响应信号面积比未发生明显变化，从实验结果可以看出该方法的精密度较高且样品在室温下放置 8h 稳定。

5. 含量测定

qNMR 法

按测定条件平行配制 3 份样品，采用 δ–106ppm 处内标定量信号与 δ–117ppm 处样品定量信号，按下式计算注射剂中吉西他滨含量。

$$含量（\%）=\frac{(A_s/A_r)\times(n_r/n_s)\times(M_s/M_r)\times W_r\times m_r}{W_s}$$

式中，A_s 为吉西他滨响应信号的面积；A_r 为内标的响应信号面积；n_s 为吉西他滨响应信号包含的氟原子数（$n_s=2$）；n_r 为内标响应信号包含的氟原子数（$n_r=2$）；M_s 为吉西他滨的相对分子质量；M_r 为内标的相对分子质量；W_s 为每瓶中吉西他滨标示量 0.2g；W_r 为内标的称样量；m_r 为内标纯度（99.0%）。含量分别为 99.2%、98.9%和 101.3%。

第四章 氟核磁共振定量在含氟药物非法添加检测中的应用

中药制剂、保健食品和化妆品中的非法添加直接威胁人类健康，严厉打击各种类型的药品非法添加一直受到监管部门的高度重视，建立快捷准确的筛选以及定量方法对于保障中药制剂、保健食品和化妆品的质量具有重要意义。

监管中发现的非法添加多为减肥类、降糖类、抗风湿类及祛痘类药物，其中含氟药物占到三成以上。由于天然中药成分、保健食品以及化妆品中不存在含氟有机化合物，而非法添加的激素、抗生素、降脂药、降糖药中多含有氟原子，氟核磁共振技术测定过程中几乎不受基质干扰，非常适合中药、膳食补充剂、化妆品未知样品未知添加物的筛查，简单前处理后，一旦检出，几乎可以立刻确认是哪种药物并可定量。在已经建立的氟核磁共振定性实验基础上，本章选择一些代表性化合物进行系统的氟核磁共振定量技术研究并对其定量检测进行方法学验证。

阿托伐他汀钙

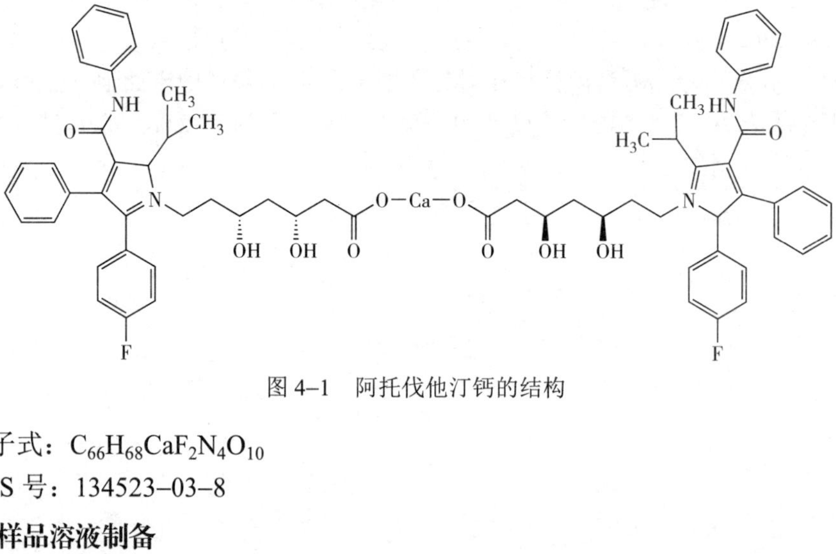

图 4–1 阿托伐他汀钙的结构

分子式：$C_{66}H_{68}CaF_2N_4O_{10}$

CAS 号：134523–03–8

1. 样品溶液制备

取茶剂粉末适量，加入精密称取的阿托伐他汀钙和内标物质，用 DMSO 定容至 5ml，超声 30min，离心，上层清液转入 5mm 核磁管中备用。

2. 核磁共振测定条件

采用 zgfhigqn.2 脉冲序列在恒温（25℃）下获取 ^{19}F 核磁共振谱。具体实验参数设置如下：谱宽（SW）δ40ppm，射频中心频率（O1P）δ–110ppm，采样点数（TD）131072，采样时间（AQ）3.49s，弛豫时间（D1）15s，采样次数（NS）16，空扫次数（DS）4，增益（RG）203。

3. 图谱测定

^{19}F NMR 图谱：

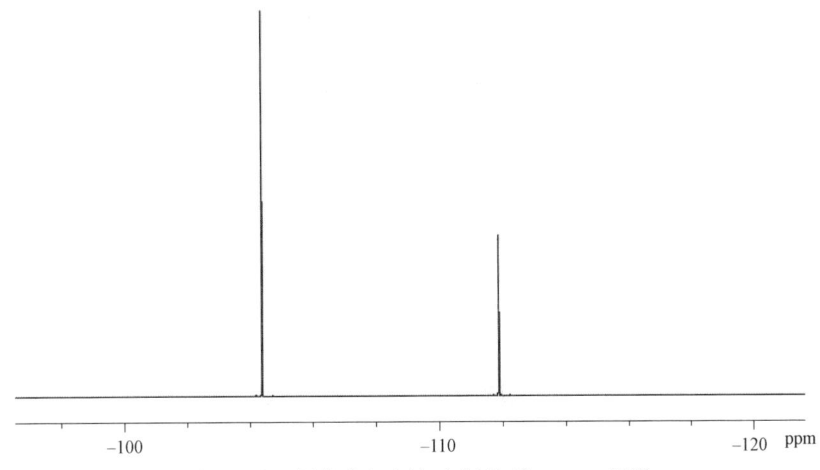

图 4–2　阿托伐他汀钙与内标的 ^{19}F NMR 图谱

^{1}H NMR 图谱：

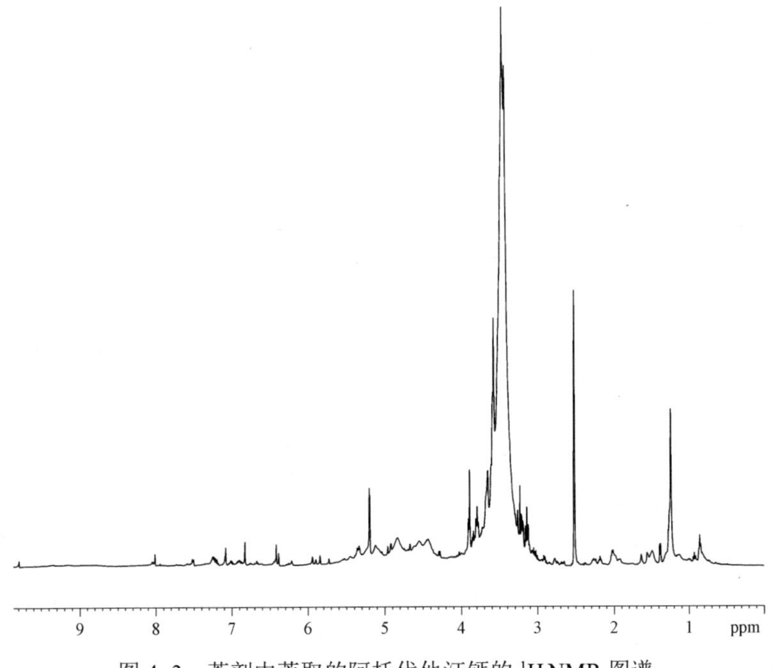

图 4–3　茶剂中萃取的阿托伐他汀钙的 ^{1}H NMR 图谱

4. 方法学

线性关系

分别精密称取阿托伐他汀钙和 4,4′–二氟二苯甲酮适量，用氘代 DMSO 溶解使待测样品浓度约为 30、15、10、5、1mmol·L^{-1}，内标浓度约为 15mmol·L^{-1}，按实验条件测定 ^{19}F qNMR 谱，记录响应信号面积，以 δ–111.9ppm 处样品信号和 δ–104.4ppm 处内标信号面积为横坐标，样品和 4.4′ –二氟二苯甲酮内标质量比为纵坐标做线性回归，回归方程为：$y=5.7994x+0.0516$，$R^2>0.99$。表明阿托伐他汀钙在 1～30mmol·L^{-11} 范围内线性关系良好。

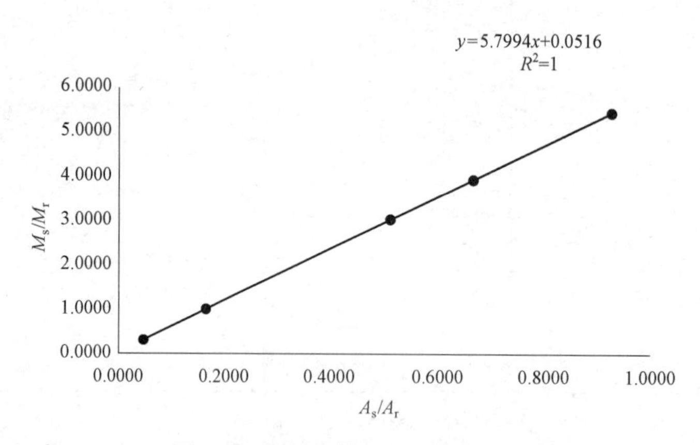

图 4–4　阿托伐他汀钙的线性关系

精密度

精密称取阿托伐他汀钙样品及内标物质 4,4′–二氟二苯甲酮适量，置于同一 1.5ml 离心管中，加入一定体积的氘代 DMSO，配制成浓度分别约为 15mmol·L^{-1} 及 20mmol·L^{-1} 的溶液，取同一溶液，连续测定 5 次，记录积分面积，计算 δ–111.9ppm 处样品信号和 δ–104.4ppm 处内标信号面积比值，其 RSD 为 0.49%（$n=5$）。

重复性

用氘代 DMSO 溶液平行配制 5 份样品溶液，按条件进行测定，以样品信号与内标信号面积比值计算阿托伐他汀钙的平均含量，RSD 为 0.48%。取样品 1 图谱重复积分 5 次，计算 δ–111.9ppm 处样品信号和 δ–104.4ppm 处内标信号面积比值，RSD 为 0.44%。

稳定性

取同一样品溶液分别在 0、12h 进行测定，计算样品中阿托伐他汀钙的含量，含量分别为 90.9%和 90.9%，表明供试品溶液室温放置 12h 稳定。

检出限与定量限

在样品中添加低浓度阿托伐他汀钙和内标物质，以信噪比 S/N=3 时对应的浓度为方法的检出限（LOD），S/N=10 时对应的浓度为方法的定量限（LOQ），阿托伐他汀钙的 LOD 为 1.0560mg·ml^{-1}，LOQ 为 3.5199mg·ml^{-1}。

5. 含量测定

qNMR 法

阿托伐他汀钙含量：平行配制 5 份样品溶液，采用 δ–111.9ppm 处样品信号和 δ–104.4ppm 处内标信号面积比值，按下式计算阿托伐他汀钙含量。

$$含量(\%)=\frac{(A_s/n_s)\times M_s\times m_r}{(A_r/n_r)\times M_r\times m_s}\times P_r\times 100\%$$

式中，A_s 为阿托伐他汀钙的信号面积；n_s 为阿托伐他汀钙的氟原子数（$n_s=2$）；M_s 为阿托伐他汀钙的相对分子质量；A_r 为内标 4,4′–二氟二苯甲酮的信号面积；n_r 为内标中包含的氟原子数（$n_r=2$）；M_r 为内标物质的相对分子质量；m_s 为称取阿托伐他汀钙的质量；m_r 为称取的内标物质的质量；P_r 为内标的质量百分含量（$P_r=99.0\%$）。经计算，样品中阿托伐他汀钙的含量分别为 92.7%、92.5%、91.6%、91.9%和 92.2%，平均含量为 92.2%，RSD 为 0.48%。

苄氟噻嗪

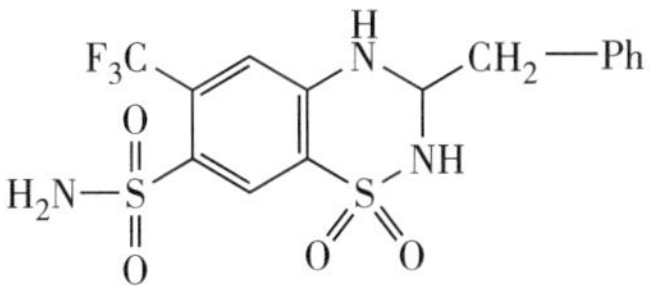

图 4–5 苄氟噻嗪的结构

分子式：$C_{15}H_{14}F_3N_3O_4S_2$

CAS 号：73–48–3

溶解性：本品在丙酮中易溶，在乙醇中溶解，在乙醚中微溶，在水或三氯甲烷中不溶，在碱性溶液中溶解。

1. 样品溶液制备

将丸剂磨粉，取研磨好的粉末适量，加入精密称取的苄氟噻嗪和内标 4,4′–二氟二苯甲酮，用 DMSO 定容至 5ml，超声 30min，离心，上层清液转入 5mm 核磁管中备用。

2. 核磁共振测定条件

采用 zgfhigqn.2 脉冲序列在恒温（25℃）下获取 ^{19}F 核磁共振谱。具体实验参数设置如下：谱宽（SW）δ90ppm，射频中心频率（O1P）δ–82ppm，采样点数（TD）131072，采样时间（AQ）1.54s，弛豫时间（D1）15s，采样次数（NS）16，空扫次数（DS）4，增益（RG）203。

3. 图谱测定

^{19}F NMR 图谱：

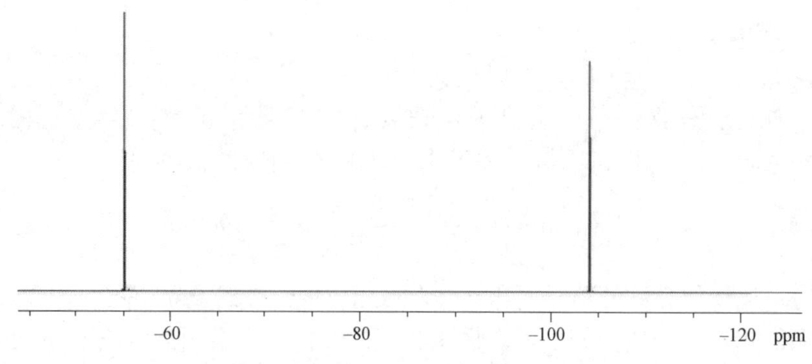

图 4–6　苄氟噻嗪与内标的 ^{19}F NMR 图谱

^{1}H NMR 图谱：

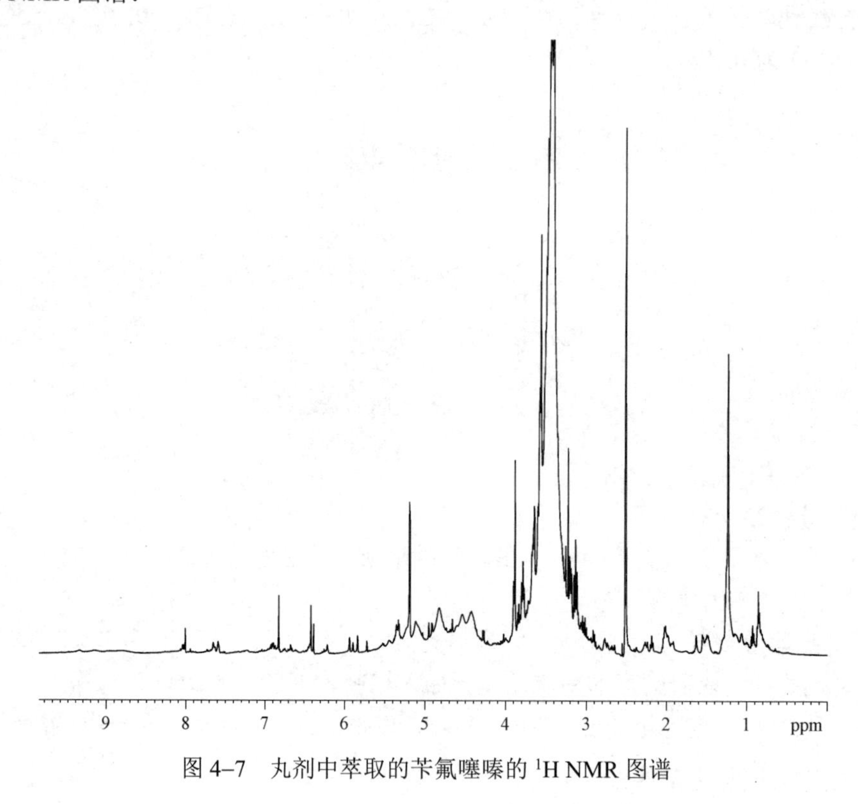

图 4–7　丸剂中萃取的苄氟噻嗪的 ^{1}H NMR 图谱

4. 方法学

线性关系

分别精密称取苄氟噻嗪和 4,4′–二氟二苯甲酮适量，用氘代 DMSO 溶解使待测样品浓度约为 40、30、15、5、1mmol • L^{-1}，内标浓度约为 25mmol • L^{-1}，按实验条件测定 ^{19}F qNMR 谱，记录响应信号面积，以 δ – 55.4ppm 处样品信号和 δ –105.4ppm 处内标信号面积为横坐标，样品和 4.4′–二氟二苯甲酮内标质量比为纵坐标做线性回归，回归方程为：y = 1.298x – 0.0035，R^2 > 0.99。表明苄氟噻嗪在 1～40mmol • L^{-1} 范围内线性关系良好。

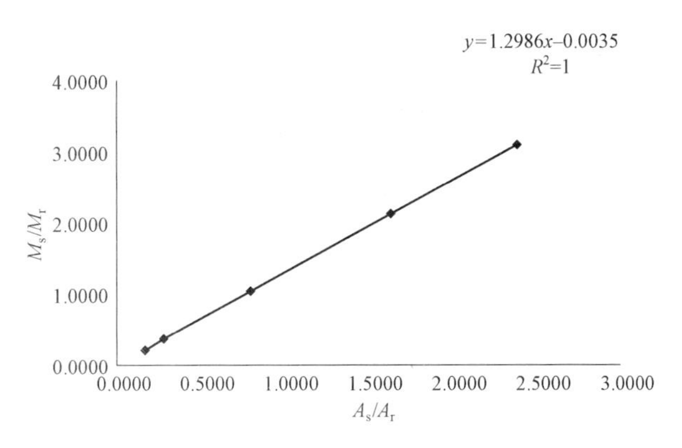

图 4–8　苄氟噻嗪的线性关系

精密度

精密称取苄氟噻嗪样品及内标物质 4,4′–二氟二苯甲酮适量，置于同一 1.5ml 离心管中，加入一定体积的氘代 DMSO，配制成浓度分别约为 30mmol·L^{-1} 及 20mmol·L^{-1} 的溶液，取同一溶液，连续测定 5 次，记录积分面积，计算 δ–55.4ppm 处样品信号和 δ–104.4ppm 处内标信号面积比值，其 RSD 为 0.20%（$n=5$）。

重复性

用氘代 DMSO 溶液平行配制 5 份样品溶液，按条件进行测定，以样品信号与内标信号面积比值计算苄氟噻嗪的平均含量，RSD 为 0.46%。取样品 1 图谱重复积分 5 次，计算 δ–55.4ppm 处样品信号和 δ–104.4ppm 处内标信号面积比值，RSD 为 0.05%。

稳定性

取同一样品溶液分别在 0、12h 进行测定，计算样品中苄氟噻嗪的含量，含量分别为 94.9%和 94.4%，表明供试品溶液室温放置 12h 稳定。

检出限与定量限

在样品中添加低浓度苄氟噻嗪和内标物质，以信噪比 S/N=3 时对应的浓度为方法的检出限（LOD），S/N=10 时对应的浓度为方法的定量限（LOQ），苄氟噻嗪的 LOD 为 2.7171mg·ml^{-1}，LOQ 为 9.0572mg·ml^{-1}。

5. 含量测定

qNMR 法

苄氟噻嗪含量平行配制 5 份样品溶液，采用 δ–55.4ppm 处样品信号和 δ–104.4ppm 处内标信号面积比值，按下式计算苄氟噻嗪含量。

$$含量(\%)=\frac{(A_s/n_s)\times M_s\times m_r}{(A_r/n_r)\times M_r\times m_s}\times P_r\times 100\%$$

式中，A_s 为苄氟噻嗪的信号面积；n_s 为苄氟噻嗪的氟原子数（$n_s=3$）；M_s 为苄氟噻嗪的相对分子质量；A_r 为内标 4,4′–二氟二苯甲酮的信号面积；n_r 为内标中包含的氟原子数（$n_r=2$）；M_r 为内标物质的相对分子质量；m_s 为称取苄氟噻嗪的质量；m_r 为称取的内标物质的质量；P_r 为内标的质量百分含量（$P_r=99.0\%$）。经计算，样品中苄氟噻嗪的含量分别为 98.3%、98.3%、98.7%、99.4%和 98.8%，平均含量为 98.7%，RSD 为 0.46%。

地塞米松

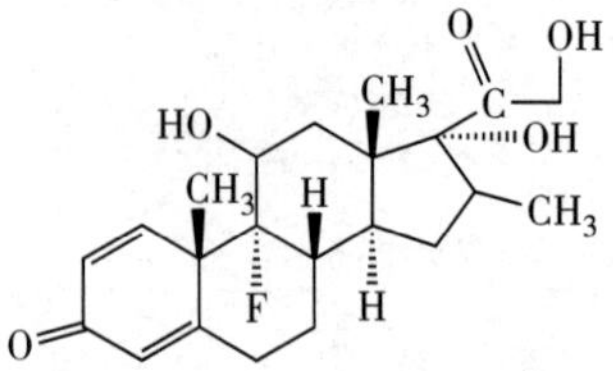

图 4–9　地塞米松的结构

分子式：$C_{22}H_{29}FO_5$

CAS 号：50–02–2

溶解性：本品在甲醇、乙醇、丙酮或二氧六环中略溶，在三氯甲烷中微溶，在乙醚中极微溶解，在水中几乎不溶。

1. 样品溶液制备

取软膏适量，加入精密称取的地塞米松和内标物质，用三氯甲烷定容至 5ml，超声 30min，离心，上层清液转入 5mm 核磁管中备用。

2. 核磁共振测定条件

采用 zgfhigqn.2 脉冲序列在恒温（25℃）下获取 ^{19}F 核磁共振谱。具体实验参数设置如下：谱宽（SW）δ 100ppm，射频中心频率（O1P）δ–138ppm，采样点数（TD）131072，采样时间（AQ）1.40s，弛豫时间（D1）15s，采样次数（NS）16，空扫次数（DS）4，增益（RG）203。

3. 图谱测定

^{19}F NMR 图谱：

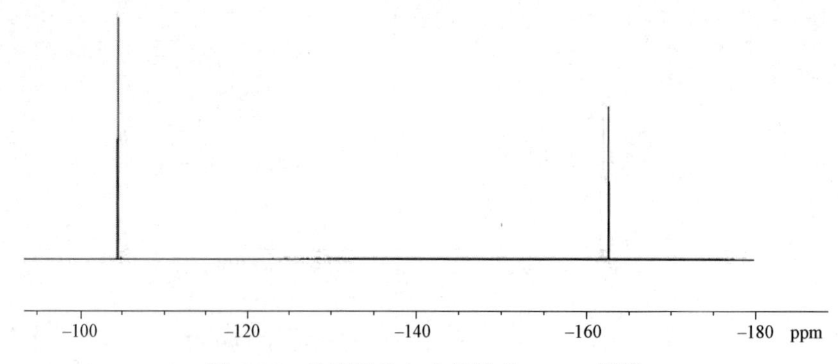

图 4–10　地塞米松与内标的 ^{19}F NMR 图谱

^{1}H NMR 图谱：

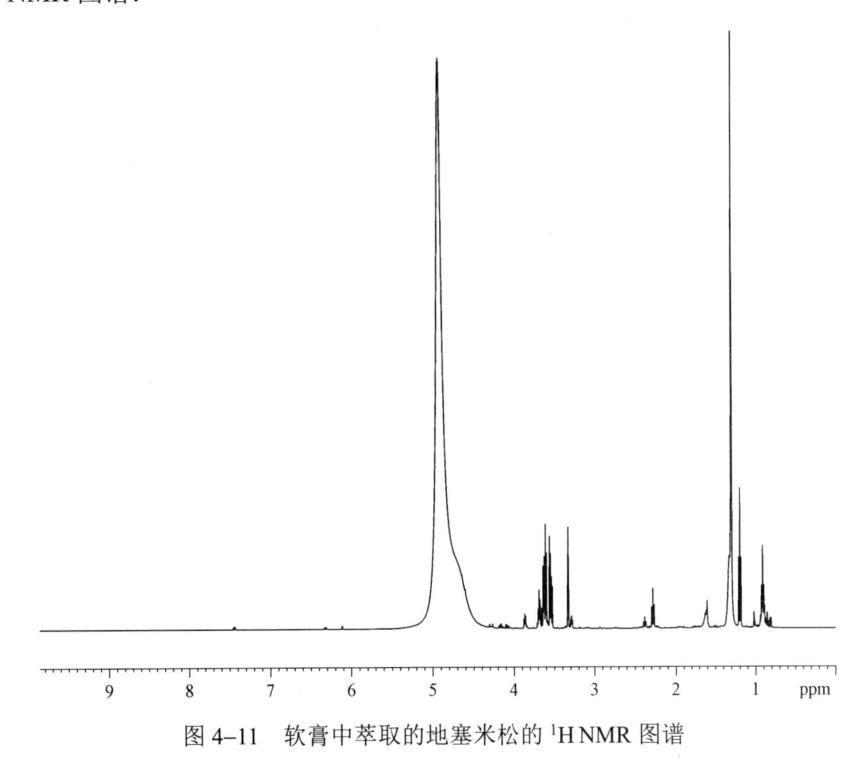

图 4–11　软膏中萃取的地塞米松的 ^{1}H NMR 图谱

4. 方法学

线性关系

分别精密称取地塞米松和 4,4′–二氟二苯甲酮适量，用氘代三氯甲烷溶解使待测样品浓度约为 40、30、15、5、1mmol·L^{-1}，内标浓度约为 25mmol·L^{-1}，按实验条件测定 ^{19}F qNMR 谱，记录响应信号面积，以 δ–162.4ppm 处样品信号和 δ–104.4ppm 处内标信号面积为横坐标，样品和 4,4′–二氟二苯甲酮内标质量比为纵坐标做线性回归，回归方程为：$y=3.6782x-0.0817$，$R^2>0.99$。表明地塞米松在 1～40mmol·L^{-1} 范围内线性关系良好。

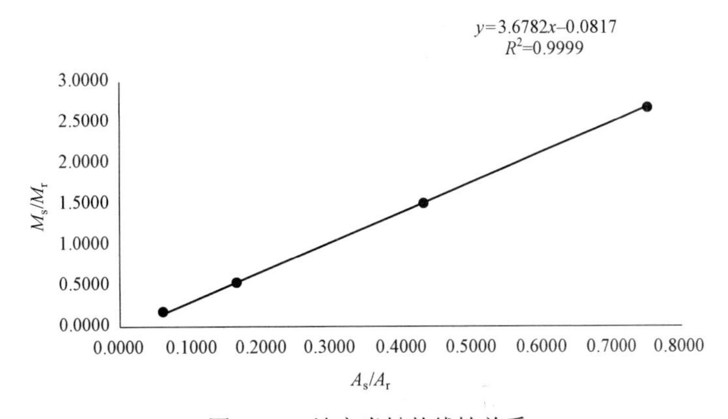

图 4–12　地塞米松的线性关系

精密度

精密称取地塞米松样品及内标物质4,4′–二氟二苯甲酮适量，置于同一1.5ml离心管中，加入一定体积的氘代三氯甲烷，配制成浓度分别约为30mmol·L^{-1}及20mmol·L^{-1}的溶液，取同一溶液，连续测定5次，记录积分面积，计算δ–162.4ppm处样品信号和δ–104.4ppm处内标信号面积比值，其RSD为0.45%（$n=5$）。

重复性

用氘代三氯甲烷溶液平行配制5份样品溶液，按条件进行测定，以样品信号与内标信号面积比值计算地塞米松的平均含量，RSD为0.70%。取样品1图谱重复积分5次，计算δ–162.4ppm处样品信号和δ–104.4ppm处内标信号面积比值，RSD为0.73%。

稳定性

取同一样品溶液分别在0、12h进行测定，计算样品中地塞米松的含量，含量分别为98.2%和99.0%，表明供试品溶液室温放置12h稳定。

检出限与定量限

在样品中添加低浓度地塞米松和内标物质，以信噪比S/N=3时对应的浓度为方法的检出限（LOD），S/N=10时对应的浓度为方法的定量限（LOQ），地塞米松的LOD为0.0275mg·ml^{-1}，LOQ为0.0915mg·ml^{-1}。

5. 含量测定

qNMR法

平行配制5份样品溶液，采用δ–162.4ppm处样品信号和δ–104.4ppm处内标信号面积比值，按下式计算地塞米松含量。

$$含量(\%)=\frac{(A_s/n_s)\times M_s\times m_r}{(A_r/n_r)\times M_r\times m_s}\times P_r\times 100\%$$

式中，A_s为地塞米松的信号面积；n_s为地塞米松的氟原子数（$n_s=1$）；M_s为地塞米松的相对分子质量；A_r为内标4,4′–二氟二苯甲酮的信号面积；n_r为内标中包含的氟原子数（$n_r=2$）；M_r为内标物质的相对分子质量；m_s为称取地塞米松的质量；m_r为称取的内标物质的质量；P_r为内标的质量百分含量（$P_r=99.0\%$）。经计算，样品中地塞米松的含量分别为98.9%、98.6%、99.4%、97.6%和98.2%，平均含量为98.6%，RSD为0.70%。

氟伐他汀钠

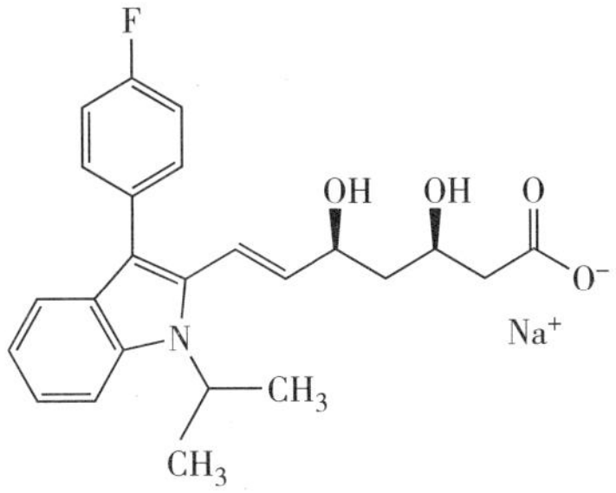

图 4–13 氟伐他汀钠的结构

分子式：$C_{24}H_{25}FNNaO_4$

CAS 号：93957–54–1

1. 样品溶液制备

将片剂磨粉，取研磨好的粉末适量，加入精密称取的氟伐他汀钠和内标物质，用 DMSO 定容至 5ml，超声 30min，离心，上层清液转入 5mm 核磁管中备用。

2. 核磁共振测定条件

采用 zgfhigqn.2 脉冲序列在恒温（25℃）下获取 ^{19}F 核磁共振谱。具体实验参数设置如下：谱宽（SW）δ100ppm，射频中心频率（O1P）δ–113ppm，采样点数（TD）131072，采样时间（AQ）1.40s，弛豫时间（D1）15s，采样次数（NS）16，空扫次数（DS）4，增益（RG）203。

3. 图谱测定

^{19}F NMR 图谱：

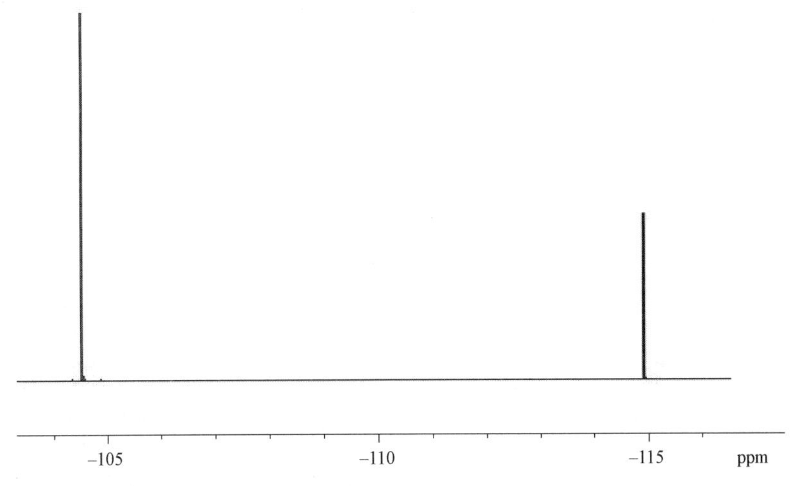

图 4–14 氟伐他汀钠与内标的 ^{19}F NMR 图谱

^{1}H NMR 图谱：

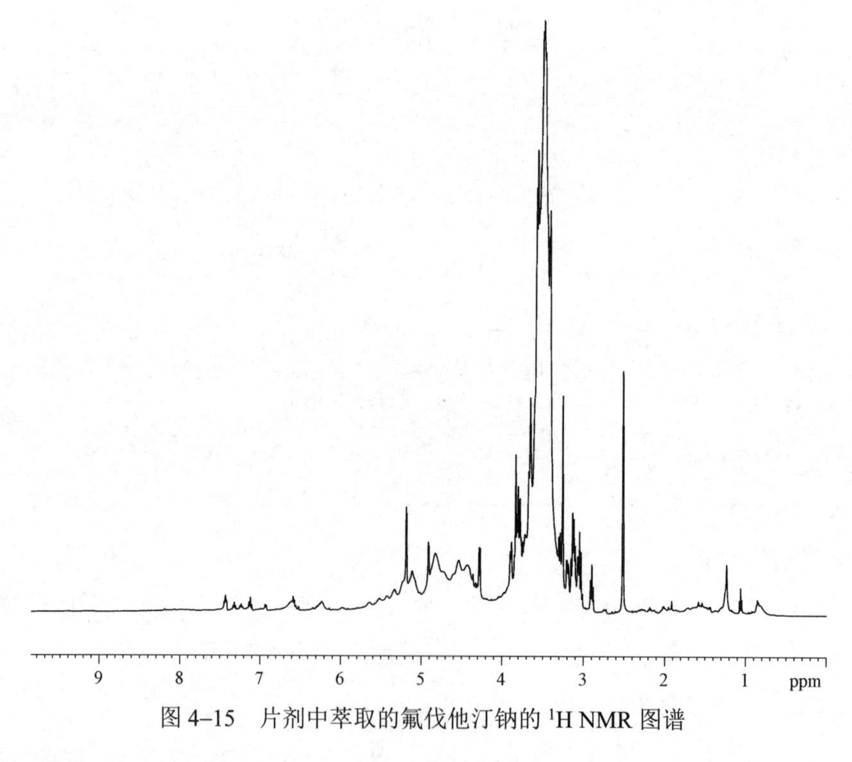

图 4–15　片剂中萃取的氟伐他汀钠的 ^{1}H NMR 图谱

4. 方法学

线性关系

分别精密称取氟伐他汀钠和 4,4′–二氟二苯甲酮适量，用氘代 DMSO 溶解使待测样品浓度约为 40、30、15、5、1mmol·L^{-1}，内标浓度约为 25mmol·L^{-1}，按实验条件测定 ^{19}F qNMR 谱，记录响应信号面积，以 δ–114.9ppm 处样品信号和 δ–104.4ppm 处内标信号面积为横坐标，样品和 4,4′–二氟二苯甲酮内标质量比为纵坐标做线性回归，回归方程为：$y=4.4027x+0.0509$，$R^2>0.99$。证明氟伐他汀钠在 1～40mmol·L^{-1} 范围内线性关系良好。

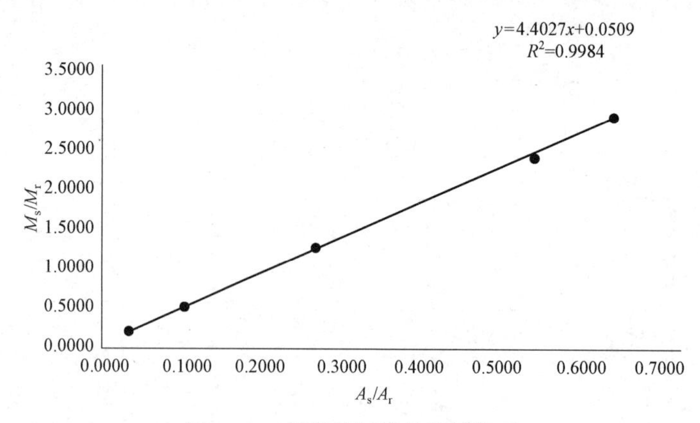

图 4–16　氟伐他汀钠的线性关系

精密度

精密称取氟伐他汀钠样品及内标物质 4,4′–二氟二苯甲酮适量，置于同一 1.5ml 离心管中，加入一定体积的氘代 DMSO，配制成浓度分别约为 30mmol • L^{-1} 及 20mmol • L^{-1} 的溶液，取同一溶液，连续测定 5 次，记录积分面积，计算 δ–114.9ppm 处样品信号和 δ–104.4ppm 处内标信号面积比值，其 RSD 为 0.93%（$n=5$）。

重复性

用氘代 DMSO 溶液平行配制 5 份样品溶液，按条件进行测定，以样品信号与内标信号面积比值计算氟伐他汀钠的平均含量，RSD 为 1.67%。取样品 1 图谱重复积分 5 次，计算 δ–114.9ppm 处样品信号和 δ–104.4ppm 处内标信号面积比值，RSD 为 0.17%。

稳定性

取同一样品溶液分别在 0、12h 进行测定，计算样品中氟伐他汀钠的含量，含量分别为 89.7%和 89.9%，表明供试品溶液室温放置 12h 稳定。

检出限与定量限

在样品中添加低浓度氟伐他汀钠和内标物质，以信噪比 S/N＝3 时对应的浓度为方法的检出限（LOD），S/N＝10 时对应的浓度为方法的定量限（LOQ），氟伐他汀钠的 LOD 为 0.0363mg • ml^{-1}，LOQ 为 0.1210mg • ml^{-1}。

5. 含量测定

qNMR 法

平行配制 5 份样品溶液，采用 δ–114.9ppm 处样品信号和 δ–104.4ppm 处内标信号面积比值，按下式计算氟伐他汀钠含量。

$$含量(\%)=\frac{(A_s/n_s)\times M_s\times m_r}{(A_r/n_r)\times M_r\times m_s}\times P_r\times 100\%$$

式中，A_s 为氟伐他汀钠的信号面积；n_s 为氟伐他汀钠的氟原子数（$n_s=1$）；M_s 为氟伐他汀钠的相对分子质量；A_r 为内标 4,4′–二氟二苯甲酮的信号面积；n_r 为内标中包含的氟原子数（$n_r=2$）；M_r 为内标物质的相对分子质量；m_s 为称取氟伐他汀钠的质量；m_r 为称取的内标物质的质量；P_r 为内标的质量百分含量（$P_r=99.0\%$）。经计算，样品中氟伐他汀钠的含量分别为 90.2%、86.1%、87.5%、88.5%和 89.7%，平均含量为 88.4%，RSD 为 1.87%。

环丙沙星

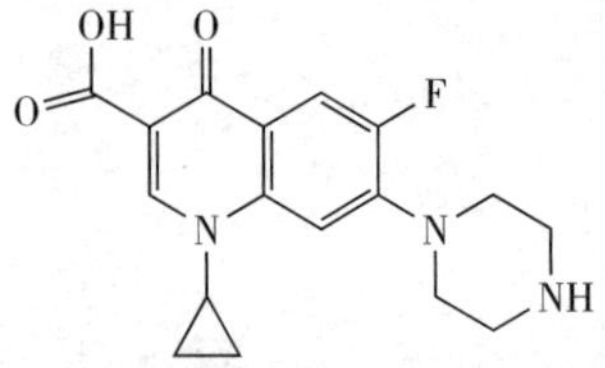

图 4–17　环丙沙星的结构

分子式：$C_{17}H_{18}FN_3O_3$

CAS 号：85721–33–1

1. 样品溶液制备

将丸剂研磨，取研磨好的丸剂粉末适量，加入精密称取的环丙沙星和内标物质，用氘代 DMSO 定容至 5ml，超声 30min，离心，上层清液转入 5mm 核磁管中备用。

2. 核磁共振测定条件

采用 zgfhigqn.2 脉冲序列在恒温（25℃）下获取 ^{19}F 核磁共振谱。具体实验参数设置如下：谱宽（SW）δ100ppm，射频中心频率（O1P）δ–115ppm，采样点数（TD）131072，采样时间（AQ）1.40s，弛豫时间（D1）15s，采样次数（NS）16，空扫次数（DS）4，增益（RG）203。

3. 图谱测定

^{19}F NMR 图谱：

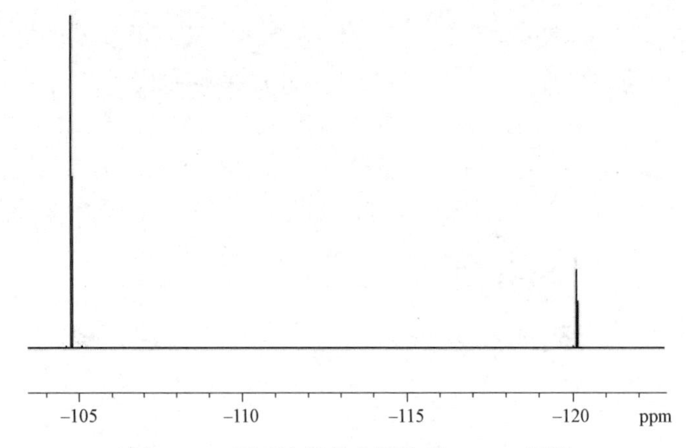

图 4–18　环丙沙星与内标的 ^{19}F NMR 图谱

^{1}H NMR 图谱：

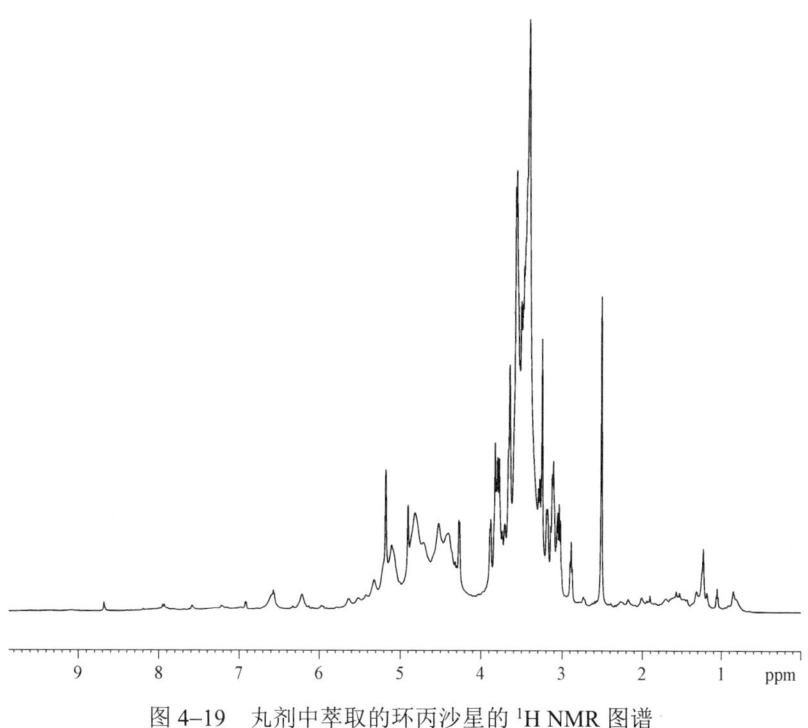

图 4–19　丸剂中萃取的环丙沙星的 ^{1}H NMR 图谱

4. 方法学

线性关系

分别精密称取环丙沙星和 4,4′–二氟二苯甲酮适量，使待测样品浓度约为 30、20、15、10、5mmol·L^{-1}，内标浓度约为 20mmol·L^{-1}，按实验条件测定 ^{19}F qNMR 谱，记录响应信号面积，以 δ–120.3ppm 处样品信号和 δ–104.8ppm 处内标信号面积为横坐标，样品和 4,4′–二氟二苯甲酮内标质量比为纵坐标做线性回归，回归方程为：

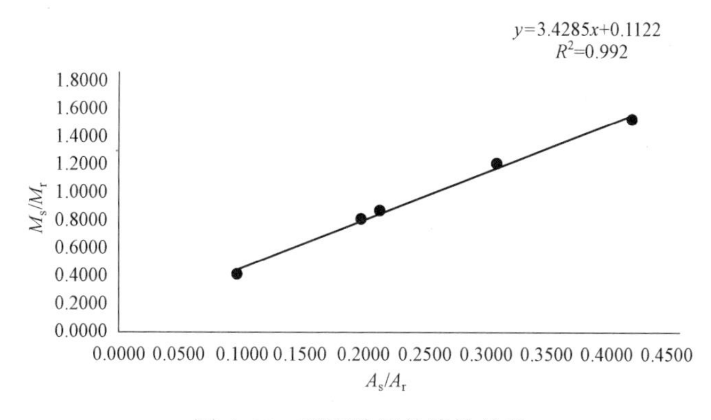

图 4–20　环丙沙星的线性关系

$y=3.4285x+0.1122$，$R^2>0.99$。证明环丙沙星在5～30mmol·L^{-1}范围内线性关系良好。

精密度

精密称取环丙沙星样品及内标物质4,4′-二氟二苯甲酮适量，置于同一1.5ml离心管中，加入一定体积的氘代DMSO，配制成浓度分别约为30mmol·L^{-1}及20mmol·L^{-1}的溶液，取同一溶液，连续测定5次，记录积分面积，计算δ-120.3ppm处样品信号和δ-104.8ppm处内标信号面积比值，其RSD为0.85%（$n=5$），证明方法的精密度较好。

重复性

平行配制5份样品溶液，按条件进行测定，以定量信号与内标信号面积比值计算环丙沙星的平均含量，RSD为1.46%。取样品1图谱重复积分5次，计算δ-120.3ppm处定量信号和δ-104.8ppm处内标信号面积比值，RSD为0.85%。

稳定性

取同一样品溶液分别在0、24h进行测定，计算样品中环丙沙星的含量，含量分别为81.9%和81.8%，表明供试品溶液室温放置24h稳定。

检出限和定量限

在样品中添加低浓度环丙沙星和内标物质，以信噪比S/N=3时对应的浓度为方法的检出限（LOD），以$S/N=10$时对应的浓度为其定量限（LOQ），环丙沙星的LOD为7.798×10^{-2}mg·ml^{-1}，LOQ为0.260mg·ml^{-1}。

5. 含量测定

qNMR法

平行配制5份样品溶液，采用δ-120.3ppm处定量信号和δ-104.8ppm处内标信号面积处内标信号，按下式计算环丙沙星含量。

$$含量(\%)=\frac{(A_s/n_s)\times M_s\times m_r}{(A_r/n_r)\times M_r\times m_s}\times P_r\times100\%$$

式中，A_s为环丙沙星的信号面积；n_s为环丙沙星的氟原子数（$n_s=1$）；M_s为环丙沙星的相对分子质量；A_r为内标4,4′-二氟二苯甲酮的信号面积；n_r为内标中包含的氟原子数（$n_r=2$）；M_r为内标物质的相对分子质量；m_s为称取环丙沙星的质量；m_r为称取的内标物质的质量；P_r为内标的质量百分含量（$P_r=99.0\%$）。经计算，样品中环丙沙星的含量分别为85.4%、82.2%、84.6%、83.9%和83.6%，平均含量为83.94%，RSD为0.54%。

兰索拉唑

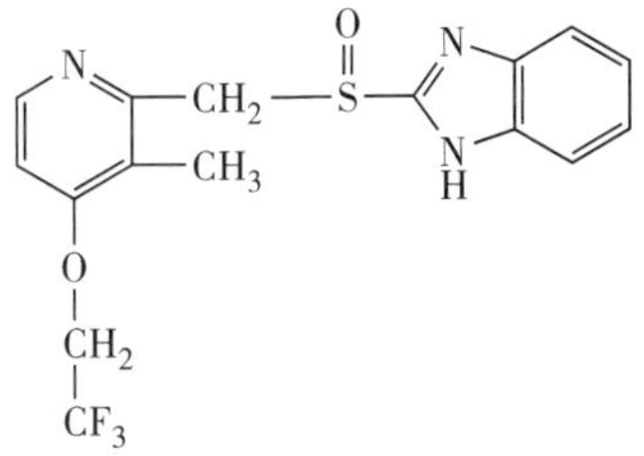

图 4–21　兰索拉唑的结构

分子式：$C_{16}H_{14}F_3N_3O_2S$

CAS 号：103577–45–3

溶解性：本品在 *N*，*N*–二甲基甲酰胺中易溶，在甲醇中溶解，在乙醇中略溶，在水中几乎不溶。

1. 样品溶液制备

将片剂磨粉，取研磨好的粉末适量，加入精密称取的兰索拉唑和内标物质，用 DMSO 定容至 5ml，超声 30min，离心，上层清液转入 5mm 核磁管中备用。

2. 核磁共振测定条件

采用 zgfhigqn.2 脉冲序列在恒温（25℃）下获取 ^{19}F 核磁共振谱。具体实验参数设置如下：谱宽（SW）δ80ppm，射频中心频率（O1P）δ–88ppm，采样点数（TD）131072，采样时间（AQ）1.75s，弛豫时间（D1）15s，采样次数（NS）16，空扫次数（DS）4，增益（RG）203。

3. 图谱测定

^{19}F NMR 图谱：

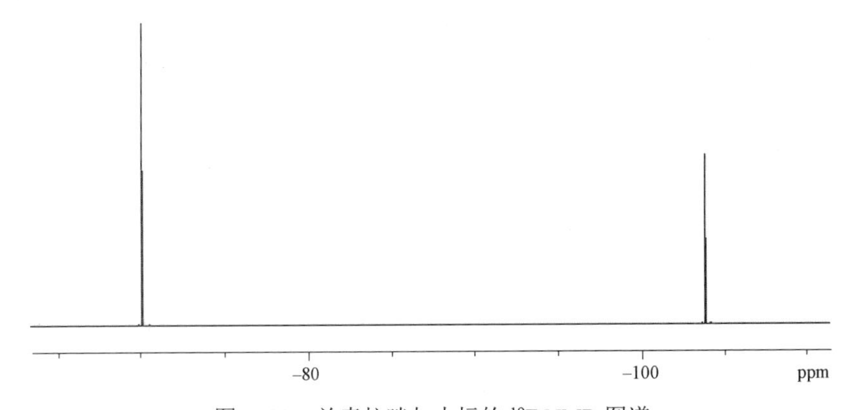

图 4–22　兰索拉唑与内标的 ^{19}F NMR 图谱

^{1}H NMR 图谱：

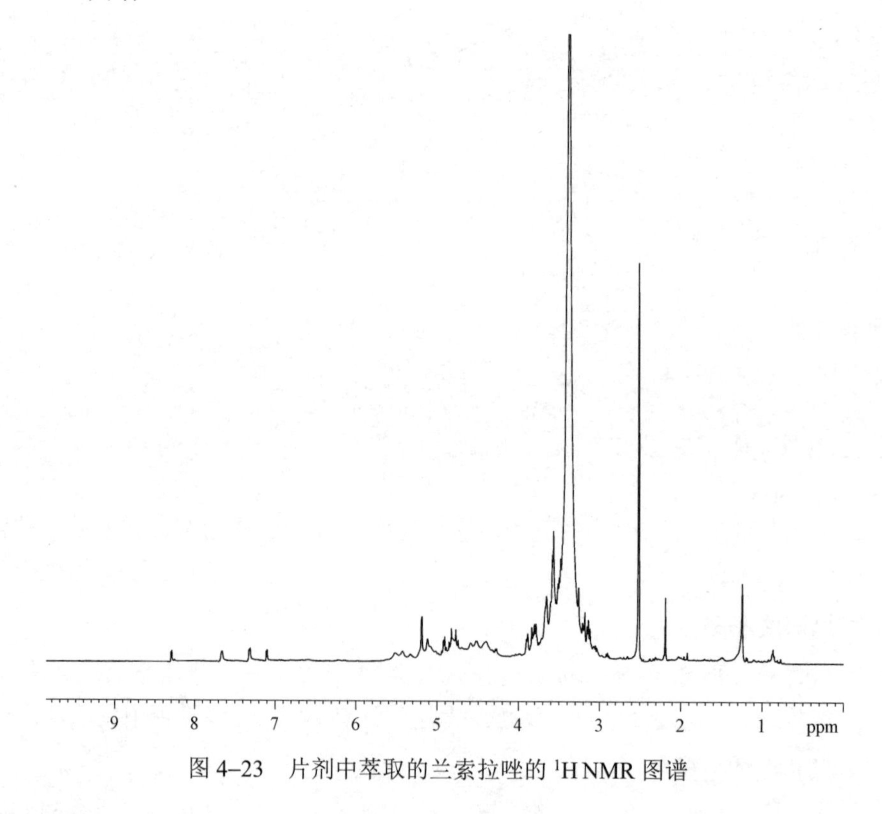

图 4–23 片剂中萃取的兰索拉唑的 ^{1}H NMR 图谱

4. 方法学

线性关系

分别精密称取兰索拉唑和 4,4′–二氟二苯甲酮适量，用氘代 DMSO 溶解使待测样品浓度约为 40、30、15、5、1mmol・L^{-1}，内标浓度约为 25mmol・L^{-1}，按实验条件测定 ^{19}F qNMR 谱，记录响应信号面积，以 δ–70.7ppm 处样品信号和 δ–104.4ppm 处内标信号面积为横坐标，样品和 4,4′–二氟二苯甲酮内标质量比为纵坐标做线性回归，回归方程为：y=1.112x+0.0172，R^2>0.99。证明兰索拉唑在 1～40mmol・L^{-1} 范围内线性关系良好。

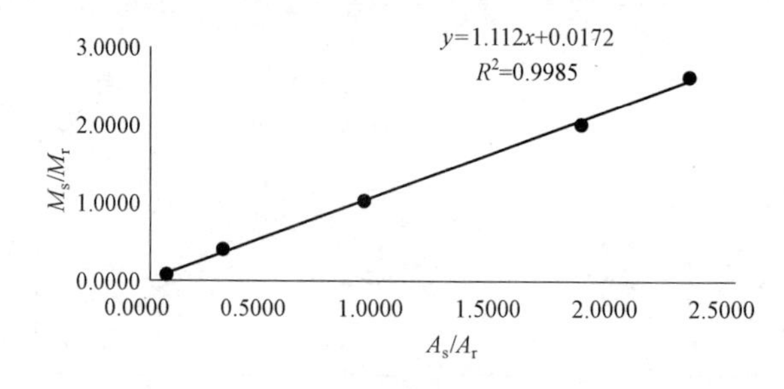

图 4–24 兰索拉唑的线性关系

精密度

精密称取兰索拉唑样品及内标物质 4,4′–二氟二苯甲酮适量，置于同一 1.5ml 离心

管中，加入一定体积的氘代DMSO，配制成浓度分别约为30mmol·L^{-1}及20mmol·L^{-1}的溶液，取同一溶液，连续测定5次，记录积分面积，计算δ–70.7ppm处样品信号和δ–104.4ppm处内标信号面积比值，其RSD为0.19%（n=5）。

重复性

用氘代DMSO溶液平行配制5份样品溶液进行测定，以样品信号与内标信号面积比值计算兰索拉唑的平均含量，RSD为1.31%。取样品1图谱重复积分5次，计算δ–70.7ppm处样品信号和δ–104.4ppm处内标信号面积比值，RSD为0.35%。

稳定性

取同一样品溶液分别在0、12h进行测定，计算样品中兰索拉唑的含量，含量分别为91.0%和91.0%，表明供试品溶液室温放置12h稳定。

检出限与定量限

在样品中添加低浓度兰索拉唑和内标物质，以信噪比S/N=3时对应的浓度为方法的检出限（LOD），S/N=10时对应的浓度为方法的定量限（LOQ），兰索拉唑的LOD为0.1070mg·ml^{-1}，LOQ为0.3567mg·ml^{-1}。

5. 含量测定

qNMR法

平行配制5份样品溶液，采用δ–70.7ppm处样品信号和δ–104.4ppm处内标信号面积比值，按下式计算兰索拉唑含量。

$$含量(\%)=\frac{(A_s/n_s)\times M_s\times m_r}{(A_r/n_r)\times M_r\times m_s}\times P_r\times 100\%$$

式中，A_s为兰索拉唑的信号面积；n_s为兰索拉唑的氟原子数（n_s=3）；M_s为兰索拉唑的相对分子质量；A_r为内标4,4′–二氟二苯甲酮的信号面积；n_r为内标中包含的氟原子数（n_r=2）；M_r为内标物质的相对分子质量；m_s为称取兰索拉唑的质量；m_r为称取的内标物质的质量，P_r为内标的质量百分含量（P_r=99.0%）。经计算，样品中兰索拉唑的含量分别为99.7%、98.1%、99.8%、98.6%和96.6%，平均含量为98.6%，RSD为1.31%。

泮托拉唑钠

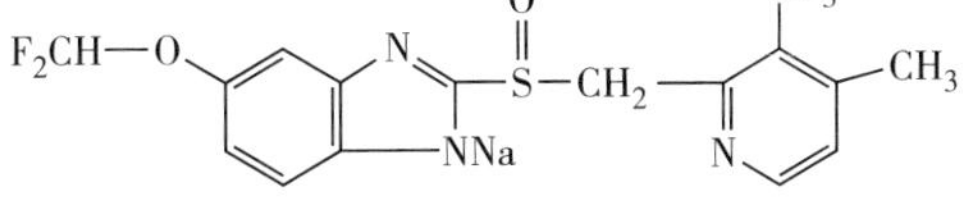

$$F_2CH-O-\text{[benzimidazole-NNa]}-S(=O)-CH_2-\text{[3,4-dimethylpyridin-2-yl]}$$

图4–25　泮托拉唑钠的结构

分子式：$C_{16}H_{14}F_2N_3NaO_4S$

CAS号：138786–67–1

溶解性：本品在水、甲醇中易溶，在三氯甲烷、乙醚中几乎不溶。

1. 样品溶液制备

取散剂粉末适量，加入精密称取的泮托拉唑钠和内标物质，用 DMSO 定容至 5ml，超声 30min，离心，上层清液转入 5mm 核磁管中备用。

2. 核磁共振测定条件

采用 zgfhigqn.2 脉冲序列在恒温（25℃）下获取 ^{19}F 核磁共振谱。具体实验参数设置如下：谱宽（SW）δ60ppm，射频中心频率（O1P）δ–93ppm，采样点数（TD）131072，采样时间（AQ）2.31s，弛豫时间（D1）15s，采样次数（NS）16，空扫次数（DS）4，增益（RG）203。

3. 图谱测定

^{19}F NMR 图谱：

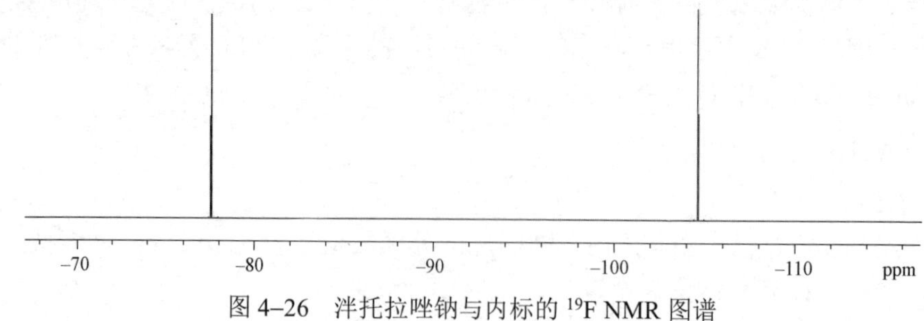

图 4–26　泮托拉唑钠与内标的 ^{19}F NMR 图谱

^{1}H NMR 图谱：

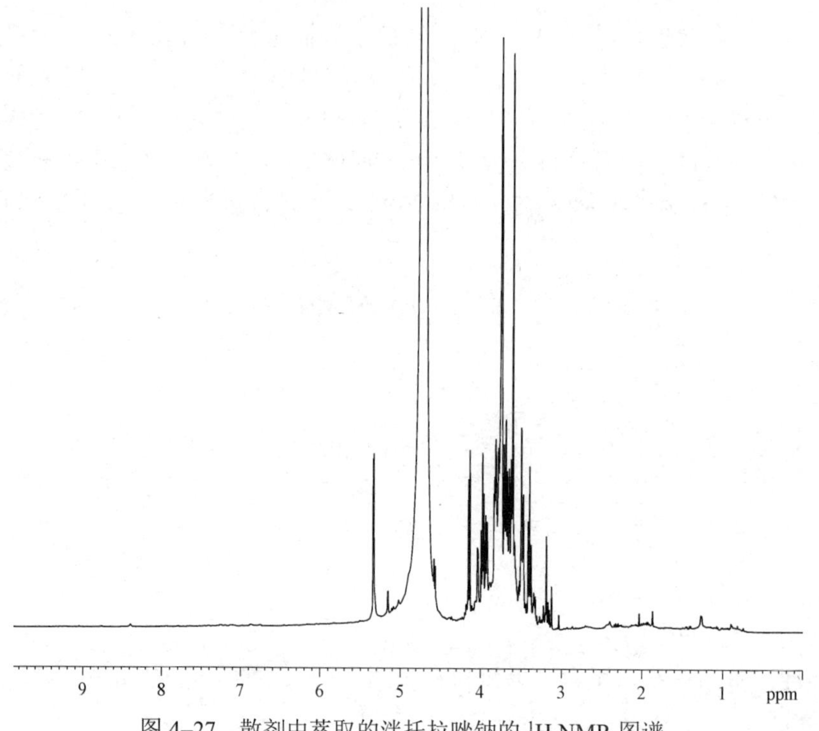

图 4–27　散剂中萃取的泮托拉唑钠的 ^{1}H NMR 图谱

4. 方法学

线性关系

分别精密称取泮托拉唑钠和 4,4′–二氟二苯甲酮适量，用氘代 DMSO 溶解使待测样品浓度约为 40、30、15、5、1mmol · L^{-1}，内标浓度约为 25mmol · L^{-1}，按实验条件测定 ^{19}F qNMR 谱，记录响应信号面积，以 δ–77.4ppm 处样品信号和 δ–104.4ppm 处内标信号面积为横坐标，样品和 4,4′–二氟二苯甲酮内标质量比为纵坐标做线性回归，回归方程为：$y=1.9451x-0.0039$，$R^2>0.99$。证明泮托拉唑钠在 1～40mmol · L^{-1} 范围内线性关系良好。

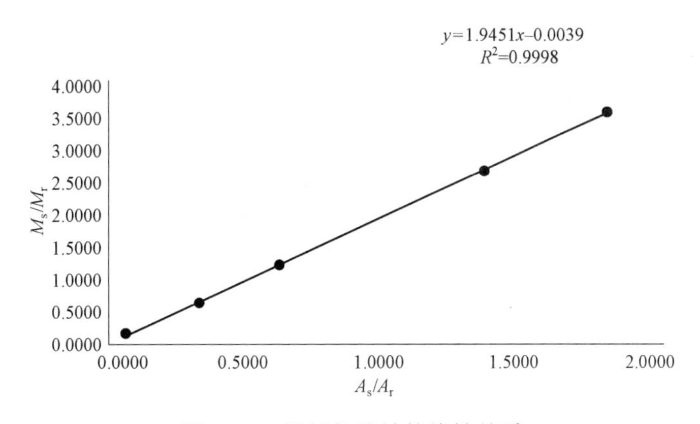

图 4–28　泮托拉唑钠的线性关系

精密度

精密称取泮托拉唑钠样品及内标物质 4,4′–二氟二苯甲酮适量，置于同一 1.5ml 离心管中，加入一定体积的氘代 DMSO，配制成浓度分别约为 30mmol · L^{-1} 及 20mmol · L^{-1} 的溶液，取同一溶液，连续测定 5 次，记录积分面积，计算 δ–77.4ppm 处样品信号和 δ–104.4ppm 处内标信号面积比值，其 RSD 为 0.18%（$n=5$）。

重复性

用氘代 DMSO 溶液平行配制 5 份样品溶液进行测定，以样品信号与内标信号面积比值计算泮托拉唑钠的平均含量，RSD 为 0.55%。取样品 1 图谱重复积分 5 次，计算 δ–77.4ppm 处样品信号和 δ–104.4ppm 处内标信号面积比值，RSD 为 0.31%。

稳定性

取同一样品溶液分别在 0、12h 进行测定，计算样品中泮托拉唑钠的含量，含量分别为 94.4%和 95.2%，表明供试品溶液室温放置 12h 稳定。

检出限与定量限

在样品中添加低浓度泮托拉唑钠和内标物质，以信噪比 S/N＝3 时对应的浓度为方法的检出限（LOD），S/N＝10 时对应的浓度为方法的定量限（LOQ），泮托拉唑钠的 LOD 为 0.6496mg · ml^{-1}，LOQ 为 2.1652mg · ml^{-1}。

5. 含量测定

qNMR 法

平行配制 5 份样品溶液，采用 δ–77.4ppm 处样品信号和 δ–104.4ppm 处内标信号面积比值，按下式计算泮托拉唑钠含量。

$$含量(\%)=\frac{(A_s/n_s)\times M_s\times m_r}{(A_r/n_r)\times M_r\times m_s}\times P_r\times 100\%$$

式中，A_s 为泮托拉唑钠的信号面积；n_s 为泮托拉唑钠的氟原子数（$n_s=2$）；M_s 为泮托拉唑钠的相对分子质量；A_r 为内标 4,4′–二氟二苯甲酮的信号面积；n_r 为内标中包含的氟原子数（$n_r=2$）；M_r 为内标物质的相对分子质量；m_s 为称取泮托拉唑钠的质量；m_r 为称取的内标物质的质量；P_r 为内标的质量百分含量（$P_r=99.0\%$）。经计算，样品中泮托拉唑钠的含量分别为 95.6%、94.0%、94.3%、94.6%和 94.8%，平均含量为 94.7%，RSD 为 0.55%。

培氟沙星

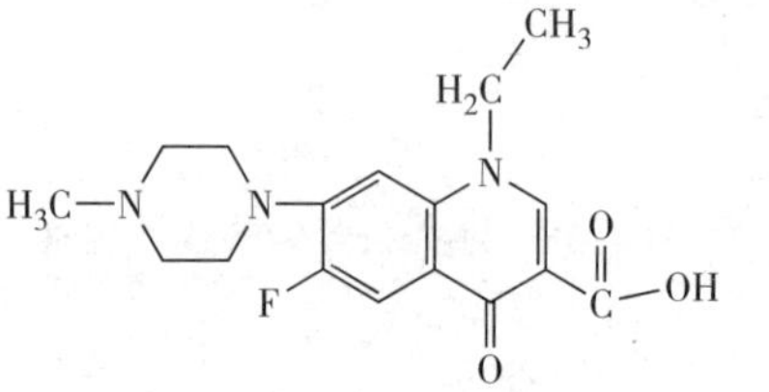

图 4–29　培氟沙星的结构

分子式：$C_{17}H_{20}FN_3O_3$

CAS 号：70458–92–3

溶解性：溶于碱性和酸性溶液，微溶于水。

1. 样品溶液制备

取面霜适量，加入精密称取的培氟沙星和内标物质，用 DMSO 定容至 5ml，超声 30min，离心，上层清液转入 5mm 核磁管中备用。

2. 核磁共振测定条件

采用 zgfhigqn.2 脉冲序列在恒温（25℃）下获取 ^{19}F 核磁共振谱。具体实验参数设置如下：谱宽（SW）δ50ppm，射频中心频率（O1P）δ–113ppm，采样点数（TD）131072，采样时间（AQ）2.80s，弛豫时间（D1）15s，采样次数（NS）16，空扫次数（DS）4，增益（RG）203。

3. 图谱测定

^{19}F NMR 图谱：

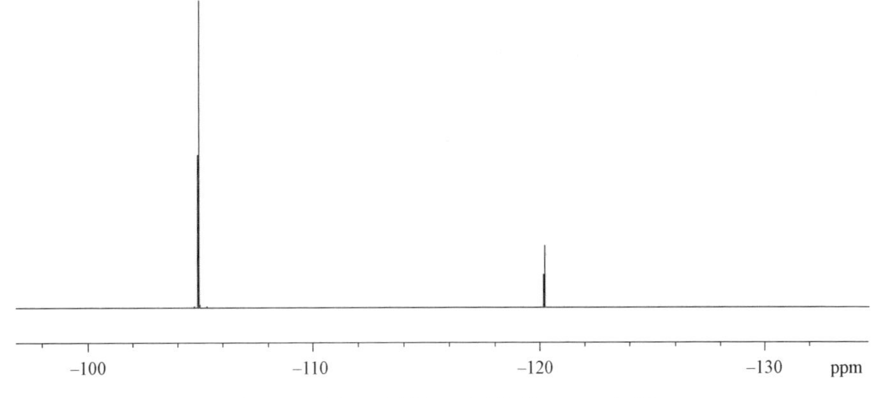

图 4-30　培氟沙星与内标的 ^{19}F NMR 图谱

^{1}H NMR 图谱：

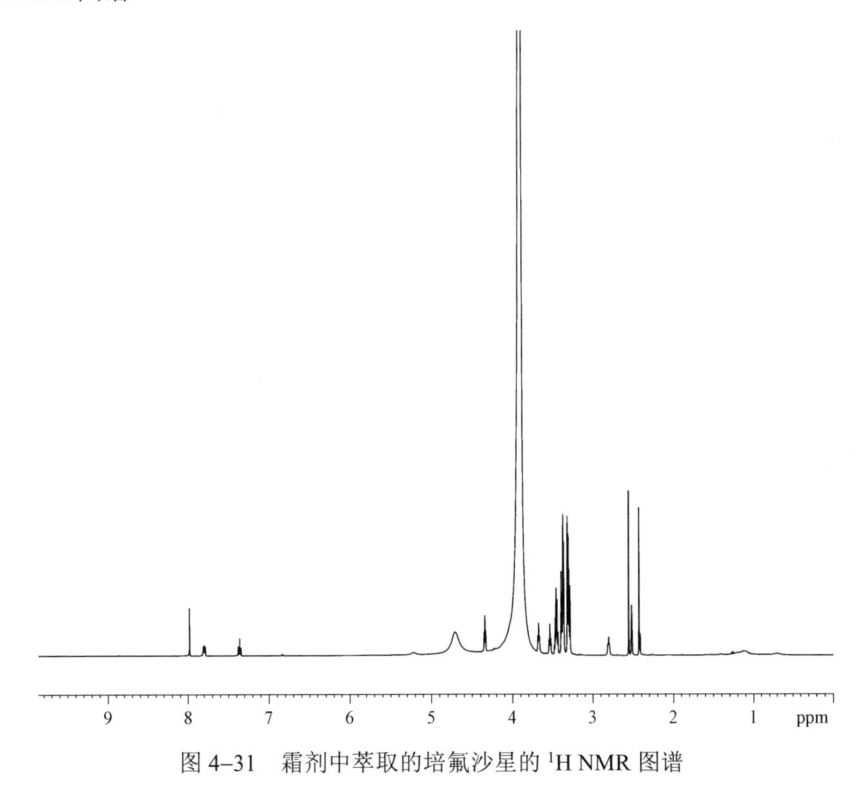

图 4-31　霜剂中萃取的培氟沙星的 ^{1}H NMR 图谱

4. 方法学

线性关系

分别精密称取培氟沙星和 4,4′-二氟二苯甲酮适量，用氘代 DMSO 溶解使待测样品浓度约为 30、20、15、10、5、1mmol・L^{-1}，内标浓度约为 20mmol・L^{-1}，按实验参数条件测定 ^{19}F qNMR 谱，记录响应信号面积，以 δ-120.1ppm 处样品信号和 δ-104.4ppm 处内标信号面积为横坐标，样品和 4,4′-二氟二苯甲酮内标质量比为纵坐标做线性回归，回归方程为：$y=4.2211x+0.1273$，$R^2>0.99$。证明培氟沙星在 1～30mmol・L^{-1}

范围内线性关系良好。

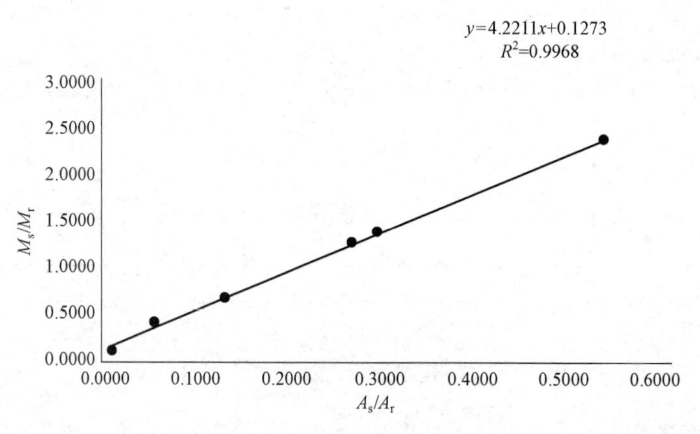

图 4–32　培氟沙星的线性关系

精密度

精密称取培氟沙星样品及内标物质 4,4′–二氟二苯甲酮适量，置同一 1.5ml 离心管中，加入一定体积的氘代 DMSO，配制成浓度分别约为 30mmol・L^{-1} 及 20mmol・L^{-1} 的溶液，取同一溶液，连续测定 5 次，记录积分面积，计算 δ–120.1ppm 处样品信号和 δ–104.4ppm 处内标信号面积比值，其 RSD 为 0.55%（$n=5$）。

重复性

用氘代 DMSO 溶液平行配制 5 份样品溶液，按实验参数进行测定，以样品信号与内标信号面积比值计算的平均含量，RSD 为 1.06%。取样品 1 图谱重复积分 5 次，计算 δ–120.1ppm 处样品信号和 δ–104.4ppm 处内标信号面积比值，RSD 为 0.86%。

稳定性

取同一样品溶液分别在 0、12h 进行测定，计算样品中培氟沙星的含量，含量分别为 70.4%和 69.2%，表明供试品溶液室温放置 12h 稳定。

检出限与定量限

样品中添加低浓度培氟沙星和内标物质，以信噪比 S/N＝3 时对应的浓度为方法的检出限（LOD），S/N＝10 时对应的浓度为方法的定量限（LOQ），培氟沙星的 LOD 为 0.1276mg・ml^{-1}，LOQ 为 0.4252mg・ml^{-1}。

5. 含量测定

qNMR 法

平行配制 5 份样品溶液，采用 δ–120.1ppm 处样品信号和 δ–104.4ppm 处内标信号面积比值，按下式计算培氟沙星含量。

$$含量(\%)=\frac{(A_s/n_s)\times M_s\times m_r}{(A_r/n_r)\times M_r\times m_s}\times P_r\times 100\%$$

式中，A_s 为培氟沙星的信号面积；n_s 为培氟沙星的氟原子数（$n_s=1$）；M_s 为培氟沙星的相对分子质量；A_r 为内标 4,4′–二氟二苯甲酮的信号面积；n_r 为内标中包含的氟原子数

($n_r=2$)；M_r为内标物质的相对分子质量；m_s为称取培氟沙星的质量；m_r为称取的内标物质的质量；P_r为内标的质量百分含量（$P_r=99.0\%$）。经计算，样品中培氟沙星的含量分别为70.1%、70.8%、72.0%、72.0%和71.2%，平均含量为70.3%，RSD为1.06%。

曲安奈德

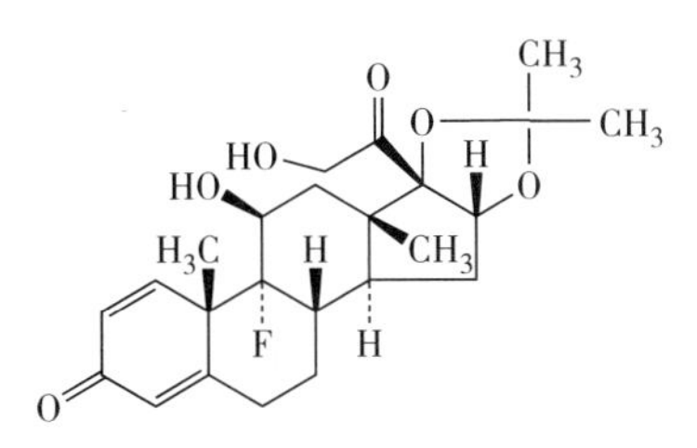

图4–33　曲安奈德的结构

分子式：$C_{24}H_{31}FO_6$

CAS号：76–25–5

溶解性：本品在丙酮中溶解，在三氯甲烷中略溶，在甲醇或乙醇中微溶，在水中极微溶解。

1. 样品溶液制备

将片剂磨粉，取研磨好的粉末适量，加入精密称取的曲安奈德和内标物质，用DMSO定容至5ml，超声30min，离心，上层清液转入5mm核磁管中备用。

2. 核磁共振测定条件

采用zgfhigqn.2脉冲序列在恒温（25℃）下获取^{19}F核磁共振谱。具体实验参数设置如下：谱宽（SW）δ100ppm，射频中心频率（O1P）δ–135ppm，采样点数（TD）131072，采样时间（AQ）1.40s，弛豫时间（D1）15s，采样次数（NS）16，空扫次数（DS）4，增益（RG）203。

3. 图谱测定

^{19}F NMR图谱：

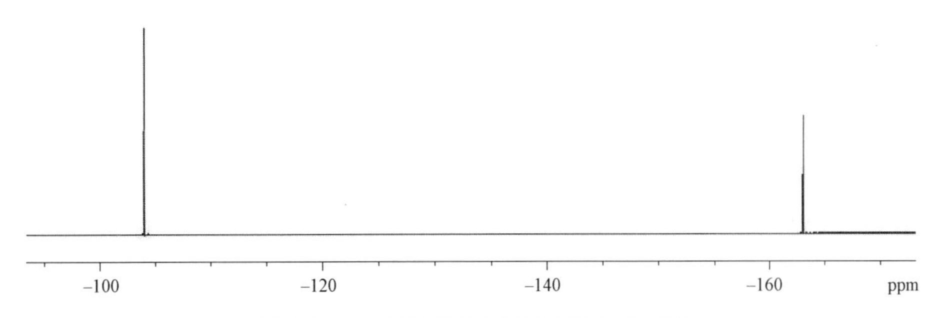

图4–34　曲安奈德与内标的^{19}F NMR图谱

^{1}H NMR 图谱：

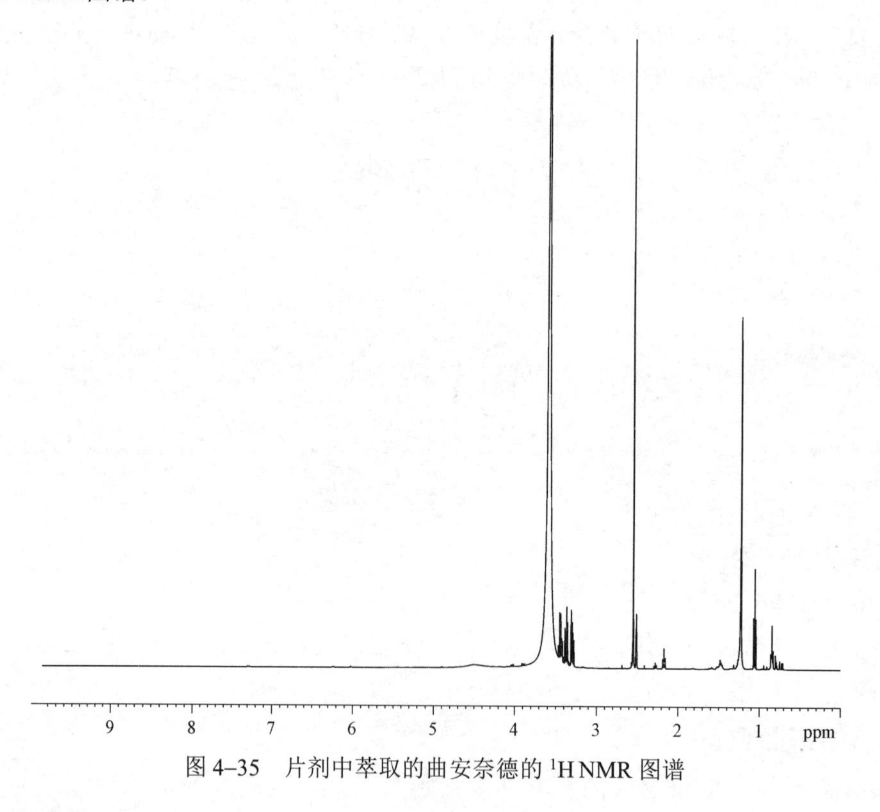

图 4–35　片剂中萃取的曲安奈德的 ^{1}H NMR 图谱

4. 方法学

线性关系

分别精密称取曲安奈德和 4,4′–二氟二苯甲酮适量，用氘代 DMSO 溶解使待测样品浓度约为 40、30、15、10、5、1mmol·L^{-1}，内标浓度约为 20mmol·L^{-1}，测定 ^{19}F qNMR 谱，记录响应信号面积，以 δ–163.9ppm 处样品信号和 δ–104.4ppm 处内标信号面积为横坐标，样品和 4,4′–二氟二苯甲酮内标质量比为纵坐标做线性回归，回归方程为：y=3.6192x–0.0383，R^2＞0.99。证明曲安奈德在 1～40mmol·L^{-1} 范围内线性关系良好。

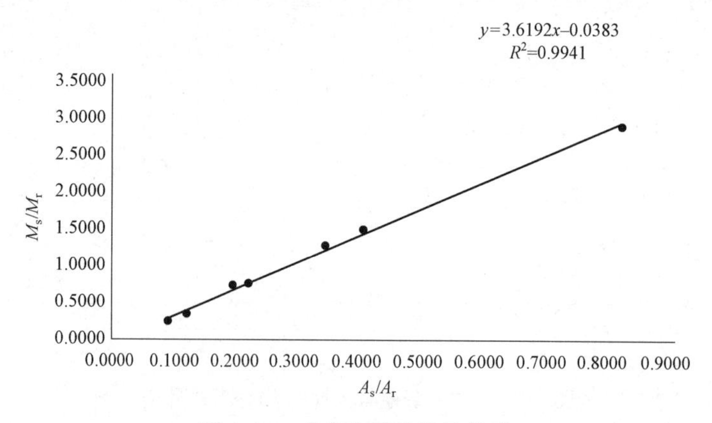

图 4–36　曲安奈德的线性关系

精密度

精密称取曲安奈德样品及内标物质4,4′-二氟二苯甲酮适量，置于同一1.5ml离心管中，加入一定体积的氘代DMSO，配制成浓度分别约为30mmol·L^{-1}及20mmol·L^{-1}的溶液，取同一溶液，连续测定5次，记录积分面积，计算δ–163.9ppm处样品信号和δ–104.4ppm处内标信号面积比值，其RSD为1.29%（$n=5$）。

重复性

用氘代DMSO溶液平行配制5份样品溶液，进行测定，以样品信号与内标信号面积比值计算曲安奈德的平均含量，RSD为1.10%。取样品1图谱重复积分5次，计算δ–163.96ppm处样品信号和δ–104.4ppm处内标信号面积比值，RSD为0.46%。

稳定性

取同一样品溶液分别在0、12h进行测定，计算样品中曲安奈德的含量，含量分别为96.6%和95.6%，表明供试品溶液室温放置12h稳定。

检出限与定量限

在样品中添加低浓度曲安奈德和内标物质，以信噪比S/N=3时对应的浓度为方法的检出限（LOD），S/N=10时对应的浓度为方法的定量限（LOQ），曲安奈德的LOD为0.0452mg·ml^{-1}，LOQ为0.1505mg·ml^{-1}。

5. 含量测定

qNMR法

平行配制5份样品溶液，采用δ–163.9ppm处样品信号和δ–104.4ppm处内标信号面积比值，按下式计算曲安奈德含量。

$$含量(\%)=\frac{(A_s/n_s)\times M_s\times m_r}{(A_r/n_r)\times M_r\times m_s}\times P_r\times 100\%$$

式中，A_s为曲安奈德的信号面积；n_s为曲安奈德的氟原子数（$n_s=1$）；M_s为曲安奈德的相对分子质量；A_r为内标4,4′-二氟二苯甲酮的信号面积；n_r为内标中包含的氟原子数（$n_r=2$）；M_r为内标物质的相对分子质量；m_s为称取曲安奈德的质量；m_r为称取的内标物质的质量；P_r为内标的质量百分含量（$P_r=99.0\%$）。经计算，样品中曲安奈德的含量分别为98.8%、99.1%、97.0%、96.5%和96.6%，平均含量为97.6%，RSD为1.29%。

戊酸倍他米松

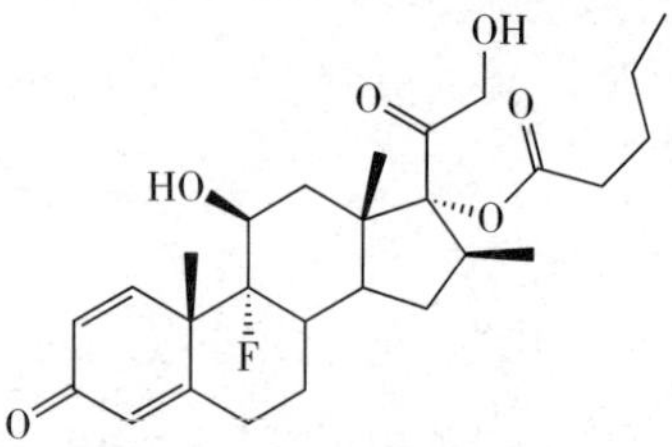

图 4–37　戊酸倍他米松的结构

分子式：$C_{27}H_{37}FO_6$

CAS 号：2152–44–5

溶解性：几乎不溶于水，易溶于丙酮和二氯甲烷，溶于乙醇。

1. 样品溶液制备

取面贴膜适量，加入精密称取的戊酸倍他米松和内标物质，用 DMSO 定容至 5ml，超声 30min，离心，上层清液转入 5mm 核磁管中备用。

2. 核磁共振测定条件

采用 zgfhigqn.2 脉冲序列在恒温（25℃）下获取 ^{19}F 核磁共振谱。具体实验参数设置如下：谱宽（SW）δ100ppm，射频中心频率（O1P）δ–135ppm，采样点数（TD）131072，采样时间（AQ）1.40s，弛豫时间（D1）15s，采样次数（NS）16，空扫次数（DS）4，增益（RG）203。

3. 图谱测定

^{19}F NMR 图谱：

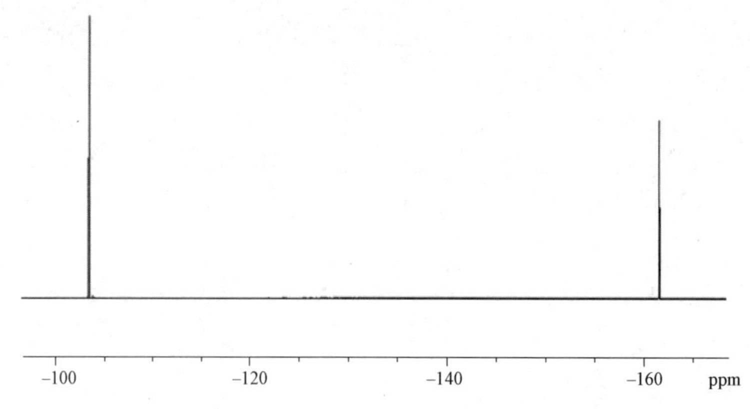

图 4–38　戊酸倍他米松与内标的 ^{19}F NMR 图谱

^1H NMR 图谱：

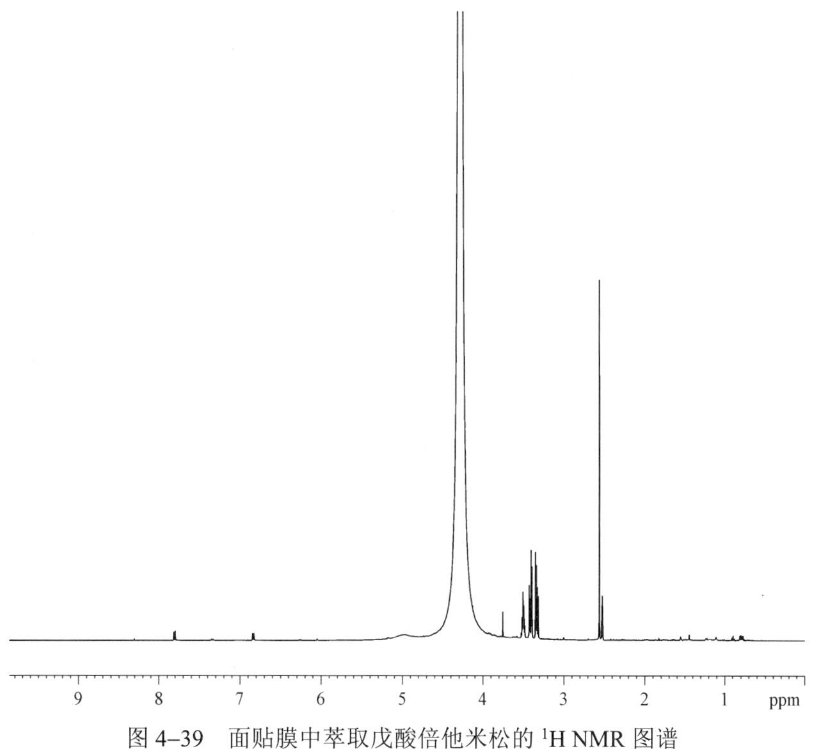

图 4–39　面贴膜中萃取戊酸倍他米松的 ^1H NMR 图谱

4. 方法学

线性关系

分别精密称取戊酸倍他米松和 4,4′–二氟二苯甲酮适量，用氘代 DMSO 溶解使待测样品浓度约为 40、30、15、10、5、1mmol · L^{-1}，内标浓度约为 25mmol · L^{-1}，测定 ^{19}F qNMR 谱，记录响应信号面积，以 δ–163.5ppm 处样品信号和 δ–104.4ppm 处内标信号面积为横坐标，样品和 4,4′–二氟二苯甲酮内标质量比为纵坐标做线性回归，回归方程为：$y=4.4415x-0.1087$，$R^2>0.99$。证明戊酸倍他米松在 1～40mmol · L^{-1} 范围内线性关系良好。

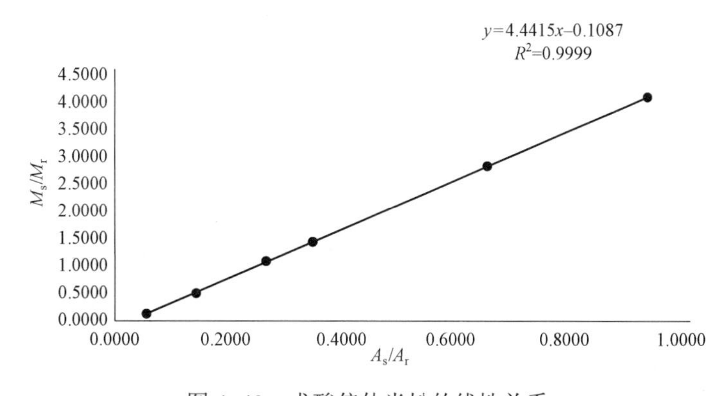

图 4–40　戊酸倍他米松的线性关系

精密度

精密称取戊酸倍他米松样品及内标物质 4,4′–二氟二苯甲酮适量，置于同一 1.5ml 离心管中，加入一定体积的氘代 DMSO，配制成浓度分别约为 20mmol・L^{-1} 及 20mmol・L^{-1} 的溶液，取同一溶液，连续测定 5 次，记录积分面积，计算 δ–163.5ppm 处样品信号和 δ–104.4ppm 处内标信号面积比值，其 RSD 为 0.83%（n=5）。

重复性

用氘代 DMSO 溶液平行配制 5 份样品溶液，按实验参数条件进行测定，以样品信号与内标信号面积比值计算戊酸倍他米松的平均含量，RSD 为 0.97%。取样品 1 图谱重复积分 5 次，计算 δ–163.5ppm 处样品信号和 δ–104.4ppm 处内标信号面积比值，RSD 为 0.66%。

稳定性

取同一样品溶液分别在 0、12h 进行测定，计算样品中戊酸倍他米松的含量，含量分别为 97.3%和 97.2%，表明供试品溶液室温放置 12h 稳定。

检出限与定量限

在样品中添加低浓度戊酸倍他米松和内标物质，以信噪比 S/N=3 时对应的浓度为方法的检出限（LOD），S/N=10 时对应的浓度为方法的定量限（LOQ），戊酸倍他米松的 LOD 为 0.0482mg・ml^{-1}，LOQ 为 0.1608mg・ml^{-1}。

5. 含量测定

qNMR 法

平行配制 5 份样品溶液，采用 δ–163.5ppm 处样品信号和 δ–104.4ppm 处内标信号面积比值，按下式计算戊酸倍他米松含量。

$$含量(\%)=\frac{(A_s/n_s)\times M_s\times m_r}{(A_r/n_r)\times M_r\times m_s}\times P_r\times 100\%$$

式中，A_s 为戊酸倍他米松的信号面积；n_s 为戊酸倍他米松的氟原子数（n_s=1）；M_s 为戊酸倍他米松的相对分子质量；A_r 为内标 4,4′–二氟二苯甲酮的信号面积；n_r 为内标中包含的氟原子数（n_r=2）；M_r 为内标物质的相对分子质量；m_s 为称取戊酸倍他米松的质量；m_r 为称取的内标物质的质量；P_r 为内标的质量百分含量（P_r=99.0%）。经计算，样品中戊酸倍他米松的含量分别为 99.3%、98.5%、99.5%、98.6%和 99.5%，平均含量为 99.0%，RSD 为 0.51%。

盐酸芬氟拉明

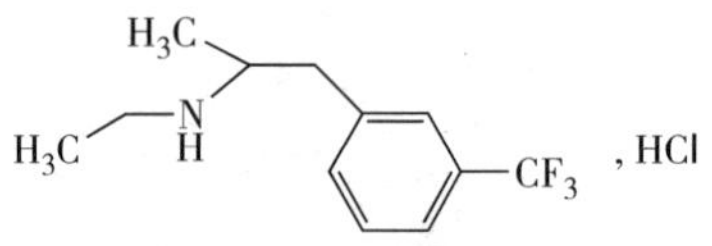

图 4–41　盐酸芬氟拉明的结构

分子式：$C_{12}H_{17}ClF_3N$

CAS 号：404–82–0

1. 样品溶液制备

取茶剂粉末适量，加入精密称取的盐酸芬氟拉明和内标物质，用DMSO定容至5ml，超声30min，离心，上层清液转入5mm核磁管中备用。

2. 核磁共振测定条件

采用zgfhigqn.2脉冲序列在恒温（25℃）下获取 ^{19}F 核磁共振谱。具体实验参数设置如下：谱宽（SW）δ90ppm，射频中心频率（O1P）δ–85ppm，采样点数（TD）131072，采样时间（AQ）1.54s，弛豫时间（D1）15s，采样次数（NS）16，空扫次数（DS）4，增益（RG）203。

3. 图谱测定

^{19}F NMR图谱：

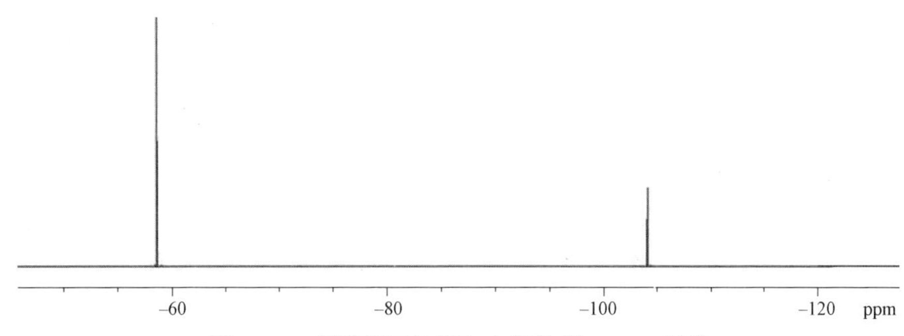

图4–42 盐酸芬氟拉明与内标的 ^{19}F NMR图谱

^{1}H NMR图谱：

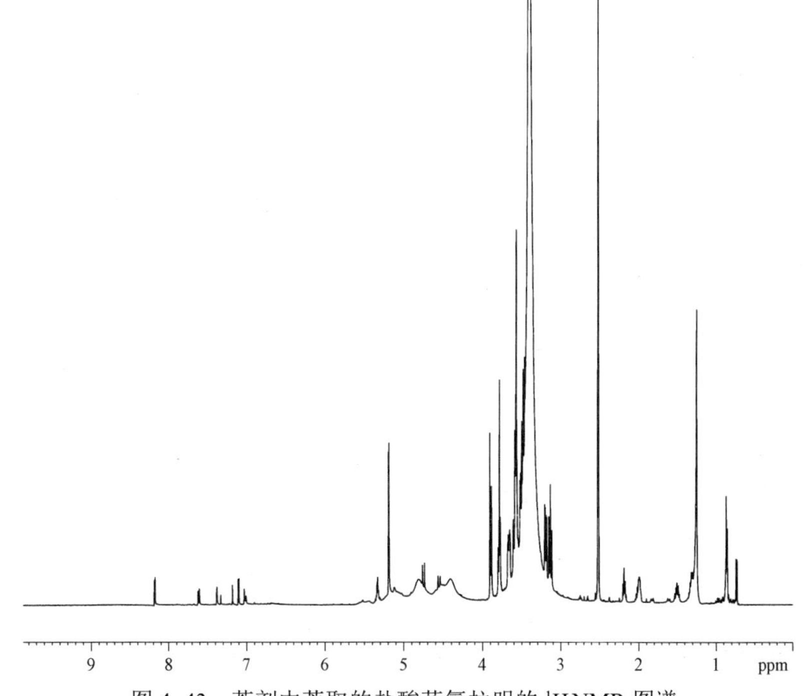

图4–43 茶剂中萃取的盐酸芬氟拉明的 ^{1}HNMR图谱

4. 方法学

线性关系

分别精密称取盐酸芬氟拉明和 4,4′–二氟二苯甲酮适量，用氘代 DMSO 溶解使待测样品浓度约为 50、30、15、10、5、1mmol・L^{-1}，内标浓度约为 25mmol・L^{-1}，按实验条件测定 ^{19}F qNMR 谱，记录响应信号面积，以 δ–59.0ppm 处样品信号和 δ–104.5ppm 处内标信号面积为横坐标，样品和 4,4′–二氟二苯甲酮内标质量比为纵坐标做线性回归，回归方程为：$y=0.8073x+0.0091$，$R^2>0.99$。证明盐酸芬氟拉明在 1～50mmol・L^{-1} 范围内线性关系良好。

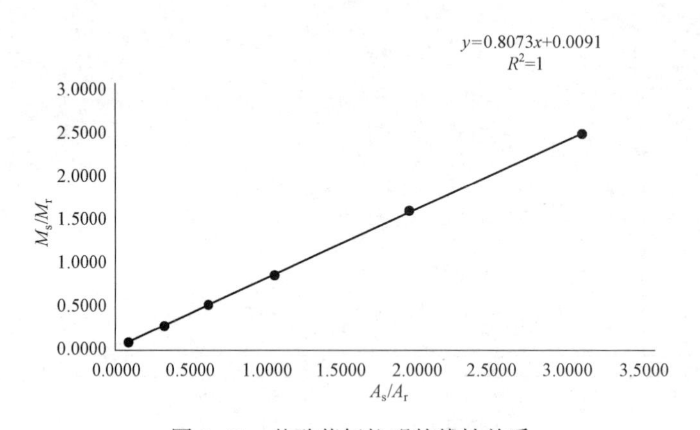

图 4–44　盐酸芬氟拉明的线性关系

精密度

精密称取盐酸芬氟拉明样品及内标物质 4,4′–二氟二苯甲酮适量，置于同一 1.5ml 离心管中，加入一定体积的氘代 DMSO，配制成浓度分别约为 40mmol・L^{-1} 及 20mmol・L^{-1} 的溶液，取同一溶液，连续测定 5 次，记录积分面积，计算 δ–59.0ppm 处样品信号和 δ–104.5ppm 处内标信号面积比值，其 RSD 为 0.76%（$n=5$）。

重复性

用氘代 DMSO 溶液平行配制 5 份样品溶液，按条件进行测定，以样品信号与内标信号面积比值计算盐酸芬氟拉明的平均含量，RSD 为 0.65%。取样品 1 图谱重复积分 5 次，计算 δ–59.0ppm 处样品信号和 δ–104.5ppm 处内标信号面积比值，RSD 为 0.65%。

稳定性

取同一样品溶液分别在 0、12h 进行测定，计算样品中盐酸芬氟拉明的含量，含量分别为 99.8%和 99.1%，表明供试品溶液室温放置 12h 稳定。

检出限与定量限

在样品中添加低浓度盐酸芬氟拉明和内标物质，以信噪比 S/N＝3 时对应的浓度为方法的检出限（LOD），S/N＝10 时对应的浓度为方法的定量限（LOQ），盐酸芬氟拉明的 LOD 为 0.0377mg・ml^{-1}，LOQ 为 0.1256mg・ml^{-1}。

5. 含量测定

qNMR 法

平行配制 5 份样品溶液，采用 δ–59.0ppm 处样品信号和 δ–104.5ppm 处内标信号面积比值，按下式计算盐酸芬氟拉明含量。

$$含量(\%)=\frac{(A_s/n_s)\times M_s\times m_r}{(A_r/n_r)\times M_r\times m_s}\times P_r\times 100\%$$

式中，A_s 为盐酸芬氟拉明的信号面积；n_s 为盐酸芬氟拉明的氟原子数（$n_s=3$）；M_s 为盐酸芬氟拉明的相对分子质量；A_r 为内标 4,4′–二氟二苯甲酮的信号面积；n_r 为内标中包含的氟原子数（$n_r=2$）；M_r 为内标物质的相对分子质量；m_s 为称取盐酸芬氟拉明的质量；m_r 为称取的内标物质的质量；P_r 为内标的质量百分含量（$P_r=99.0\%$）。经计算，样品中盐酸芬氟拉明的含量分别为 99.4%、99.6%、98.2%、99.1%和 99.6%，平均含量为 99.2%，RSD 为 0.60%。

盐酸氟西汀

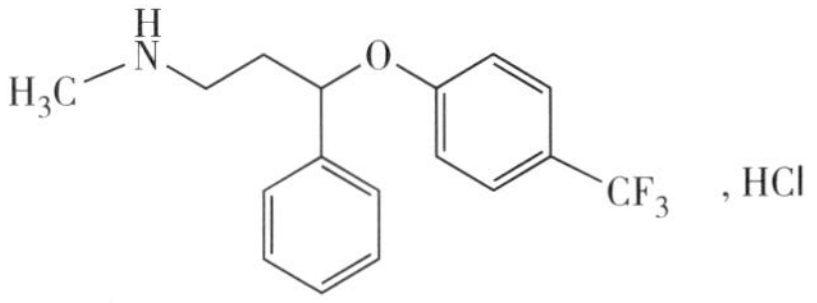

图 4–45　盐酸氟西汀的结构

分子式：$C_{17}H_{19}ClF_3NO$

CAS 号：59333–67–4

溶解性：本品在甲醇或乙醇中易溶，在水或三氯甲烷中微溶，在乙醚中不溶。

1. 样品溶液制备

取茶粉适量，加入精密称取的盐酸氟西汀和内标物质，用 DMSO 定容至 5ml，超声 30min，离心，上层清液转入 5mm 核磁管中备用。

2. 核磁共振测定条件

采用 zgfhigqn.2 脉冲序列在恒温（25℃）下获取 ^{19}F 核磁共振谱。具体实验参数设置如下：谱宽（SW）δ90ppm，射频中心频率（O1P）δ–85ppm，采样点数（TD）131072，采样时间（AQ）1.54s，弛豫时间（D1）15s，采样次数（NS）16，空扫次数（DS）4，增益（RG）203。

3. 图谱测定

^{19}F NMR 图谱：

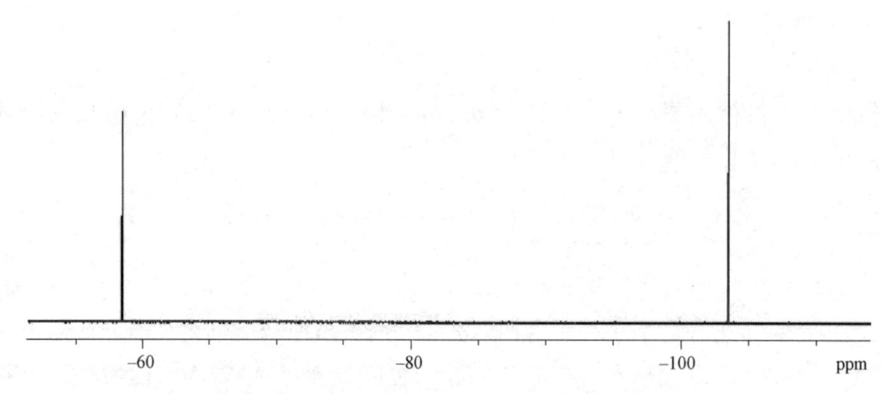

图 4–46 盐酸氟西汀与内标的 ^{19}F NMR 图谱

^{1}H NMR 图谱：

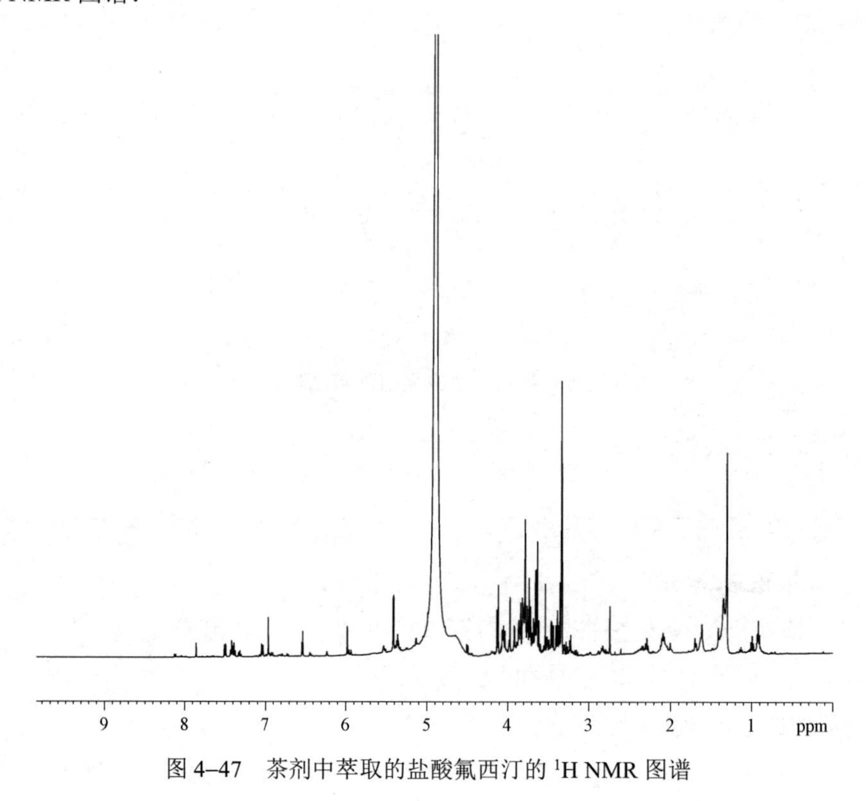

图 4–47 茶剂中萃取的盐酸氟西汀的 ^{1}H NMR 图谱

4. 方法学

线性关系

分别精密称取盐酸氟西汀和 4,4′–二氟二苯甲酮适量，用氘代 DMSO 溶解使待测样品浓度约为 40、30、15、10、5、1mmol・L^{-1}，内标浓度约为 25mmol・L^{-1}，按实验条件测定 ^{19}F qNMR 谱，记录响应信号面积，以 δ–57.9ppm 处样品信号和 δ–104.4ppm 处内标信号面积为横坐标，样品和 4,4′–二氟二苯甲酮内标质量比为纵坐标做线性回归，回归方程为：$y=1.0503x+0.0293$，$R^2>0.99$。证明盐酸氟西汀在 1～40mmol・L^{-1}

范围内线性关系良好。

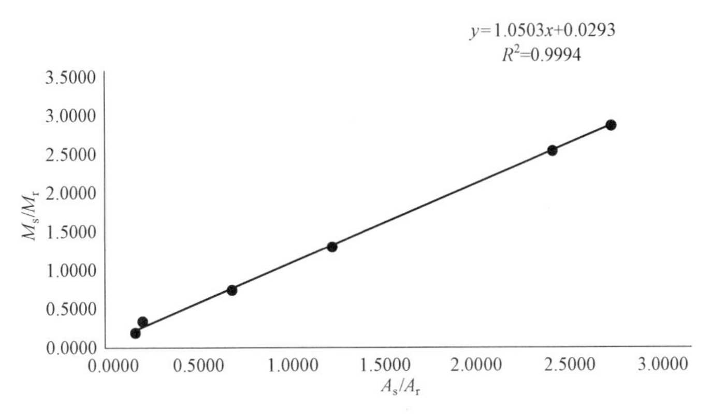

图 4–48 盐酸氟西汀的线性关系

精密度

精密称取盐酸氟西汀样品及内标物质 4,4′–二氟二苯甲酮适量，置于同一 1.5ml 离心管中，加入一定体积的氘代 DMSO，配制成浓度分别约为 30mmol · L^{-1} 及 20mmol · L^{-1} 的溶液，取同一溶液，连续测定 5 次，记录积分面积，计算 δ–57.9ppm 处样品信号和 δ–104.4ppm 处内标信号面积比值，其 RSD 为 0.56%（$n=5$）。

重复性

用氘代 DMSO 溶液平行配制 5 份样品溶液，按条件进行测定，以样品信号与内标信号面积比值计算盐酸氟西汀的平均含量，RSD 为 0.47%。取样品 1 图谱重复积分 5 次，计算 δ–57.9ppm 处样品信号和 δ–104.4ppm 处内标信号面积比值，RSD 为 0.09%。

稳定性

取同一样品溶液分别在 0、12h 进行测定，计算样品中盐酸氟西汀的含量，含量分别为 99.6%和 99.7%，表明供试品溶液室温放置 12h 稳定。

检出限与定量限

在样品中添加低浓度盐酸氟西汀和内标物质，以信噪比 S/N=3 时对应的浓度为方法的检出限（LOD），S/N=10 时对应的浓度为方法的定量限（LOQ），盐酸氟西汀的 LOD 为 0.0619mg · ml^{-1}，LOQ 为 0.2062mg · ml^{-1}。

5. 含量测定

qNMR 法

平行配制 5 份样品溶液，采用 δ–57.9ppm 处样品信号和 δ–104.4ppm 处内标信号面积比值，按下式计算盐酸氟西汀含量。

$$含量(\%)=\frac{(A_s/n_s)\times M_s\times m_r}{(A_r/n_r)\times M_r\times m_s}\times P_r\times 100\%$$

式中，A_s 为盐酸氟西汀的信号面积；n_s 为盐酸氟西汀的氟原子数（$n_s=3$）；M_s 为盐酸氟西汀的相对分子质量；A_r 为内标 4,4′–二氟二苯甲酮的信号面积；n_r 为内标中包含的氟原子数（$n_r=2$）；M_r 为内标物质的相对分子质量；m_s 为称取盐酸氟西汀的质量；m_r 为称取的内标物质的质量；P_r为内标的质量百分含量（P_r=99.0%）。经计算，样品中盐酸氟西汀的含量分别为98.7%、98.0%、98.3%、99.0%和97.9%，平均含量为98.4%，RSD为0.47%。

左氧氟沙星

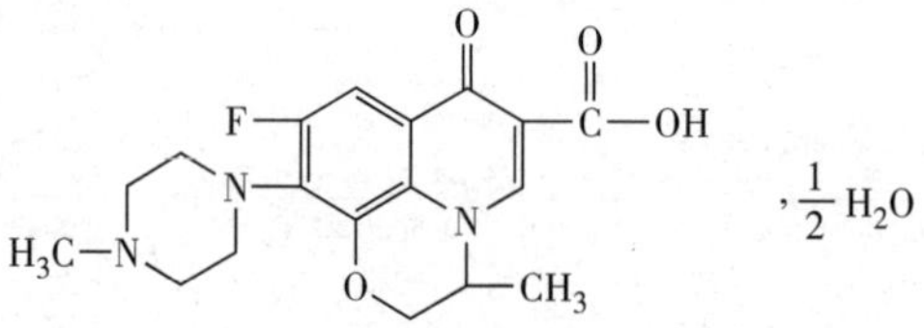

图4–49　左氧氟沙星的结构

分子式：$C_{18}H_{20}FN_3O_4 \cdot \frac{1}{2}H_2O$

CAS号：100986–85–4

1. 样品溶液制备

将片剂磨粉，取研磨好的粉末适量，加入精密称取的左氧氟沙星和内标物质，用DMSO定容至5ml，超声30min，离心，上层清液转入5mm核磁管中备用。

2. 核磁共振测定条件

采用zgfhigqn.2脉冲序列在恒温（25℃）下获取^{19}F核磁共振谱。具体实验参数设置如下：谱宽（SW）δ 80ppm，射频中心频率（O1P）δ–114ppm，采样点数（TD）131072，采样时间（AQ）1.40s，弛豫时间（D1）15s，采样次数（NS）16，空扫次数（DS）4，增益（RG）203。

3. 图谱测定

^{19}F NMR图谱：

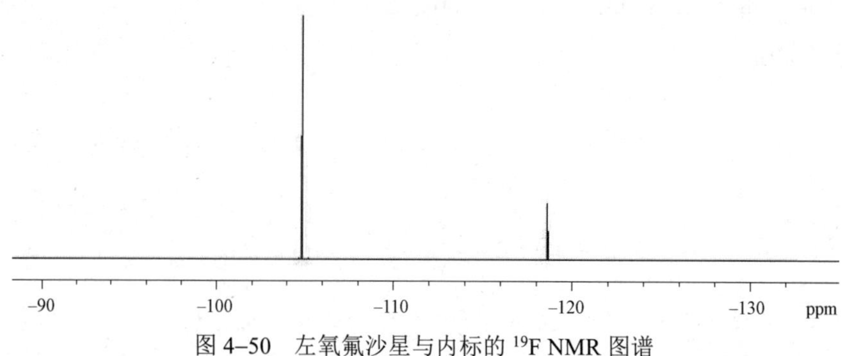

图4–50　左氧氟沙星与内标的^{19}F NMR图谱

^{1}H NMR 图谱：

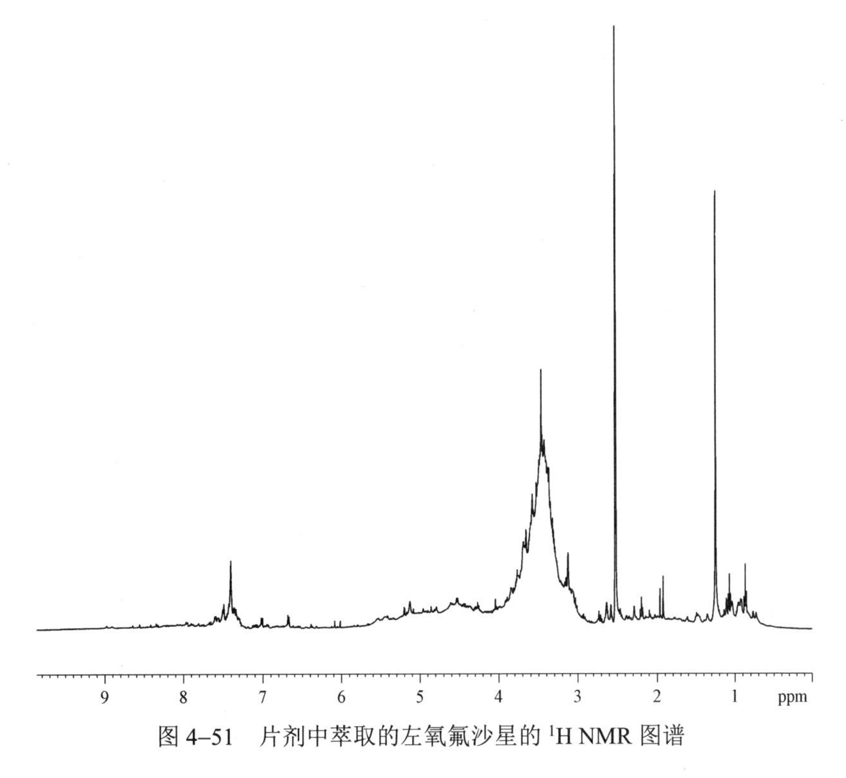

图 4–51　片剂中萃取的左氧氟沙星的 ^{1}H NMR 图谱

3. 方法学

线性关系

分别精密称取左氧氟沙星和 4,4′–二氟二苯甲酮适量，用氘代 DMSO 溶解使待测样品浓度约为 50、30、15、10、5、1mmol · L^{-1}，内标浓度约为 25mmol · L^{-1}，按实验条件测定 ^{19}F qNMR 谱，记录响应信号面积，以 δ–118.6ppm 处样品信号和 δ–104.8ppm 处内标信号面积为横坐标，样品和 4,4′–二氟二苯甲酮内标质量比为纵坐标做线性回归，回归方程为：$y=3.2525x+0.1118$，$R^2>0.99$。证明左氧氟沙星在 1～50mmol · L^{-1}（0.361～18.0mg · ml^{-1}）范围内线性关系良好。

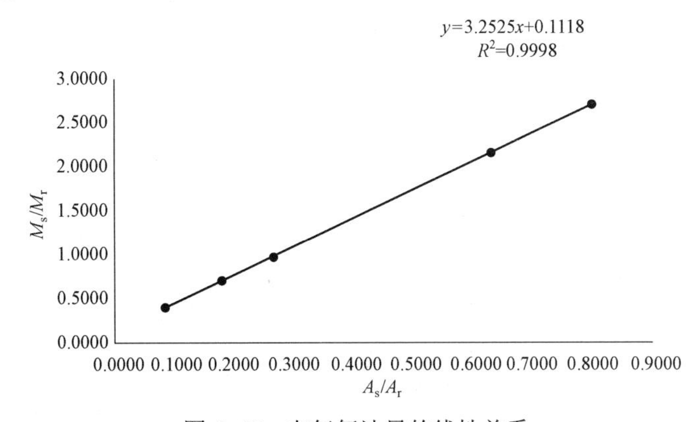

图 4–52　左氧氟沙星的线性关系

精密度

精密称取左氧氟沙星样品及内标物质4,4′-二氟二苯甲酮适量，置于同一1.5ml离心管中，加入一定体积的氘代DMSO，配制成浓度分别约为30mmol·L^{-1}及20mmol·L^{-1}的溶液，取同一溶液，连续测定5次，记录积分面积，计算δ-118.6ppm处样品信号和δ-104.8ppm处内标信号面积比值，其RSD为0.34%（$n=5$）。

重复性

用氘代DMSO溶液平行配制5份样品溶液，按条件进行测定，以样品信号与内标信号面积比值计算左氧氟沙星的平均含量，RSD为1.97%。取样品1图谱重复积分5次，计算δ-118.6ppm处样品信号和δ-104.8ppm处内标信号面积比值，RSD为0.34%。

稳定性

取同一样品溶液分别在0、12h进行测定，计算样品中左氧氟沙星的含量，含量分别为97.6%和96.8%，表明供试品溶液室温放置12h稳定。

检出限与定量限

在样品中添加低浓度左氧氟沙星和内标物质，以信噪比S/N=3时对应的浓度为方法的检出限（LOD），S/N=10时对应的浓度为方法的定量限（LOQ），左氧氟沙星的LOD为0.4888mg·ml^{-1}，LOQ为1.62mg·ml^{-1}。

5. 含量测定

qNMR法

平行配制5份样品溶液，采用δ-118.6ppm处样品信号和δ-104.8ppm处内标信号面积比值，按下式计算左氧氟沙星含量。

$$含量(\%)=\frac{(A_s/n_s)\times M_s\times m_r}{(A_r/n_r)\times M_r\times m_s}\times P_r\times 100\%$$

式中，A_s为左氧氟沙星的信号面积；n_s为左氧氟沙星的氟原子数（$n_s=1$）；M_s为左氧氟沙星的相对分子质量；A_r为内标4,4′-二氟二苯甲酮的信号面积；n_r为内标中包含的氟原子数（$n_r=2$）；M_r为内标物质的相对分子质量；m_s为称取左氧氟沙星的质量；m_r为称取的内标物质的质量；P_r为内标的质量百分含量（$P_r=99.0\%$）。经计算，样品中左氧氟沙星的含量分别为97.1%、97.2%、94.6%、94.9%和99.2%，平均含量为96.6%，RSD为1.97%。

第五章

常见含氟药品及杂质的氟核磁共振谱图

阿托伐他汀钙
Atorvastatin Calcium

1. 结构

2. 物理性质

分子式：$C_{66}H_{68}CaF_2N_4O_{10}$

相对分子质量：1155.36

CAS 号：134523–03–8

溶剂：二甲基亚砜

性状：白色或类白色结晶性粉末

溶解性：甲醇中易溶，乙醇和丙酮中微溶；水中极微溶，三氯甲烷和乙醚中几乎不溶或不溶。

对照品编号：100590–201804

3. ^{19}F NMR 图谱

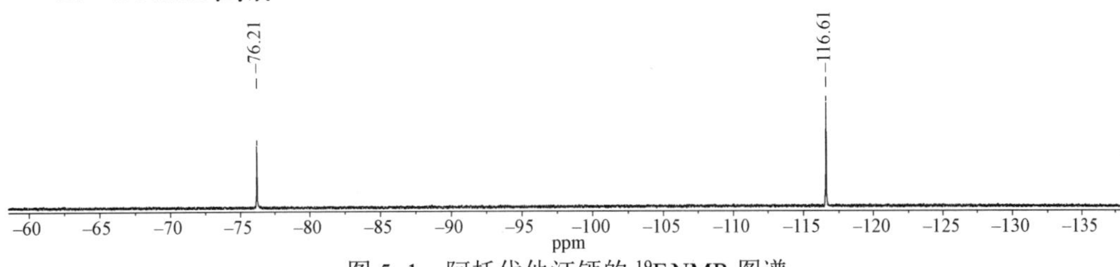

图 5–1　阿托伐他汀钙的 ^{19}F NMR 图谱

4. 用途

阿托伐他汀钙为他汀类血脂调节药。用于高胆固醇血症、混合型高脂血症；冠心病和脑中风的防治。

5. 备注

（1）中文化学名

[*R*–(*R*′,*R*′)]–2–(4–氟苯基)–*β*,*δ*–二羟基–5–(1–甲基乙基)–3–苯基–4–[(苯胺)羰基]–1 氢–吡咯–1–庚酸钙三水合物

（2）英文化学名

(3*R*,5*R*)–7–[3–(phenylcarbamoyl)–5–(4–fluorophenyl)–2–isopro–pyl–4–phenyl–1*H*–pyrrol–1–yl]–3,5–dihydroxyheptanoic acid,calcium salt

（3）Smiles

[Ca+2].CC(C)c1c(C(=O)Nc2ccccc2)c(c3ccccc3)c(c4ccc(F)cc4)n1CC[C@@H](O)C[C@@H](O)CC(=O)[O–].CC(C)c5c(C(=O)Nc6ccccc6)c(c7ccccc7)c(c8ccc(F)cc8)n5CC[C@@H](O)C[C@@H](O)CC(=O)[O–]

（4）InChi

1S/2C33H35FN2O5.Ca/c2*1–21(2)31–30(33(41)35–25–11–7–4–8–12–25)29(22–9–5–3–6–10–22)32(23–13–15–24(34)16–14–23)36(31)18–17–26(37)19–27(38)20–28(39)40;/h2*3–16,21,26–27,37–38H,17–20H2,1–2H3,(H,35,41)(H,39,40);/q;;+2/p–2/t2*26–,27–;/m11/s1

（5）InChiKey

FQCKMBLVYCEXJB–MNSAWQCASA–L

（6）药典收载情况

《中国药典》2020 年版二部，《日本药典》17，《英国药典》2020，《美国药典》40，《欧洲药典》9.0

（7）中国上市制剂

阿托伐他汀钙片，阿托伐他汀钙胶囊，阿托伐他汀钙分散片，氨氯地平阿托伐他汀钙片

阿托伐他汀钙杂质 E
Atorvastatin Calcium Impurity E

1. 结构

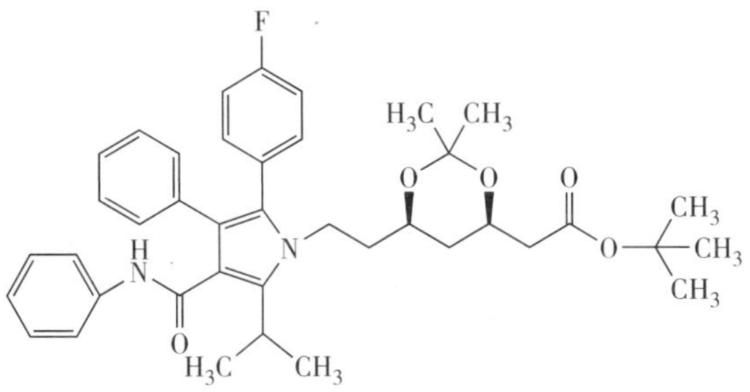

2. 物理性质

分子式：$C_{40}H_{47}FN_2O_5$

相对分子质量：654.82

CAS 号：125971–95–1

溶剂：甲醇

性状：白色固体

溶解性：甲醇、二甲基亚砜和三氯甲烷中溶解

对照品编号：101286–201401

3. ^{19}F NMR 图谱

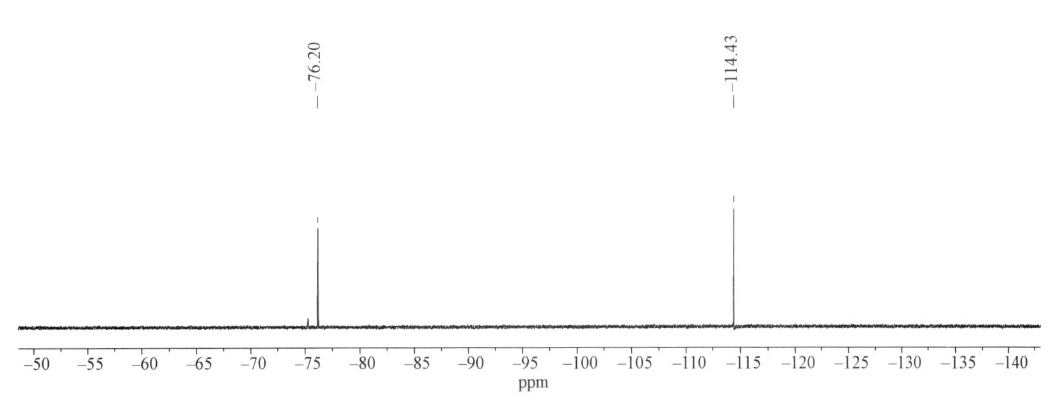

图 5–2　阿托伐他汀钙杂质 E 的 ^{19}F NMR 图谱

4. 备注

（1）中文化学名

2–[(4*R*,6*R*)–6–[2–[2–(4–氟苯基)–3–苯基–4–(苯基氨甲酰基)–5–异丙基吡咯–1–基]乙基]–2,2–二甲基–1,3–二氧六环–4–基]乙酸叔丁酯

（2）英文化学名

tert–Butyl(4*R*,6*R*)–2–[6–[2–[2–(4–fluorophenyl)–5–isopropyl–3–phenyl–4–(phenyl carbamoyl)pyrrol–1–yl]ethyl]–2,2–dimethyl–1,3–dioxan–4–yl]acetate

（3）Smiles

CC(C)C1=C(C(=C(N1CCC2CC(OC(O2)(C)C)CC(=O)OC(C)(C)C)C3=CC=C(C=C3)F)C4=CC=CC=C4)C(=O)NC5=CC=CC=C5

（4）InChi

1S/C40H47FN2O5/c1-26(2)36-35(38(45)42-30-16-12-9-13-17-30)34(27-14-10-8-11-15-27)37(28-18-20-29(41)21-19-28)43(36)23-22-31-24-32(47-40(6,7)46-31)25-33(44)48-39(3,4)5/h8-21,26,31-32H,22-25H2,1-7H3,(H,42,45)/t31-,32-/m1/s1

（5）InChiKey

NPPZOMYSGNZDKY-ROJLCIKYSA-N

阿兹夫定
Azvudine

1. 结构

2. 物理性质

分子式：$C_9H_{11}FN_6O_4$

相对分子质量：286.22

CAS 号：1011529-10-4

溶剂：二甲基亚砜

3. ^{19}F NMR 图谱

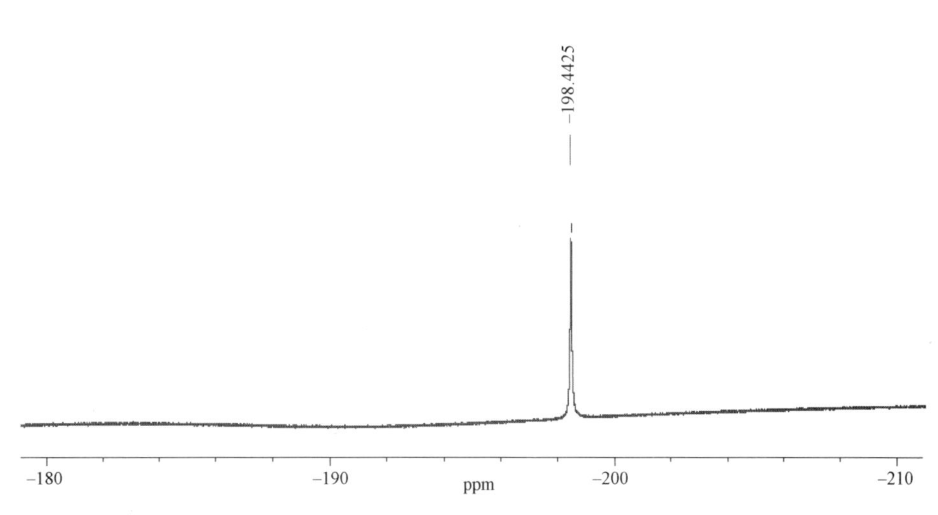

图 5-3 阿兹夫定的 ^{19}F NMR 图谱

4. 用途

阿兹夫定是新型的核苷类反转录酶抑制剂，能够有效抑制艾滋病病毒在体内的反转录与复制，对 HIV–1 有较好的抑制作用，是抗艾滋病新药。

5. 备注

（1）中文化学名

4′–α–叠氮–2′–脱氢–2′–β–氟胞嘧啶

（2）英文化学名

2′–deoxy–2′–β–fluoro–4′–azidocytidine

（3）Smiles

C1=CN(C(=O)N=C1N)C2C(C(C(O2)(CO)N=[N+]=[N–])O)F

（4）InChi

1S/C9H11FN6O4/c10–5–6(18)9(3–17,14–15–12)20–7(5)16–2–1–4(11)13–8(16)19/h1–2,5–7,17–18H,3H2,(H2,11,13,19)/t5–,6–,7+,9+/m0/s1

（5）InChiKey

KTOLOIKYVCHRJW–WIXLMEMESA–N

（6）中国上市制剂

阿兹夫定片

倍他米松
Betamethasone

1. 结构

2. 物理性质

分子式：$C_{22}H_{29}FO_5$

相对分子质量：392.46

CAS 号：378－44－9

溶剂：三氯甲烷

性状：白色或类白色结晶性粉末；无臭，味苦

溶解性：乙醇中略溶，二氧六环中微溶，水或三氯甲烷中几乎不溶

对照品编号：100118–201204

3. ^{19}F NMR 图谱

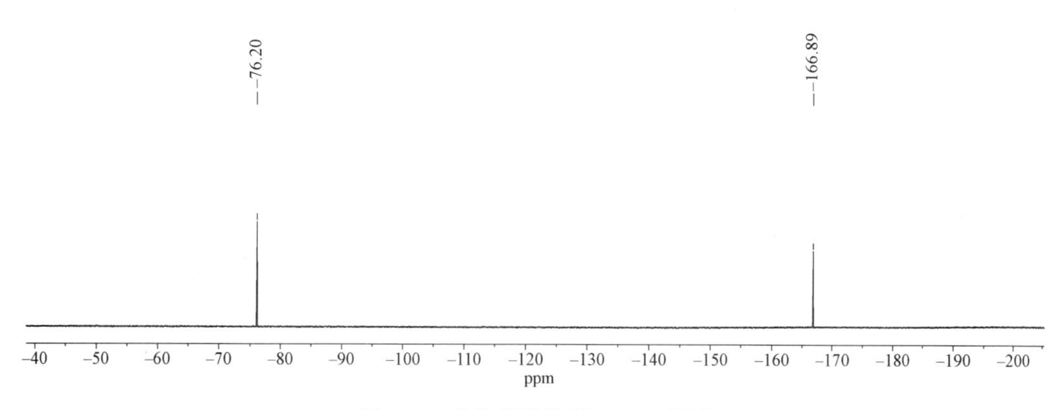

图 5–4　倍他米松的 ^{19}F NMR 图谱

4. 用途

倍他米松是一种类固醇药物，主要用于活动性风湿病、类风湿关节炎、红斑狼疮、严重支气管哮喘、严重皮炎、急性白血病等，也用于某些感染的综合治疗。

5. 备注

（1）中文化学名

16β–甲基–11β,17α,21–三羟基–9α–氟孕甾–1,4–二烯–3,20–二酮

（2）英文化学名

(8*S*,9*R*,10*S*,11*S*,13*S*,14*S*,16*S*,17*R*)–9–fluoro–11,17–dihydroxy–17–(2–hydroxyacetyl)–10,13,16–trimethyl–6,7,8,11,12,14,15,16–octahydrocyclopenta[a]phenanthren–3–one

（3）Smiles

C[C@H]1C[C@H]2[C@@H]3CCC4=CC(=O)C=C[C@]4(C)[C@@]3(F)[C@@H](O)C[C@]2(C)[C@@]1(O)C(=O)CO

（4）InChi

1S/C22H29FO5/c1–12–8–16–15–5–4–13–9–14(25)6–7–19(13,2)21(15,23)17(26)10–20(16,3)22(12,28)18(27)11–24/h6–7,9,12,15–17,24,26,28H,4–5,8,10–11H2,1–3H3/t12–,15–,16–,17–,19–,20–,21–,22–/m0/s1

（5）InChiKey

UREBDLICKHMUKA–DVTGEIKXSA–N

（6）药典收载情况

《中国药典》2020 年版二部，《日本药典》17，《英国药典》2020，《美国药典》40

（7）中国上市制剂

丙酸倍他米松乳膏，注射用倍他米松磷酸钠，复方倍他米松注射液，倍他米松磷酸钠注射液，他扎罗汀倍他米松乳膏，克霉唑倍他米松乳膏，倍他米松片，倍他米松乳膏，醋酸倍他米松搽剂，倍他米松新霉素乳膏

苄氟噻嗪
Bendroflumethiazide

1. 结构

2. 物理性质

分子式：$C_{15}H_{14}F_3N_3O_4S_2$

相对分子质量：421.41

CAS 号：73–48–3

溶剂：二甲基亚砜

性状：白色或几乎白色的结晶性粉末；无臭

溶解性：丙酮中易溶，乙醇中溶解，乙醚中微溶，水或三氯甲烷中不溶，碱性溶液中溶解

对照品编号：100007–200703

3. ^{19}F NMR 谱图

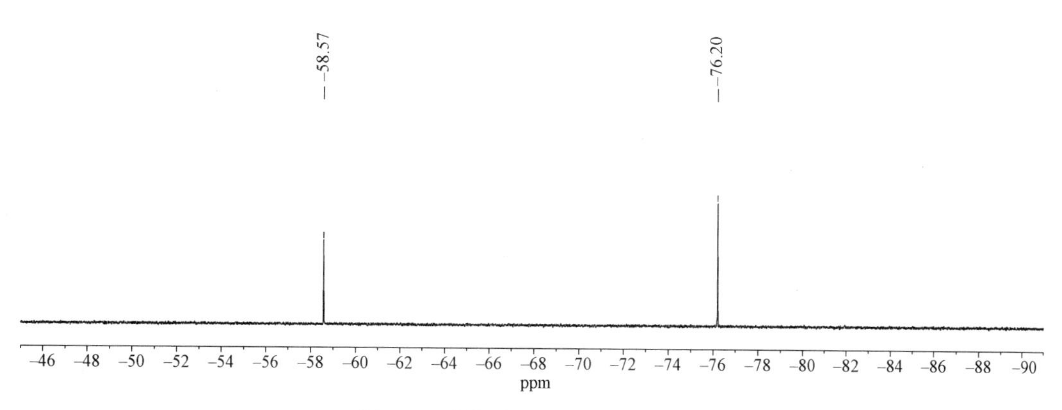

图 5–5 苄氟噻嗪的 ^{19}F NMR 图谱

4. 用途

苄氟噻嗪用于治疗水肿性疾病，排泄体内过多的钠和水。可单独或与其他降压药联合应用治疗原发性高血压。

5. 备注

（1）中文化学名

3–苄基–6–三氟甲基–7–磺酰氨基–3,4–二氢–2*H*–1,2,4–苯并噻二嗪–1,1–二氧化物

（2）英文化学名

3–benzyl–6–trifluoromethyl–7–sulfamoyl–3,4–dihydro–2*H*–1,2,4–benzothiadiazine–1,1–dioxide

（3）Smiles

NS(=O)(=O)c1cc2c(NC(Cc3ccccc3)NS2(=O)=O)cc1C(F)(F)F

（4）InChi

1S/C15H14F3N3O4S2/c16–15(17,18)10–7–11–13(8–12(10)26(19,22)23)27(24,25)21–14(20–11)6–9–4–2–1–3–5–9/h1–5,7–8,14,20–21H,6H2,(H2,19,22,23)

（5）InChiKey

HDWIHXWEUNVBIY–UHFFFAOYSA–N

（6）药典收载情况

《中国药典》2020 年版二部，《英国药典》2020，《美国药典》40，《欧洲药典》9.0

（7）中国上市制剂

苄氟噻嗪片

比卡鲁胺
Bicalutamide

1. 结构

2. 物理性质

分子式：$C_{18}H_{14}F_4N_2O_4S$

相对分子质量：430.37

CAS 号：90357–06–5

溶剂：二甲基亚砜

性状：白色结晶状粉末

溶解性：DMF 中易溶，四氢呋喃中溶解，乙酸乙酯、甲醇中略溶，水中不溶

对照品编号：100627–201502

3. ^{19}F NMR 图谱

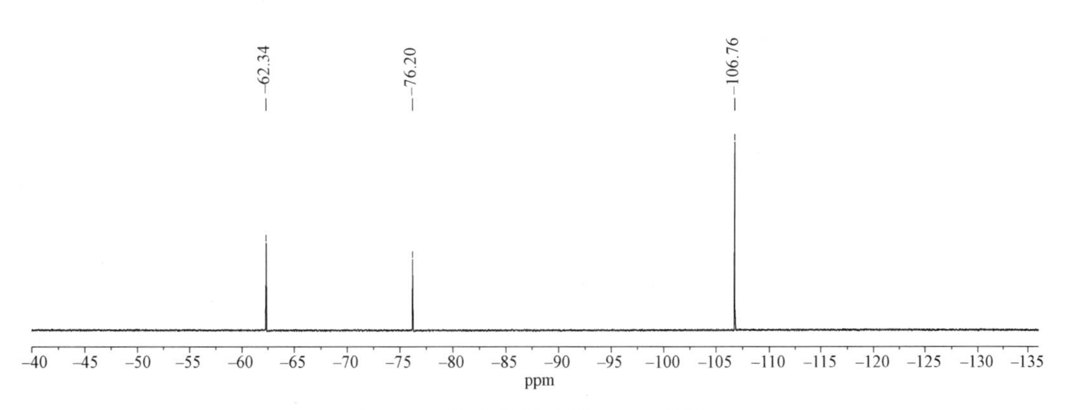

图 5–6　比卡鲁胺的 ^{19}F NMR 图谱

4. 用途

比卡鲁胺属于非甾体类抗雄激素药物，与黄体生成素释放激素（LHRH）类似物也可与外科睾丸切除术联合应用于晚期前列腺癌的治疗。

5. 备注

（1）中文化学名

N–[4–氰基–3–(三氟甲基)苯基]–3–(4–氟苯硫酰基)–2–甲基–2–羟基丙酰胺

（2）英文化学名

N–[4–cyano–3–(trifluoromethyl)phenyl]–3–[(4–fluorophenyl)sμlfonyl]–2–hydroxy–2–methylpropanamide

（3）Smiles

CC(O)(CS(=O)(=O)c1ccc(F)cc1)C(=O)Nc2ccc(C#N)c(c2)C(F)(F)F

（4）InChi

1S/C18H14F4N2O4S/c1–17(26,10–29(27,28)14–6–3–12(19)4–7–14)16(25)24–13–5–2–11(9–23)15(8–13)18(20,21)22/h2–8,26H,10H2,1H3,(H,24,25)

（5）InChiKey

LKJPYSCBVHEWIU–UHFFFAOYSA–N

（6）药典收载情况

《英国药典》2020，《美国药典》40，《欧洲药典》9.0

（7）中国上市制剂

比卡鲁胺片，比卡鲁胺胶囊

丙酸氯倍他索
Clobetasol Propionate

1. 结构

2. 物理性质

分子式：$C_{25}H_{32}ClFO_5$

相对分子质量：466.97

CAS 号：25122－46－7

溶剂：三氯甲烷

性状：类白色至微黄色结晶性粉末

溶解性：三氯甲烷中易溶，乙酸乙酯中溶解，甲醇或乙醇中略溶，水中不溶

对照品编号：100302–201103

3. ^{19}F NMR 图谱

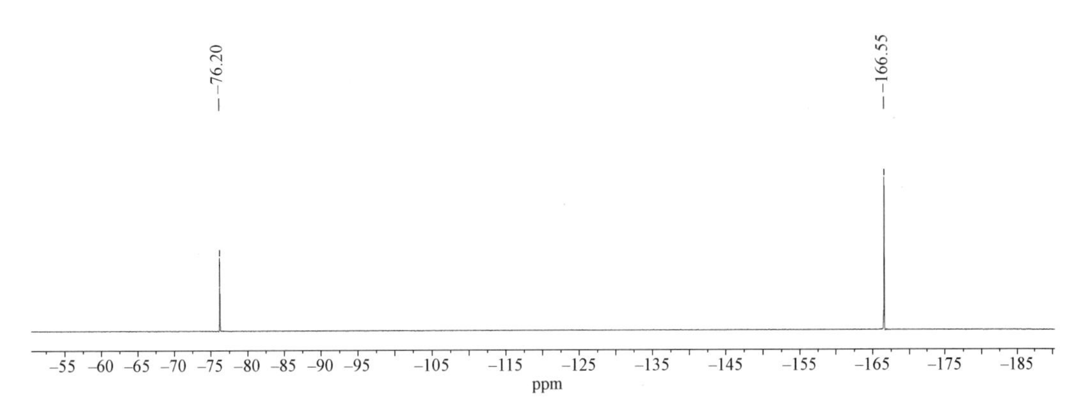

图 5–7　丙酸氯倍他索的 ^{19}F NMR 图谱

4. 用途

丙酸氯倍他索是一种皮肤科外用药。用于慢性湿疹、神经性皮炎、银屑病、掌跖脓疱病、扁平苔藓、盘状红斑狼疮等糖皮质激素外用治疗有效的瘙痒性及非感染性炎症性皮肤病。

5. 备注

（1）中文化学名

16*β*–甲基–11*β*–羟基–17–(1–氧代丙基)–9–氟–21–氯–孕甾–1,4–二烯–3,20–二酮

（2）英文化学名

21–chloro–9–fluoro–11–beta–hydroxy–16–beta–methylpregna–1,4–diene–3,20–dione 17–propionate

（3）Smiles

CCC(=O)O[C@@]1([C@@H](C)C[C@H]2[C@@H]3CCC4=CC(=O)C=C[C@]4(C)[C@@]3(F)[C@@H](O)C[C@]12C)C(=O)CCl

（4）InChi

1S/C25H32ClFO5/c1–5–21(31)32–25(20(30)13–26)14(2)10–18–17–7–6–15–11–16(28)8–9–22(15,3)24(17,27)19(29)12–23(18,25)4/h8–9,11,14,17–19,29H,5–7,10,12–13H2,1–4H3/t14–,17–,18–,19–,22–,23–,24–,25–/m0/s1

（5）InChiKey

CBGUOGMQLZIXBE–XGQKBEPLSA–N

（6）药典收载情况

《中国药典》2020年版二部，《日本药典》17，《英国药典》2020，《美国药典》40，《欧洲药典》9.0

（7）中国上市制剂

复方丙酸氯倍他索软膏，咪康唑氯倍他索乳膏，复方酮康唑软膏，复方酮康唑发用洗剂，复方酮康唑凝胶，咪康唑氯倍他索乳膏，丙酸氯倍他索搽剂，丙酸氯倍他索乳膏，复方酮康唑乳膏，丙酸氯倍他索头皮敷剂

丙酸氟替卡松
Fluticasone Propionate

1. 结构

2. 物理性质

分子式：$C_{25}H_{31}F_3O_5S$

相对分子质量：500.57

CAS 号：80474–14–2

溶剂：三氯甲烷

性状：白色至类白色固体

溶解性：二氯甲烷、三氯甲烷及二甲基亚砜中微溶

对照品编号：510021–201301

3. ^{19}F NMR 图谱

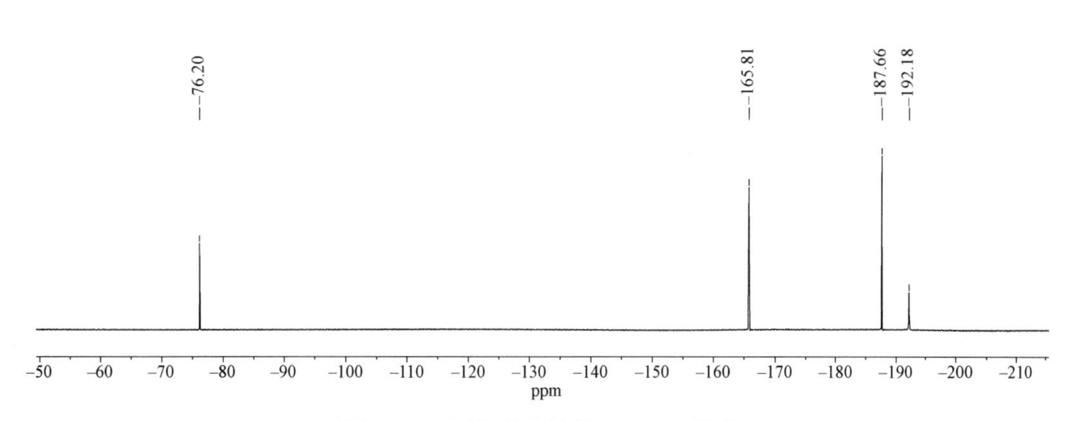

图 5–8 丙酸氟替卡松的 ^{19}F NMR 图谱

4. 用途

丙酸氟替卡松用于哮喘的预防性治疗；鼻喷剂用于预防和治疗季节性过敏性鼻炎（包括花粉症）及常年性过敏性鼻炎；也用于对糖皮质激素敏感的皮肤病，如银屑病、特应性皮炎、湿疹等。

5. 备注

（1）中文化学名

6*α*,9*α*–二氟–17–[[(氟甲基)硫代]甲酰基]–11*β*–羟基–16*α*–甲基雄甾–1,4–二烯–3–酮–17*α*–基丙酸酯

（2）英文化学名

(6*α*,11*β*,16*α*,17*α*)–6,9–difluoro–11–hydroxy–16–methyl–3–oxo–17–(1–oxopropoxy) androsta–1,4–diene–17–carbothioic acid S–(fluoromethyl)ester

（3）Smiles

CCC(=O)O[C@@]1([C@H](C)C[C@H]2[C@@H]3C[C@H](F)C4=CC(=O)C=C[C@]4(C)[C@@]3(F)[C@@H](O)C[C@]12C)C(=O)SCF

（4）InChi

1S/C25H31F3O5S/c1–5–20(31)33–25(21(32)34–12–26)13(2)8–15–16–10–18(27)17–9–14(29)6–7–22(17,3)24(16,28)19(30)11–23(15,25)4/h6–7,9,13,15–16,18–19,30H,5,8,10–12H2,1–4H3/t13–,15+,16+,18+,19+,22+,23+,24+,25+/m1/s1

（5）InChiKey

WMWTYOKRWGGJOA–CENSZEJFSA–N

（6）药典收载情况

《中国药典》2020 年版二部，《英国药典》2020，《美国药典》40，《欧洲药典》9.0

（7）中国上市制剂

丙酸氟替卡松乳膏，丙酸氟替卡松雾化吸入用混悬液，丙酸氟替卡松吸入气雾剂

泊沙康唑
Posaconazole

1. 结构

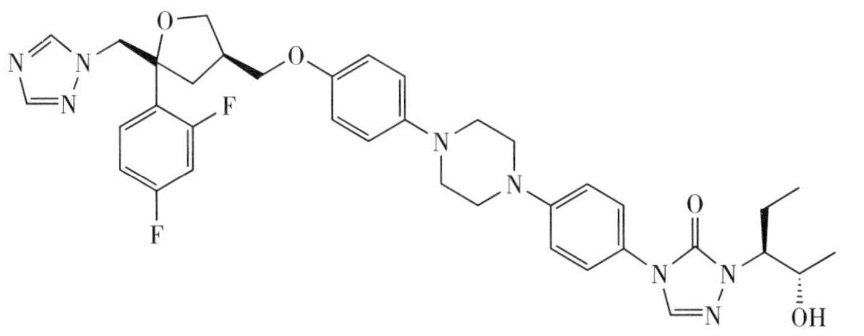

2. 物理性质

分子式：$C_{37}H_{42}F_2N_8O_4$

相对分子质量：700.78

CAS 号：171228-49-2

溶剂：甲醇

性状：白色至淡紫色固体

溶解性：甲醇、三氯甲烷中略溶

3. ^{19}F NMR 图谱

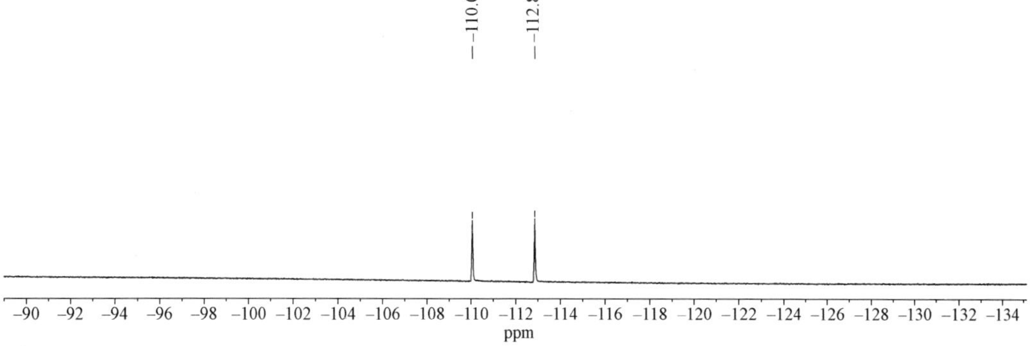

图 5-9　泊沙康唑的 ^{19}F NMR 图谱

4. 用途

泊沙康唑用于念珠菌属、隐球菌属真菌引起的真菌血症，也可用于曲霉病及镰刀菌病的治疗。

5. 备注

（1）中文化学名

4–[4–[4–[4–[[(3*R*,5*R*)–5–(2,4–二氟苯基)–5–(1,2,4–三唑–1–基甲基)氧杂戊环–3–基]甲氧基]苯基]哌嗪–1–基]苯基]–2–[(2*S*,3*S*)–2–羟基戊–3–基]–1,2,4–三唑–3–酮

（2）英文化学名

4–(*p*–(4–(*p*–(((3*R*,5*R*)–5–(2,4–difluorophenyl)tetrahydro–5–(1*H*–1,2,4–triazol–1–ylmethyl)–3–furyl)methoxy)phenyl)–1–piperazinyl)phenyl)–1–((1*S*,2*S*)–1–ethyl–2–hydroxypropyl)–delta(sup 2)–1,2,4–triazolin–5–one

（3）Smiles

CC[C@@H]([C@H](C)O)N1N=CN(C1=O)c2ccc(cc2)N3CCN(CC3)c4ccc(OC[C@@H]5CO[C@](Cn6cncn6)(C5)c7ccc(F)cc7F)cc4

（4）InChi

1S/C37H42F2N8O4/c1–3–35(26(2)48)47–36(49)46(25–42–47)31–7–5–29(6–8–31)43–14–16–44(17–15–43)30–9–11–32(12–10–30)50–20–27–19–37(51–21–27,22–45–24–40–23–41–45)33–13–4–28(38)18–34(33)39/h4–13,18,23–27,35,48H,3,14–17,19–22H2,1–2H3/t26–,27+,35–,37–/m0/s1

（5）InChiKey

RAGOYPUPXAKGKH–XAKZXMRKSA–N

（6）中国上市制剂

泊沙康唑肠溶片，泊沙康唑口服混悬液

醋酸氟氢可的松
Fludrocortisone Acetate

1. 结构

2. 物理性质

分子式：$C_{23}H_{31}FO_6$

相对分子质量：422.49

CAS 号：514－36－3

溶剂：三氯甲烷

性状：白色至微黄色的结晶性粉末；无臭，无味；有引湿性

溶解性：乙醇、三氯甲烷中略溶，乙醚中微溶，水中不溶

对照品编号：100009–200704

3. ^{19}F NMR 谱图

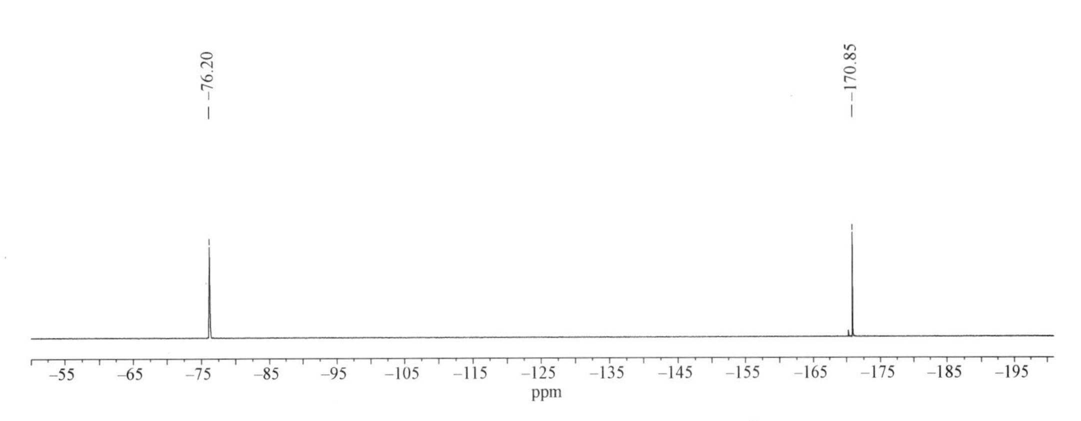

图 5–10　醋酸氟氢可的松的 ^{19}F NMR 图谱

4. 用途

醋酸氟氢可的松主要用于肾上腺皮质功能减退症的替代治疗，并可外用于过敏性皮炎、接触性皮炎、脂溢性皮炎、湿疹等皮肤病。

5. 备注

（1）中文化学名

11β,17α,21–三羟基–9α–氟孕甾–4–烯–3,20–二酮–21–醋酸酯

（2）英文化学名

[2–[(9*S*)–9–fluoro–11,17–dihydroxy–10,13–dimethyl–3–oxo–1,2,6,7,8,11,12,14,15,16–decahydrocyclopenta[*a*]phenanthren-–17–yl]–2–oxo–ethyl]acetate

（3）Smiles

CC(=O)OCC(=O)[C@@]1(O)CC[C@H]2[C@@H]3CCC4=CC(=O)CC[C@]4(C)[C@@]3(F)[C@@H](O)C[C@]12C

（4）InChi

1S/C23H31FO6/c1–13(25)30–12–19(28)22(29)9–7–16–17–5–4–14–10–15(26)6–8–20(14,2)23(17,24)18(27)11–21(16,22)3/h10,16–18,27,29H,4–9,11–12H2,1–3H3/t16–,17–,18–,20–,21–,22–,23–/m0/s1

（5）InChiKey

SYWHXTATXSMDSB–GSLJADNHSA–N

（6）药典收载情况

《中国药典》2020 年版二部，《日本药典》17，《英国药典》2020，《美国药典》40，《欧洲药典》9.0

（7）中国上市制剂

醋酸氟氢可的松软膏

醋酸氟轻松
Fluocinonide

1. 结构

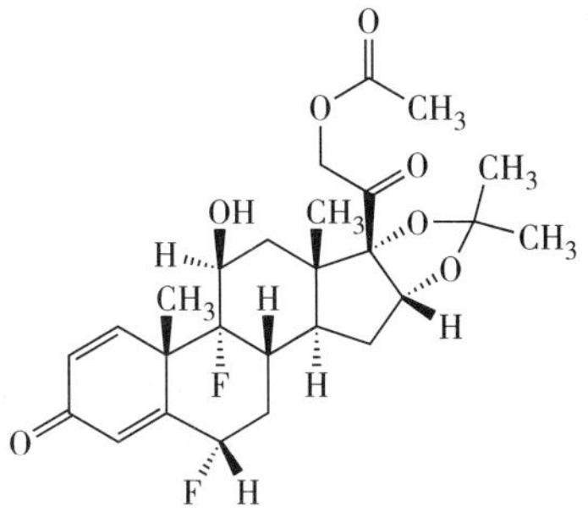

2. 物理性质

分子式：$C_{26}H_{32}F_2O_7$

相对分子质量：494.53

CAS 号：356－12－7

溶剂：三氯甲烷

性状：白色或类白色的结晶性粉末；无臭

溶解性：丙酮、二氧六环中略溶，甲醇或乙醇中微溶，水或石油醚中不溶

对照品编号：100010–201108

3. ^{19}F NMR 图谱

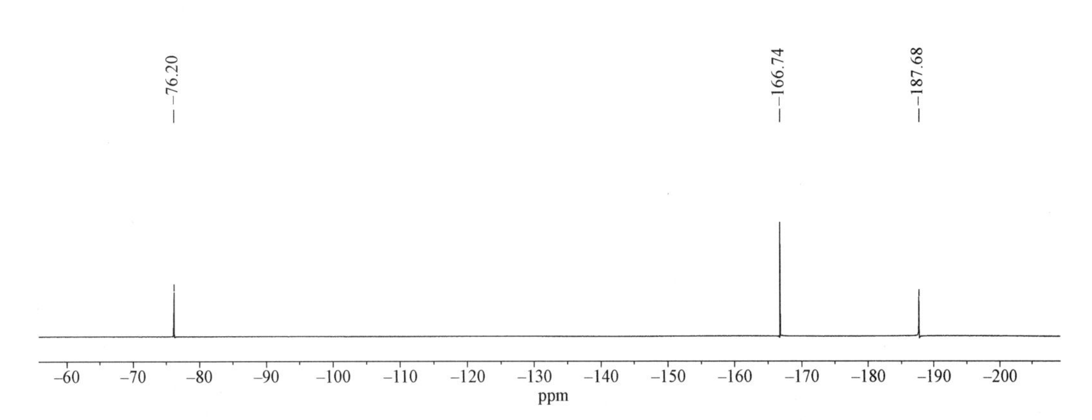

图 5–11　醋酸氟轻松的 ^{19}F NMR 图谱

4. 用途

醋酸氟轻松为肾上腺皮质激素类药物，适用于对糖皮质激素有效的皮肤病，如接触性皮炎、银屑病、神经性皮炎等。

5. 备注

（1）中文化学名

11β–羟基–16α,17–[(1–甲基亚乙基)–双(氧)]–21–(乙酰氧基)–6α,9–二氟孕甾–1,4–二烯–3,20–二酮

（2）英文化学名

6alpha,9–difluoro–11beta,16alpha,17,21–tetrahydroxypregna–1,4–diene–3,20–dione, cyclic–16,17–acetal with acetone,21–acetate

（3）Smiles

CC(=O)OCC(=O)[C@@]12OC(C)(C)O[C@@H]1C[C@H]3[C@@H]4C[C@H](F)C5=CC(=O)C=C[C@]5(C)[C@@]4(F)[C@@H](O)C[C@]23C

（4）InChi

1S/C26H32F2O7/c1–13(29)33–12–20(32)26–21(34–22(2,3)35–26)10–15–16–9–18(27)17–8–14(30)6–7–23(17,4)25(16,28)19(31)11–24(15,26)5/h6–8,15–16,18–19,21,31H,9–12H2,1–5H3/t15–,16–,18–,19–,21+,23–,24–,25–,26+/m0/s1

（5）InChiKey

WJOHZNCJWYWUJD–IUGZLZTKSA–N

（6）药典收载情况

《中国药典》2020 年版二部，《日本药典》17，《英国药典》2020，《美国药典》40

（7）中国上市制剂

复方醋酸氟轻松酊，醋酸氟轻松冰片乳膏，氟轻松维 B_6 乳膏，新霉素氟轻松乳膏

地塞米松
Dexamethasone

1. 结构

2. 物理性质

分子式：$C_{22}H_{29}FO_5$

相对分子质量：392.46

CAS 号：50–02–2

溶剂：三氯甲烷

性状：白色或类白色的结晶性粉末

溶解性：甲醇、乙醇、丙酮或二氧六环中略溶，三氯甲烷中微溶，乙醚中极微溶解，水中几乎不溶

对照品编号：100129–201506

3. ^{19}F NMR 图谱

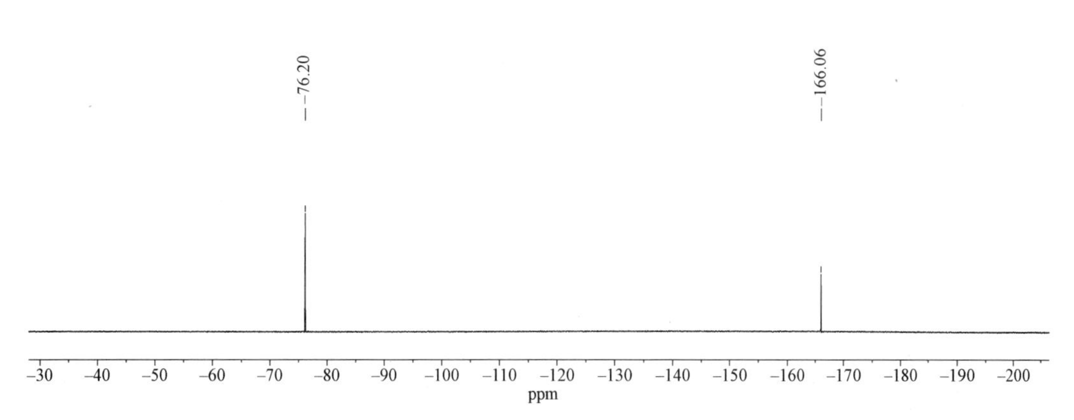

图 5–12　地塞米松的 ^{19}F NMR 图谱

4. 用途

地塞米松是皮质类固醇，可用于治疗风湿性疾病，某些皮肤病、严重过敏、哮喘、慢性阻塞性肺病等，可与抗生素合用于结核病患者。

5. 备注

（1）中文化学名

16α–甲基–11β,17α,21–三羟基–9α–氟孕甾–1,4–二烯–3,20–二酮

（2）英文化学名

16alpha–methyl–9alpha–fluoro–11beta,17alpha,21–trihydroxypregna–1,4–diene–3,20–dione

（3）Smiles

C[C@@H]1C[C@H]2[C@@H]3CCC4=CC(=O)C=C[C@]4(C)[C@@]3(F)[C@@H](O)C[C@]2(C)[C@@]1(O)C(=O)CO

（4）InChi

1S/C22H29FO5/c1–12–8–16–15–5–4–13–9–14(25)6–7–19(13,2)21(15,23)17(26)10–20(16,3)22(12,28)18(27)11–24/h6–7,9,12,15–17,24,26,28H,4–5,8,10–11H2,1–3H3/t12–,15+,16+,17+,19+,20+,21+,22+/m1/s1

（5）InChiKey

UREBDLICKHMUKA–CXSFZGCWSA–N

（6）药典收载情况

《中国药典》2020 年版二部，《英国药典》2020，《美国药典》40

（7）中国上市制剂

注射用地塞米松磷酸钠，妥布霉素地塞米松眼膏，复方醋酸地塞米松乳膏，妥布霉素地塞米松滴眼液，复方醋酸地塞米松凝胶，地塞米松片，醋酸地塞米松片，地塞米松植入剂，醋酸地塞米松注射液，醋酸地塞米松口腔贴片，醋酸地塞米松乳膏，复方氯己定地塞米松膜，复方地塞米松软膏，复方地塞米松乳膏，地塞米松磷酸钠滴眼液，地塞米松磷酸钠注射液，地塞米松棕榈酸酯注射液，地塞米松玻璃体内植入剂

地塞米松磷酸酯
Dexamethasone Phosphate

1. 结构

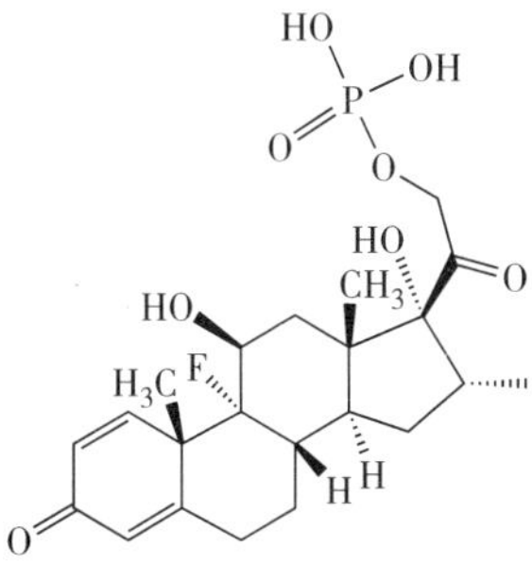

2. 物理性质

分子式：$C_{22}H_{30}FO_8P$

相对分子质量：472.44

CAS 号：312–93–6

溶剂：甲醇

对照品编号：101116–201803

3. ^{19}F NMR 图谱

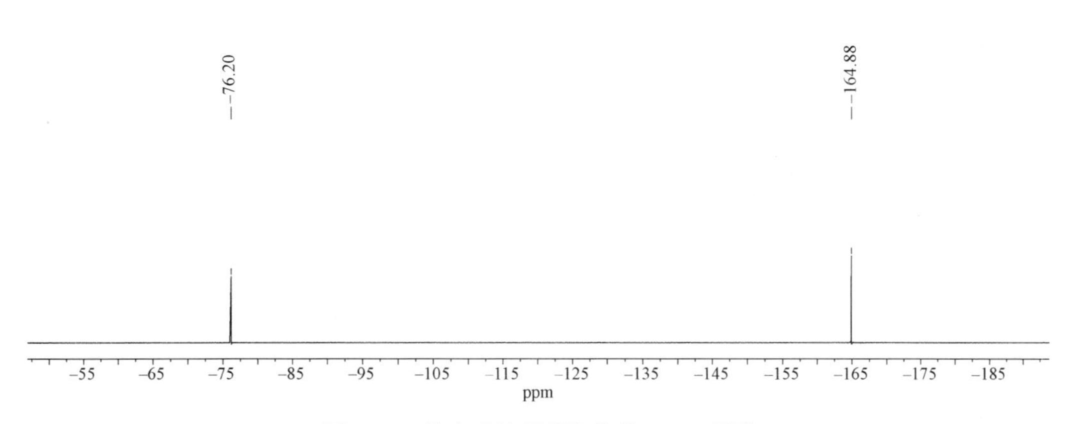

图 5–13　地塞米松磷酸酯的 ^{19}F NMR 图谱

4. 用途

地塞米松磷酸酯主要用于过敏性与自身免疫性炎症性疾病。

5. 备注

（1）中文化学名

16α–甲基–11β,17α,21–三羟基–9α–氟孕甾–1,4–二烯–3,20–二酮–21–磷酸酯

（2）英文化学名

9–fluoro–11beta,17,21–trihydroxy–16alpha–methylpregna–1,4–diene–3,20–dione–21–(dihydrogen phosphate)

（3）Smiles

C[C@@H]1C[C@H]2[C@@H]3CCC4=CC(=O)C=C[C@]4(C)[C@@]3(F)[C@@H](O)C[C@]2(C)[C@@]1(O)C(=O)COP(=O)(O)O

（4）InChi

1S/C22H30FO8P/c1–12–8–16–15–5–4–13–9–14(24)6–7–19(13,2)21(15,23)17(25)10–20(16,3)22(12,27)18(26)11–31–32(28,29)30/h6–7,9,12,15–17,25,27H,4–5,8,10–11H2,1–3H3,(H2,28,29,30)/t12–,15+,16+,17+,19+,20+,21+,22+/m1/s1

（5）InChiKey

VQODGRNSFPNSQE–CXSFZGCWSA–N

度他雄胺
Dutasteride

1. 结构

2. 物理性质

分子式：$C_{27}H_{30}F_6N_2O_2$

相对分子质量：528.53

CAS 号：164656–23–9

溶剂：二甲基亚砜

性状：白色或类白色固体

溶解性：二甲基亚砜或甲醇中略溶

3. ^{19}F NMR 图谱

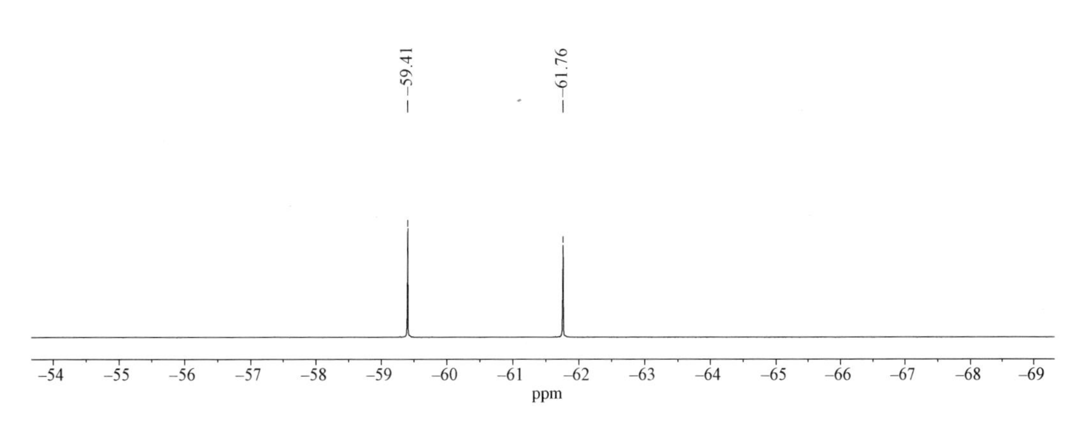

图 5–14　度他雄胺的 ^{19}F NMR 图谱

4. 用途

度他雄胺主要用于前列腺肿大、男性型脱发、脂溢性脱发、遗传性脱发等疾病的治疗。

5. 备注

（1）中文化学名

17*β*–*N*–[2,5–双(三氟甲基)苯基氨基甲酰胺]–4–氮杂–5*α*–雄甾–1–烯–3–酮

（2）英文化学名

(1*S*,3*aS*,3*bS*,5*aR*,9*aR*,9*bS*,11*aS*)–*N*–[2,5–bis(trifluoromethyl)phenyl]–9*a*,11*a*–dimethyl–7–oxo–1,2,3,3*a*,3*b*,4,5,5*a*,6,9*b*,10,11–dodecahydroindeno[5,4–*f*]quinoline–1–carboxamide

（3）Smiles

C[C@]12CC[C@H]3[C@@H](CC[C@H]4NC(=O)C=C[C@]34C)[C@@H]1CC[C@@H]2C(=O)Nc5cc(ccc5C(F)(F)F)C(F)(F)F

（4）InChi

1S/C27H30F6N2O2/c1–24–11–9–17–15(4–8–21–25(17,2)12–10–22(36)35–21)16(24)6–7–19(24)23(37)34–20–13–14(26(28,29)30)3–5–18(20)27(31,32)33/h3,5,10,12–13,15–17,19,21H,4,6–9,11H2,1–2H3,(H,34,37)(H,35,36)/t15–,16–,17–,19+,21+,24–,25+/m0/s1

（5）InChiKey

JWJOTENAMICLJG–QWBYCMEYSA–N

（6）药典收载情况

《英国药典》2020，《美国药典》40，《欧洲药典》9.0

（7）中国上市制剂

度他雄胺软胶囊

恩曲他滨
Emtricitabine

1. 结构

2. 物理性质

分子式：$C_8H_{10}FN_3O_3S$

相对分子质量：247.25

CAS 号：143491–57–0

溶剂：二甲基亚砜

性状：白色或类白色粉末或结晶性粉末

对照品编号：100873–200901

3. ^{19}F NMR 图谱

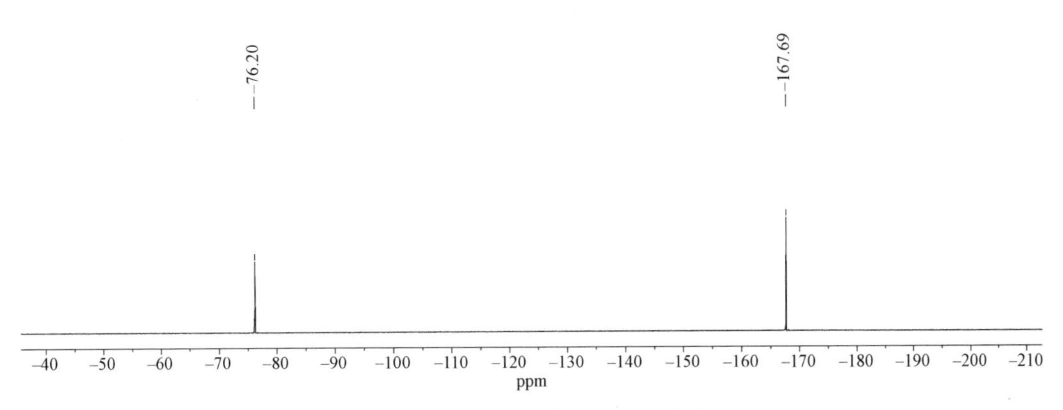

图 5–15　恩曲他滨的 ^{19}F NMR 图谱

4. 用途

恩曲他滨与其他抗反转录病毒药物联合用于成人 HIV–1 感染的治疗。

5. 备注

（1）中文化学名

(2*R*,5*S*)–5–氟–1–[2–羟甲基–1,3–氧硫杂环戊烷–5–基]胞嘧啶

（2）英文化学名

4–amino–5–fluoro–1–[(2*R*,5*S*)–2–(hydroxymethyl)–l,3–oxathiolan–5–yl]–2–(1*H*)–pyrimidone

（3）Smiles

NC1=NC(=O)N(C=C1F)[C@@H]2CS[C@H](CO)O2

（4）InChi

1S/C8H10FN3O3S/c9–4–1–12(8(14)11–7(4)10)5–3–16–6(2–13)15–5/h1,5–6,13H,2–3H2,(H2,10,11,14)/t5–,6+/m0/s1

（5）InChiKey

XQSPYNMVSIKCOC–NTSWFWBYSA–N

（6）药典收载情况

《中国药典》2020 年版二部

（7）中国上市制剂

恩曲他滨片，恩曲他滨胶囊，恩曲他滨替诺福韦片，恩曲他滨丙酚替诺福韦片（Ⅰ），恩曲他滨丙酚替诺福韦片（Ⅱ）

二氟尼柳
Diflunisal

1. 结构

2. 物理性质

分子式：$C_{13}H_8F_2O_3$

相对分子质量：250.20

CAS 号：22494–42–4

溶剂：二甲基亚砜

性状：白色或类白色结晶或结晶性粉末

溶解性：甲醇中易溶，乙醇中溶解，三氯甲烷中微溶，水中几乎不溶

对照品编号：100718–200701

3. ^{19}F NMR 图谱

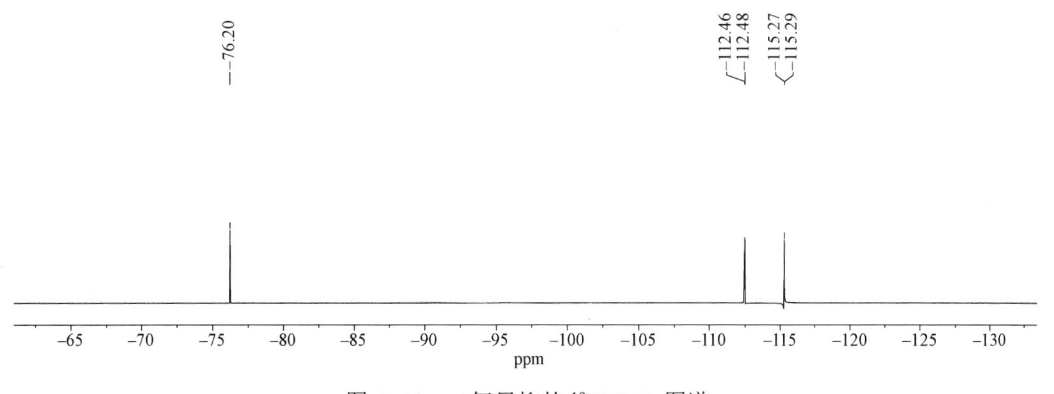

图 5–16　二氟尼柳的 ^{19}F NMR 图谱

4. 用途

二氟尼柳具有止痛作用，能够缓解关节炎、类风湿关节炎等引起的疼痛。

5. 备注

（1）中文化学名

2′,4′–二氟–4–羟基–3–联苯羧酸

（2）英文化学名

2′,4′–difluoro–4–hydroxy–3–biphenylcarboxylic acid

（3）Smiles

OC(=O)c1cc(ccc1O)c2ccc(F)cc2F

（4）InChi

1S/C13H8F2O3/c14–8–2–3–9(11(15)6–8)7–1–4–12(16)10(5–7)13(17)18/h1–6,16H,(H,17,18)

（5）InChiKey

HUPFGZXOMWLGNK–UHFFFAOYSA–N

（6）药典收载情况

《中国药典》2020 年版二部，《英国药典》2020，《美国药典》40，《欧洲药典》9.0

（7）中国上市制剂

二氟尼柳片，二氟尼柳胶囊，二氟尼柳分散片

二甲磺酸阿米三嗪
Almitrine Mesylate

1. 结构

2. 物理性质

分子式：$C_{26}H_{29}F_2N_7 \cdot 2CH_3SO_3H$

相对分子质量：669.76

CAS 号：29608–49–9

溶剂：三氯甲烷

性状：白色或类白色结晶性粉末；无臭，无味

溶解性：甲醇、三氯甲烷中易溶，乙醇中溶解，丙酮中微溶，水中不溶

对照品编号：100349–200501

3. ^{19}F NMR 图谱

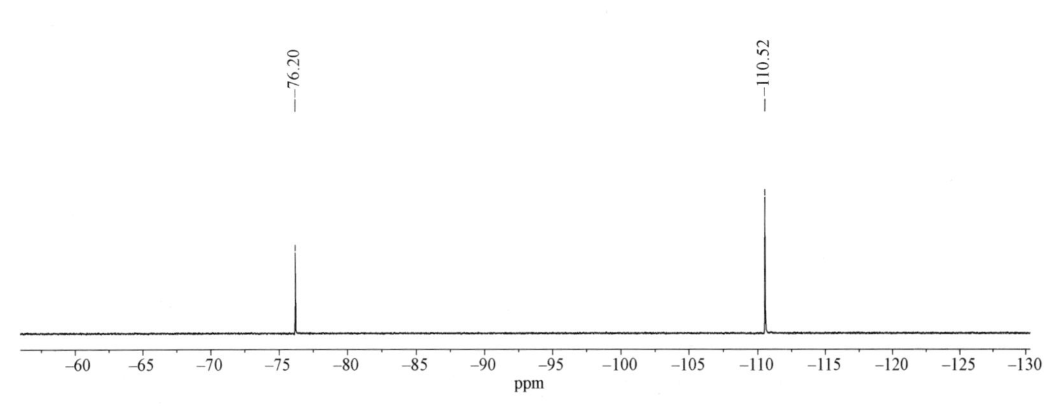

图 5–17　二甲磺酸阿米三嗪的 ^{19}F NMR 图谱

4. 用途

二甲磺酸阿米三嗪可用于治疗亚急性和慢性脑血管功能不全，脑卒中后遗症，老年性轻、中度痴呆和良性记忆障碍及缺血性耳蜗前庭功能失调等。

5. 备注

（1）中文化学名

2,4–双(烯丙氨基)–6–[4–双–(对氟苯基)甲基]–1–哌嗪基–*S*–三嗪二甲磺酸盐

（2）英文化学名

1,3,5–triazine–2,4–diamine,6–(4–(bis(4–fluorophenyl)methyl)–1–piperazinyl)–*N*,*N*′–di–2–propenyl–dimethanesulfonate

（3）Smiles

CS(=O)(=O)O.CS(=O)(=O)O.Fc1ccc(cc1)C(N2CCN(CC2)c3nc(NCC=C)nc(NCC=C)n3)c4ccc(F)cc4

（4）InChi

1S/C26H29F2N7.2CH4O3S/c1–3–13–29–24–31–25(30–14–4–2)33–26(32–24)35–17–15–34(16–18–35)23(19–5–9–21(27)10–6–19)20–7–11–22(28)12–8–20;2*1–5(2,3)4/h3–12,23H,1–2,13–18H2,(H2,29,30,31,32,33);2*1H3,(H,2,3,4)

（5）InChiKey

MRDBGMJEPGXQHJ–UHFFFAOYSA–N

（6）药典收载情况

《中国药典》2020 年版二部

（7）中国上市制剂

阿米三嗪萝巴新片

氟胞嘧啶
Flucytosine

1. 结构

2. 物理性质

分子式：$C_4H_4FN_3O$

相对分子质量：129.09

CAS 号：2022－85－7

溶剂：二甲基亚砜

性状：白色或类白色结晶性粉末；无臭或微臭

溶解性：水中略溶，乙醇中微溶，三氯甲烷或乙醚中几乎不溶，稀盐酸、氢氧化钠试液中易溶

对照品编号：100315–201502

3. ^{19}F NMR 图谱

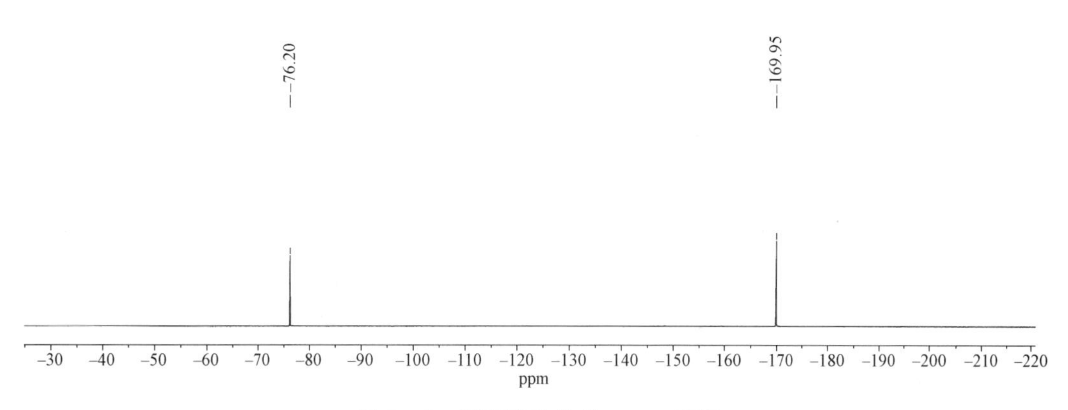

图 5–18　氟胞嘧啶的 ^{19}F NMR 图谱

4. 用途

氟胞嘧啶是抗真菌药，对隐球菌属和念珠菌属等具有较高抗菌活性，对着色真菌、少数曲霉属有一定抗菌活性。

5. 备注

（1）中文化学名

5–氟–4–氨基–2(1*H*)–嘧啶酮

（2）英文化学名

4–amino–5–fluoropyrimidin–2(1*H*)–one

（3）Smiles

NC1=NC(=O)NC=C1F

（4）InChi

1S/C4H4FN3O/c5–2–1–7–4(9)8–3(2)6/h1H,(H3,6,7,8,9)

（5）InChiKey

XRECTZIEBJDKEO–UHFFFAOYSA–N

（6）药典收载情况

《中国药典》2020 年版二部，《日本药典》17，《英国药典》2020，《美国药典》40，《欧洲药典》9.0

（7）中国上市制剂

氟胞嘧啶注射液，氟胞嘧啶片

氟比洛芬
Flurbiprofen

1. 结构

2. 物理性质

分子式：$C_{15}H_{13}FO_2$

相对分子质量：244.26

CAS 号：5104–49–4

溶剂：三氯甲烷

性状：白色或类白色结晶性粉末

溶解性：甲醇、乙醇、丙酮或乙醚中易溶，乙腈中溶解，水中几乎不溶

对照品编号：100725–200401

3. ^{19}F NMR 图谱

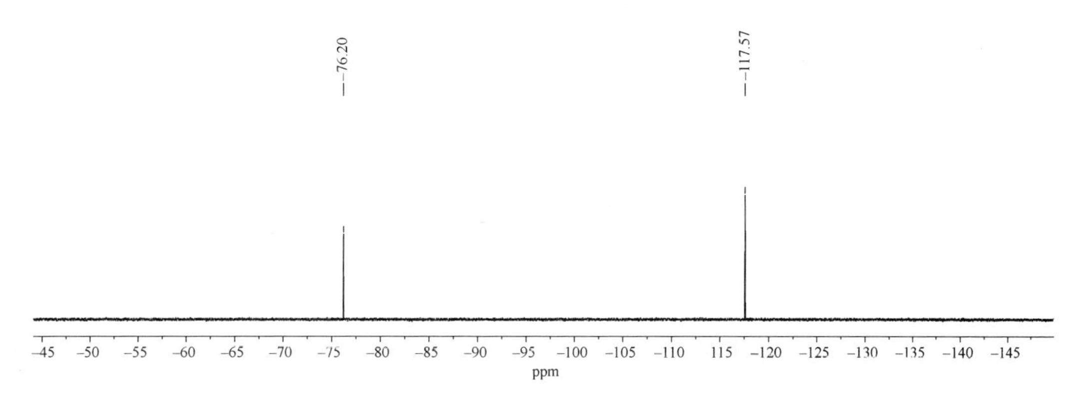

图 5–19　氟比洛芬的 ^{19}F NMR 图谱

4. 用途

氟比洛芬主要适用于类风湿关节炎、骨关节炎、强直性脊柱炎等，也可用于软组织病及轻中度疼痛的治疗。

5. 备注

（1）中文化学名

(±)–2–(2–氟–4–联苯基)–丙酸

（2）英文化学名

(2*RS*)–2–(2–fluorobiphenyl–4–yl)propanoic acid

（3）Smiles

CC(C(=O)O)c1ccc(c(F)c1)c2ccccc2

（4）InChi

1S/C15H13FO2/c1–10(15(17)18)12–7–8–13(14(16)9–12)11–5–3–2–4–6–11/h2–10H,1H3,(H,17,18)

（5）InChiKey

SYTBZMRGLBWNTM–UHFFFAOYSA–N

（6）药典收载情况

《中国药典》2020 年版二部，《日本药典》17，《英国药典》2020，《美国药典》40，《欧洲药典》9.0

（7）中国上市制剂

氟比洛芬凝胶贴膏，氟比洛芬缓释片，氟比洛芬酯注射液

氟达拉滨
Fludarabine

1. 结构

2. 物理性质

分子式：$C_{10}H_{12}FN_5O_4$
相对分子质量：285.23
CAS 号：21679–14–1
溶剂：二甲基亚砜
性状：白色固体
溶解性：加热后在水或甲醇中略溶

3. ^{19}F NMR 图谱

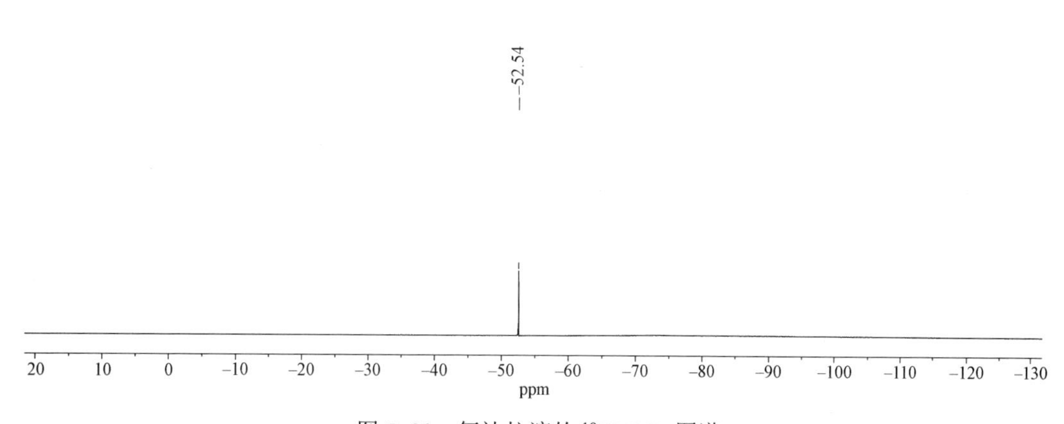

图 5–20　氟达拉滨的 ^{19}F NMR 图谱

4. 用途

氟达拉滨是氟化核苷酸类似物，用于治疗 B–细胞慢性淋巴细胞白血病。

5. 备注

（1）中文化学名

9–β–D–阿拉伯呋喃糖基–2–氟腺嘌呤

（2）英文化学名

(2*R*,3*S*,4*S*,5*R*)–2–(6–amino–2–fluoropurin–9–yl)–5–(hydroxymethyl)oxolane–3,4–diol

（3）Smiles

Nc1nc(F)nc2c1ncn2[C@@H]3O[C@H](CO)[C@@H](O)[C@@H]3O

（4）InChi

1S/C10H12FN5O4/c11–10–14–7(12)4–8(15–10)16(2–13–4)9–6(19)5(18)3(1–17)20–9/h2–3,5–6,9,17–19H,1H2,(H2,12,14,15)/t3–,5–,6+,9–/m1/s1

（5）InChiKey

HBUBKKRHXORPQB–FJFJXFQQSA–N

（6）药典收载情况

《中国药典》2020 年版二部，《英国药典》2020，《美国药典》40，《欧洲药典》9.0

（7）中国上市制剂

注射用磷酸氟达拉滨，磷酸氟达拉滨片

氟伐他汀钠
Fluvastatin Sodium

1. 结构

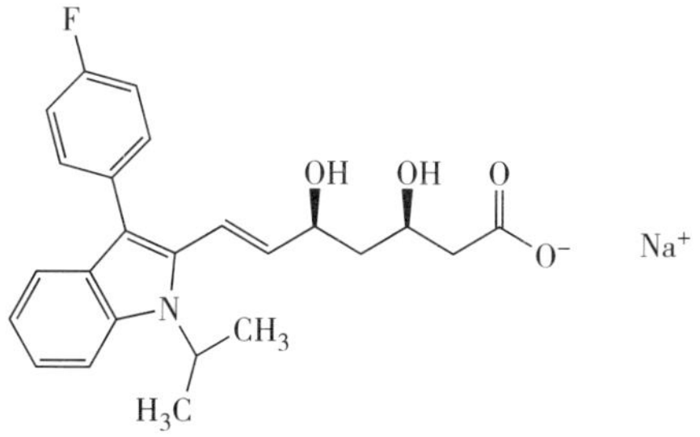

2. 物理性质

分子式：$C_{24}H_{25}FNNaO_4$
相对分子质量：433.46
CAS 号：93957-55-2
溶剂：二甲基亚砜
性状：浅黄色结晶性粉末
对照品编号：100800-201302

3. ¹⁹F NMR 图谱

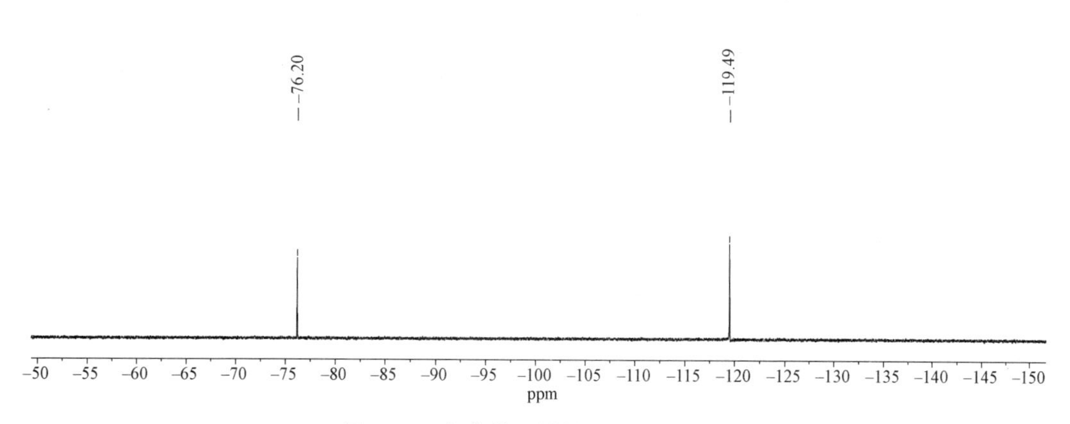

图 5-21　氟伐他汀钠的 ^{19}F NMR 图谱

4. 用途

氟伐他汀钠属于甲基戊二酰辅酶 A 还原酶抑制剂，用于降血脂。

5. 备注

（1）中文化学名

[*R**,*S**–(*E*)]–(±)–7–[3–(4–氟苯基)–1–(1–甲基乙基)–1–氢–吲哚–2–基]–3,5–二羟基庚–6–烯酸钠

（2）英文化学名

[*R**,*S**–(*E*)]–(±)–7–[3–(4–fluorophenyl)–1–(1–methylethyl)–1*H*–indol–2–yl]–3,5–dihydroxyhept–6–enoate

（3）Smiles

[Na+].CC(C)n1c(\C=C\[C@H](O)C[C@H](O)CC(=O)[O–])c(c2ccc(F)cc2)c3ccccc13

（4）InChi

1S/C24H26FNO4.Na/c1–15(2)26–21–6–4–3–5–20(21)24(16–7–9–17(25)10–8–16)22(26)12–11–18(27)13–19(28)14–23(29)30;/h3–12,15,18–19,27–28H,13–14H2,1–2H3,(H,29,30);/q;+1/p–1/b12–11+;/t18–,19–;/m0/s1

（5）InChiKey

ZGGHKIMDNBDHJB–RPQBTBOMSA–M

（6）药典收载情况

《英国药典》2020，《美国药典》40，《欧洲药典》9.0

（7）中国上市制剂

氟伐他汀钠胶囊，氟伐他汀钠缓释片

伏立康唑
Voriconazole

1. 结构

2. 物理性质

分子式：$C_{16}H_{14}F_3N_5O$

相对分子质量：349.31

CAS 号：137234–62–9

溶剂：甲醇

性状：白色结晶性粉末；无臭，无味

溶解性：三氯甲烷中易溶，乙醇中溶解，水中几乎不溶

对照品编号：100862–201402

3. ^{19}F NMR 图谱

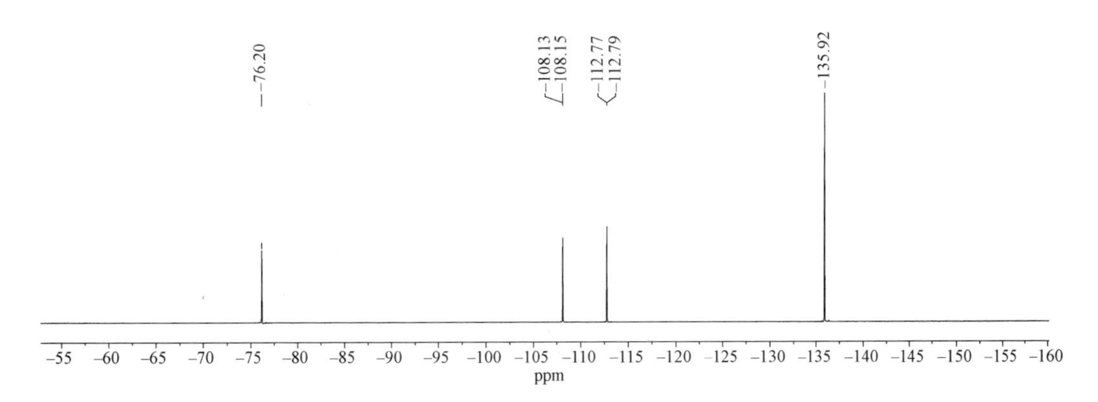

图 5–22　伏立康唑的 ^{19}F NMR 图谱

4. 用途

伏立康唑为广谱抗真菌药，用于治疗真菌感染。

5. 备注

（1）中文化学名

(2*R*,3*S*)–2–(2,4–二氟苯基)–3–(5–氟–4–嘧啶基–1–(1*H*–1,2,4–三氮唑–1–基)–2–丁醇

（2）英文化学名

(*αR*,*βS*)–*α*–(2,4–difluorophenyl)–5–fluoro–*β*–methyl–*α*–(1*H*–1,2,4–triazol–1–ylmethyl)–4–pyrimidineethanol

（3）Smiles

C[C@@H](c1ncncc1F)[C@](O)(Cn2cncn2)c3ccc(F)cc3F

（4）InChi

1S/C16H14F3N5O/c1–10(15–14(19)5–20–7–22–15)16(25,6–24–9–21–8–23–24)12–3–2–11(17)4–13(12)18/h2–5,7–10,25H,6H2,1H3/t10–,16+/m0/s1

（5）InChiKey

BCEHBSKCWLPMDN–MGPLVRAMSA–N

（6）药典收载情况

《中国药典》2020 年版二部，《日本药典》17，《英国药典》2020，《美国药典》40，《欧洲药典》9.0

（7）中国上市制剂

伏立康唑片，注射用伏立康唑，伏立康唑干混悬剂，伏立康唑胶囊，伏立康唑分散片

伏立康唑杂质 A
Voriconazole Impurity A

1. 结构

2. 物理性质

分子式：$C_{16}H_{14}F_3N_5O$

相对分子质量：349.31

CAS 号：182230-43-9

溶剂：二甲基亚砜

对照品编号：130700-201501

3. ^{19}F NMR 图谱

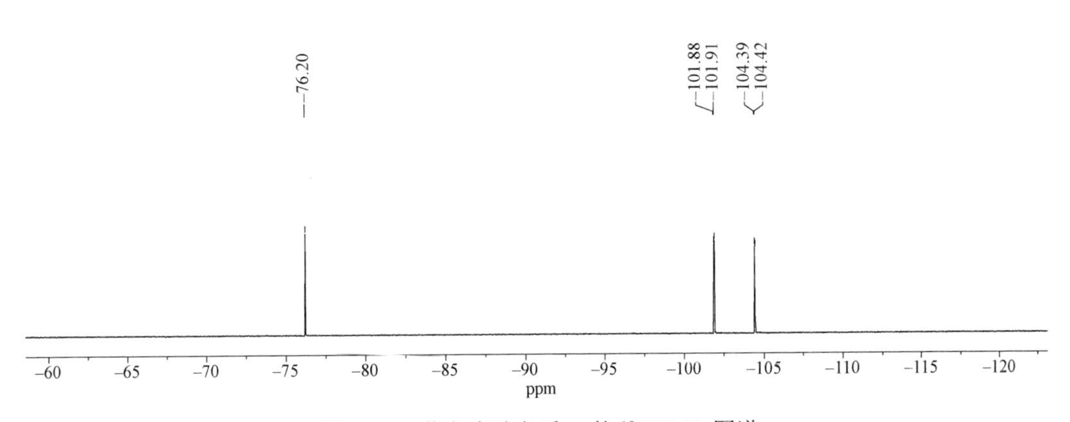

图 5-23　伏立康唑杂质 A 的 ^{19}F NMR 图谱

4. 备注

（1）中文化学名

(2*R*,3*S*/2*S*,3*R*)–2–(2,4–二氟苯基)–3–(5–氟嘧啶–4–基)–1–(1*H*–1,2,4–三唑–1–基)–2–丁醇

（2）英文化学名

(2*R*,3*S*/2*S*,3*R*)–2–(2,4–Difluorophenyl)–3–(5–fluoropyrimidin–4–yl)–1–(1*H*–1,2,4–triazol–1–yl)butan–2–ol

（3）Smiles

CC(C1=NC=NC=C1F)C(CN2C=NC=N2)(C3=C(C=C(C=C3)F)F)O

（4）InChi

InChI=1S/C16H14F3N5O/c1–10(15–14(19)5–20–7–22–15)16(25,6–24–9–21–8–23–24)12–3–2–11(17)4–13(12)18/h2–5,7–10,25H,6H2,1H3

（5）InChiKey

BCEHBSKCWLPMDN–UHFFFAOYSA–N

伏立康唑杂质 B
Voriconazole Impurity B

1. 结构

2. 物理性质

分子式：$C_{16}H_{15}F_2N_5O$

相对分子质量：331.32

CAS 号：182369-73-9

溶剂：二甲基亚砜

对照品编号：130701-201501

3. ^{19}F NMR 图谱

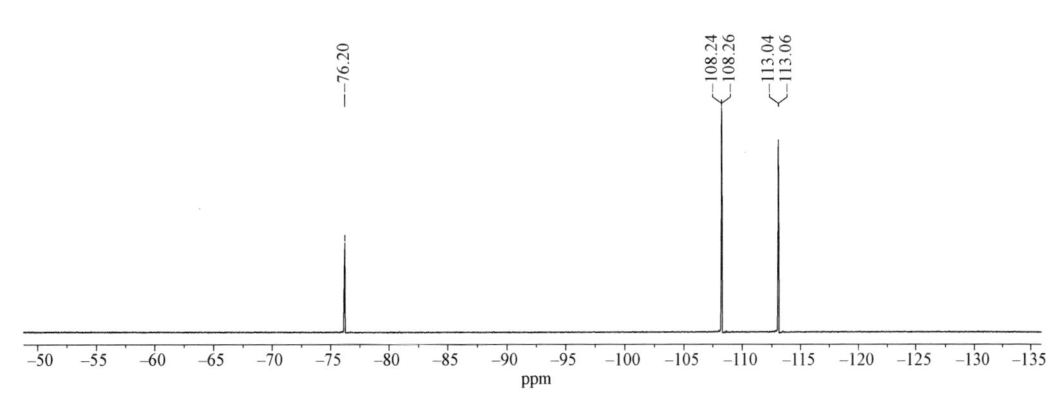

图 5-24　伏立康唑杂质 B 的 ^{19}F NMR 图谱

4. 备注

（1）中文化学名

(2*RS*,3*SR*)–2–(2,4–二氟苯基)–3–嘧啶–4–基–1–(1*H*–1,2,4–三唑–1–基)丁–2–醇

（2）英文化学名

(2*RS*,3*SR*)–2–(2,4–difluorophenyl)–3–pyrimidin–4–yl–1–(1*H*–1,2,4–triazol–1–yl) butan–2–ol

（3）Smiles

C[C@@H](c1ccncn1)[C@](O)(Cn2cncn2)c3ccc(F)cc3F

（4）InChi

1S/C16H15F2N5O/c1–11(15–4–5–19–8–21–15)16(24,7–23–10–20–9–22–23)13–3–2–12(17)6–14(13)18/h2–6,8–11,24H,7H2,1H3/t11–,16+/m0/s1

（5）InChiKey

ZVQLILUCRUIFNH–MEDUHNTESA–N

氟氯西林钠
Flucloxacillin Sodium

1. 结构

2. 物理性质

分子式：$C_{19}H_{16}ClFN_3NaO_5S \cdot H_2O$

相对分子质量：493.9

CAS 号：1847-24-1

溶剂：三氯甲烷

性状：白色至灰白色粉末

对照品编号：130529-200301

3. ^{19}F NMR 图谱

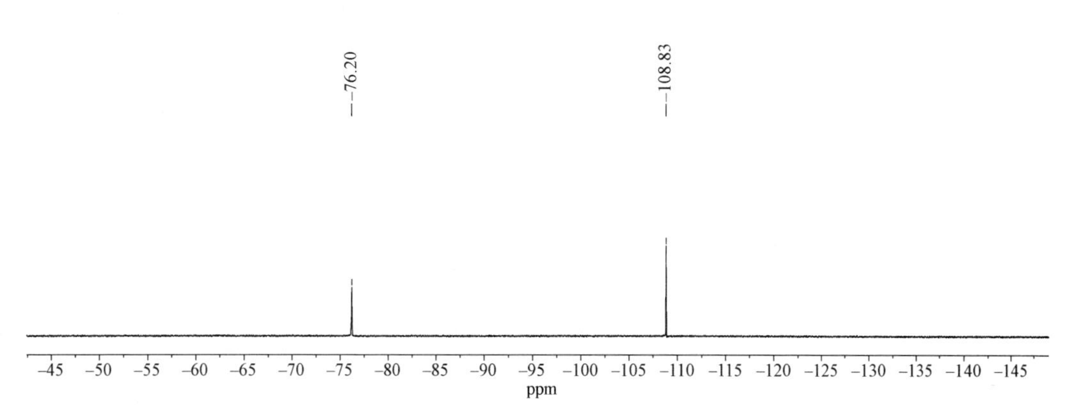

图 5-25　氟氯西林钠的 ^{19}F NMR 图谱

4. 用途

氟氯西林钠为β–内酰胺类抗生素，主要用于治疗葡萄球菌所致的各种周围感染。

5. 备注

（1）中文化学名

(2*S*,5*R*,6*R*)–6–[[[3–(2–氯–6–氟苯基)–5–甲基异噁唑–4–基]羰基]氨基]–3,3–二甲基–7–氧代–4–硫杂–1–氮杂二环[3.2.0]庚烷–2–甲酸钠一水合物

（2）英文化学名

(2*S*,5*R*,6*R*)–6–[[[3–(2–chloro–6–fluorophenyl)–5–methyl–1,2–oxazol–4–yl]amino]–3,3–dimethyl–7–oxo–4–thia–1–azabicyclo[3.2.0]heptane–2–formate;Sodium

（3）Smiles

[Na+].Cc1onc(c1C(=O)N[C@H]2[C@H]3SC(C)(C)[C@@H](N3C2=O)C(=O)[O–])c4c(F)cccc4Cl

（4）InChi

1S/C19H17ClFN3O5S.Na/c1–7–10(12(23–29–7)11–8(20)5–4–6–9(11)21)15(25)22–13–16(26)24–14(18(27)28)19(2,3)30–17(13)24;/h4–6,13–14,17H,1–3H3,(H,22,25)(H,27,28);/q;+1/p–1/t13–,14+,17–;/m1/s1

（5）InChiKey

OTEANHMVDHZOPB–SLINCCQESA–M

（6）药典收载情况

《中国药典》2020 年版二部，《英国药典》2020，《欧洲药典》9.0

（7）中国上市制剂

注射用阿莫西林氟氯西林钠，氟氯西林钠阿莫西林胶囊，氟氯西林钠颗粒，氟氯西林胶囊，注射用氟氯西林钠

氟马西尼
Flumazenil

1. 结构

2. 物理性质

分子式：$C_{15}H_{14}FN_3O_3$

相对分子质量：303.29

CAS 号：78755–81–4

溶剂：三氯甲烷

性状：白色或类白色结晶性粉末；无臭，无味

溶解性：三氯甲烷或冰醋酸中易溶，甲醇中略溶，水中几乎不溶

对照品编号：100727–201602

3. ^{19}F NMR 图谱

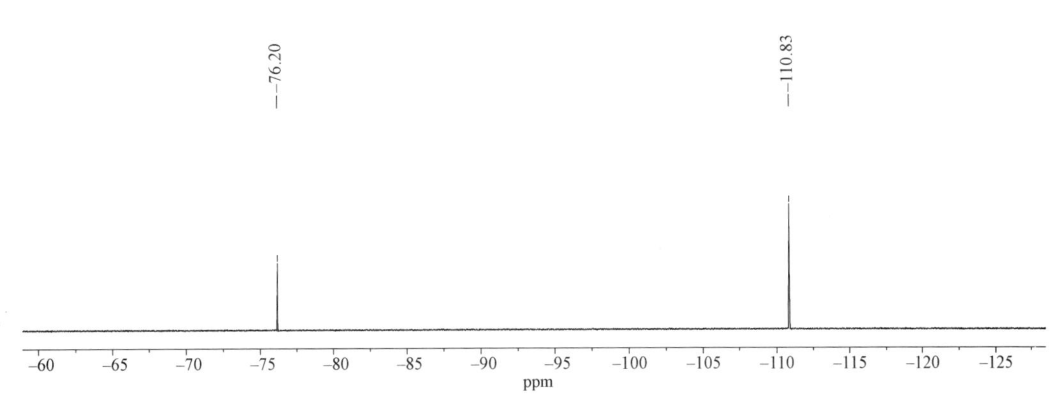

图 5–26　氟马西尼的 ^{19}F NMR 图谱

4. 用途

氟马西尼是苯二氮䓬类药物的拮抗剂，用于对抗苯二氮䓬类药物超剂量使用后的镇静作用及定向障碍，并具有抗惊厥活性和抗癫痫作用；也可用于氟烷麻醉后的恢复期及因酒精中毒所致肝硬化的脑病，作为原因不明的神志丧失的诊断药，用以鉴别苯二氮䓬类及其他药物中毒或脑损伤。

5. 备注

（1）中文化学名

8–氟–5,6–二氢–5–甲基–6–氧代–4*H*–咪唑并–[1,5–*a*][1,4]苯并二氮䓬–3–甲酸乙酯

（2）英文化学名

8–fluoro–5,6–dihydro–5–methyl–6–oxo–4*H*–imidazo[1,5–*a*][1,4]benzodiazepine–3–carboxylate

（3）Smiles

CCOC(=O)c1ncn2c1CN(C)C(=O)c3cc(F)ccc23

（4）InChi

1S/C15H14FN3O3/c1–3–22–15(21)13–12–7–18(2)14(20)10–6–9(16)4–5–11(10)19(12)8–17–13/h4–6,8H,3,7H2,1–2H3

（5）InChiKey

OFBIFZUFASYYRE–UHFFFAOYSA–N

（6）药典收载情况

《中国药典》2020 年版二部，《英国药典》2020，《美国药典》40，《欧洲药典》9.0

（7）中国上市制剂

氟马西尼注射液

氟康唑
Fluconazole

1. 结构

2. 物理性质

分子式：$C_{13}H_{12}F_2N_6O$
相对分子质量：306.27
CAS 号：86386-73-4
溶剂：二甲基亚砜
性状：白色或类白色结晶或结晶性粉末
溶解性：甲醇中易溶，乙醇中溶解，二氯甲烷、水或醋酸中微溶，乙醚中不溶
对照品编号：100314-201605

3. ^{19}F NMR 图谱

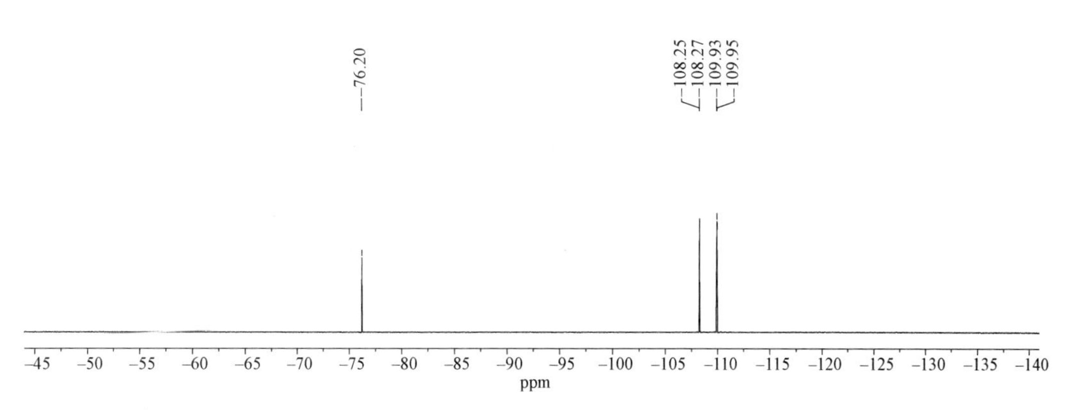

图 5-27 氟康唑的 ^{19}F NMR 图谱

4. 用途

氟康唑为广谱抗真菌药。

5. 备注

（1）中文化学名

α–(2,4–二氟苯基)–*α*–(l*H*–l,2,4–三唑–1–基甲基)–1*H*–1,2,4–三唑–1–基乙醇

（2）英文化学名

2–(2,4–difluorophenyl)–1,3–bis(1*H*–1,2,4–triazol–1–yl)propan–2–ol

（3）Smiles

OC(Cn1cncn1)(Cn2cncn2)c3ccc(F)cc3F

（4）InChi

1S/C13H12F2N6O/c14–10–1–2–11(12(15)3–10)13(22,4–20–8–16–6–18–20)5–21–9–17–7–19–21/h1–3,6–9,22H,4–5H2

（5）InChiKey

RFHAOTPXVQNOHP–UHFFFAOYSA–N

（6）药典收载情况

《中国药典》2020 年版二部，《日本药典》17，《英国药典》2020，《美国药典》40，《欧洲药典》9.0

（7）中国上市制剂

氟康唑葡萄糖注射液，氟康唑氯化钠注射液，氟康唑片，氟康唑颗粒，氟康唑胶囊，注射用氟康唑，氟康唑滴眼液，氟康唑注射液，氟康唑分散片

氟康唑杂质 A
Fluconazole Impurity A

1. 结构

2. 物理性质

分子式：$C_{13}H_{12}F_2N_6O$

相对分子质量：306.27

CAS 号：89429-59-4

溶剂：二甲基亚砜

性状：类白色或浅黄色固体

溶解性：二甲基亚砜、甲醇中微溶

对照品编号：130693-201501

3. ^{19}F NMR 图谱

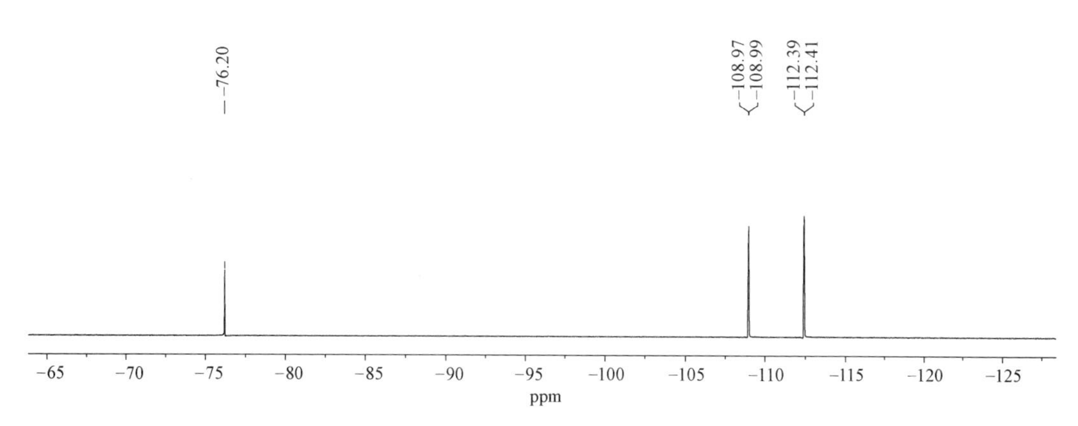

图 5-28　氟康唑杂质 A 的 ^{19}F NMR 图谱

4. 备注

（1）中文化学名

(2*RS*)–2–(2,4–二氟苯基)–1–(1*H*–1,2,4–三唑–1–基)–3–(4*H*–1,2,4–三唑–4–基)丙烷–2–醇

（2）英文化学名

(2*RS*)–2–(2,4–difluorophenyl)–1–(1*H*–1,2,4–triazol–1–yl)–3–(4*H*–1,2,4–triazol–4–yl)propan–2–ol

（3）Smiles

OC(Cn1cnnc1)(Cn2cncn2)c3ccc(F)cc3F

（4）InChi

1S/C13H12F2N6O/c14–10–1–2–11(12(15)3–10)13(22,4–20–8–17–18–9–20)5–21–7–16–6–19–21/h1–3,6–9,22H,4–5H2

（5）InChiKey

SAXXZPKHUDPGQQ–UHFFFAOYSA–N

氟康唑杂质 B
Fluconazole Impurity B

1. 结构

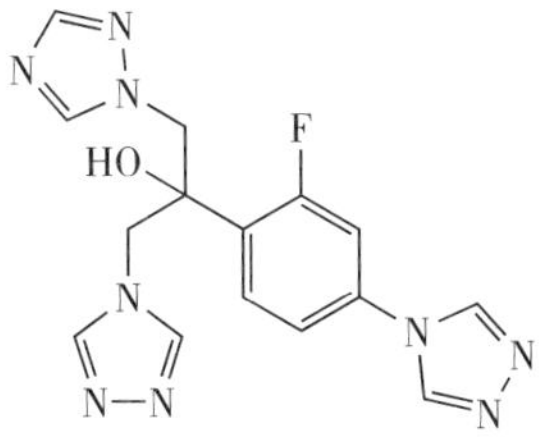

2. 物理性质

分子式：$C_{15}H_{14}FN_9O$

相对分子质量：355.33

CAS 号：871550–15–1

溶剂：二甲基亚砜

性状：白色或类白色固体

溶解性：二甲基亚砜、乙腈中微溶

对照品编号：130694–201501

3. ^{19}F NMR 图谱

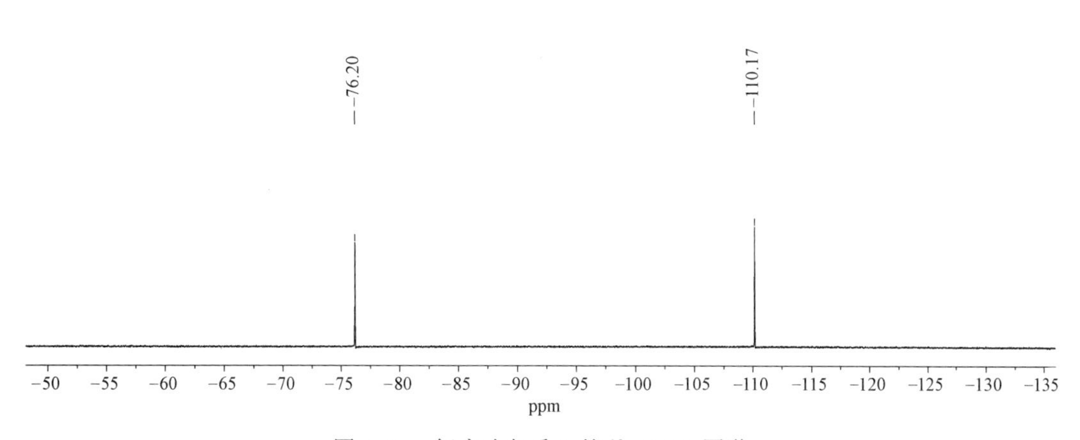

图 5–29　氟康唑杂质 B 的 ^{19}F NMR 图谱

4. 备注

（1）中文化学名

2–(2–氟–4–(1*H*–1,2,4–三唑–1–基)苯基)–1,3–双(1*H*–1,2,4–三唑–1–基)丙烷–2–醇

（2）英文化学名

2–(2–fluoro–4–(1*H*–1,2,4–triazol–1–yl)phenyl)–1,3–bis(1*H*–1,2,4–triazol–1–yl) propan–2–ol

（3）Smiles

OC(Cn1cncn1)(Cn2cncn2)c3ccc(cc3F)n4cncn4

（4）InChi

1S/C15H14FN9O/c16–14–3–12(25–11–19–8–22–25)1–2–13(14)15(26,4–23–9–17–6–20–23)5–24–10–18–7–21–24/h1–3,6–11,26H,4–5H2

（5）InChiKey

MMBHIHSCHXTGOX–UHFFFAOYSA–N

氟尿嘧啶
Fluorouracil

1. 结构

HN—F, O, N, H, O

2. 物理性质

分子式：$C_4H_3FN_2O_2$

相对分子质量：130.08

CAS 号：51－21－8

溶剂：水

性状：白色或类白色的结晶或结晶性粉末

溶解性：水中略溶，乙醇中微溶，三氯甲烷中几乎不溶，稀盐酸或氢氧化钠溶液中溶解

对照品编号：100187–201203

3. ^{19}F NMR 图谱

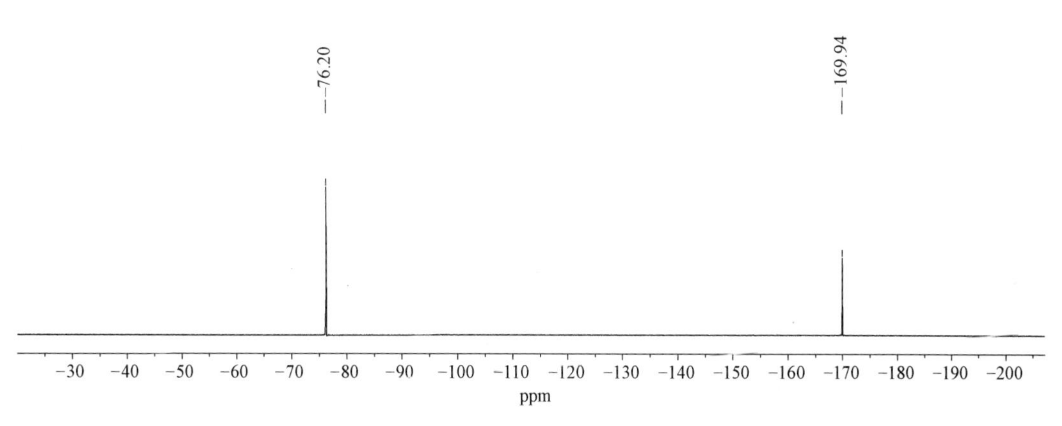

图 5–30　氟尿嘧啶的 ^{19}F NMR 图谱

4. 用途

氟尿嘧啶是抗肿瘤药，易透过血–脑屏障，用于肿瘤的治疗。

5. 备注

（1）中文化学名

5–氟–2,4(1*H*,3*H*)–嘧啶二酮

（2）英文化学名

5–fluor–2,4(1*H*,3*H*)–pyrimidindion

（3）Smiles

FC1=CNC(=O)NC1=O

（4）InChi

1S/C4H3FN2O2/c5–2–1–6–4(9)7–3(2)8/h1H,(H2,6,7,8,9)

（5）InChiKey

GHASVSINZRGABV–UHFFFAOYSA–N

（6）药典收载情况

《中国药典》2020年版二部，《日本药典》17，《英国药典》2020，《美国药典》40，《欧洲药典》9.0

（7）中国上市制剂

复方氟尿嘧啶口服溶液，注射用氟尿嘧啶，复方氟尿嘧啶注射液，氟尿嘧啶葡萄糖注射液，氟尿嘧啶片，氟尿嘧啶注射液，氟尿嘧啶植入剂，氟尿嘧啶口服乳，氟尿嘧啶乳膏

氟哌啶醇
Haloperidol

1. 结构

2. 物理性质

分子式：$C_{21}H_{23}ClFNO_2$

相对分子质量：375.87

CAS 号：52-86-8

溶剂：二甲基亚砜

性状：白色或类白色的结晶性粉末

溶解性：三氯甲烷中溶解，乙醇中略溶，乙醚中微溶，水中几乎不溶

对照品编号：100313-200301

3. ^{19}F NMR 图谱

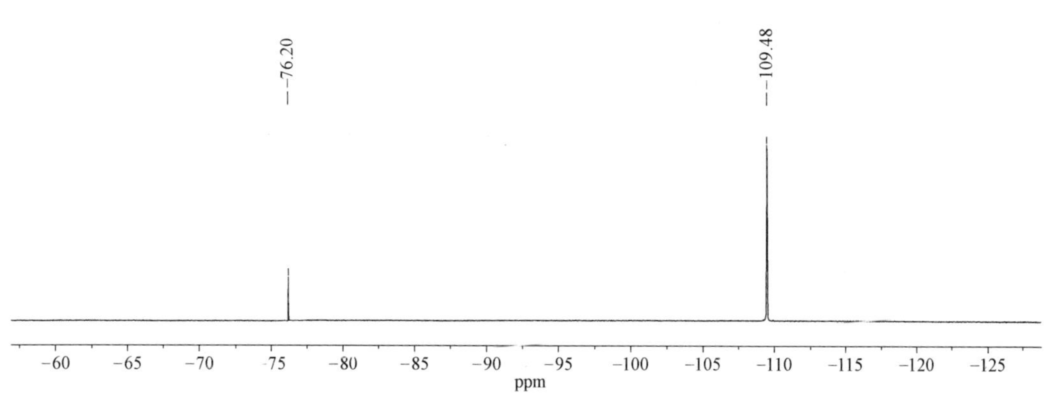

图 5-31 氟哌啶醇的 ^{19}F NMR 图谱

4. 用途

氟哌啶醇是抗精神病药，用于各种急、慢性精神分裂症，焦虑性神经症，儿童抽动–秽语综合征以及顽固性呃逆等。

5. 备注

（1）中文化学名

l-(4–氟苯基)–4–[4–(4–氯苯基)–4–羟基–1–哌啶基]–1–丁酮

（2）英文化学名

1–butanone,4–[4–(4–chlorophenyl)–4–hydroxy–1–piperidinyl]–1–(4–fluorophenyl)–4–[4–(*p*–Chlorophenyl)–4–hydroxypiperidino]–4′–fluorobutyrophenone

（3）Smiles

OC1(CCN(CCCC(=O)c2ccc(F)cc2)CC1)c3ccc(Cl)cc3

（4）InChi

1S/C21H23ClFNO2/c22–18–7–5–17(6–8–18)21(26)11–14–24(15–12–21)13–1–2–20(25)16–3–9–19(23)10–4–16/h3–10,26H,1–2,11–15H2

（5）InChiKey

LNEPOXFFQSENCJ–UHFFFAOYSA–N

（6）药典收载情况

《中国药典》2020 年版二部，《日本药典》17，《英国药典》2020，《美国药典》40，《欧洲药典》9.0

（7）中国上市制剂

癸酸氟哌啶醇注射液，氟哌啶醇片，氟哌啶醇注射液

氟他胺
Flutamide

1. 结构

2. 物理性质

分子式：$C_{11}H_{11}F_3N_2O_3$
相对分子质量：276.21
CAS 号：13311-84-7
溶剂：二甲基亚砜
性状：淡黄色结晶性粉末
溶解性：水中极微溶解，丙酮或乙醇中易溶
对照品编号：100598-201302

3. ^{19}F NMR 图谱

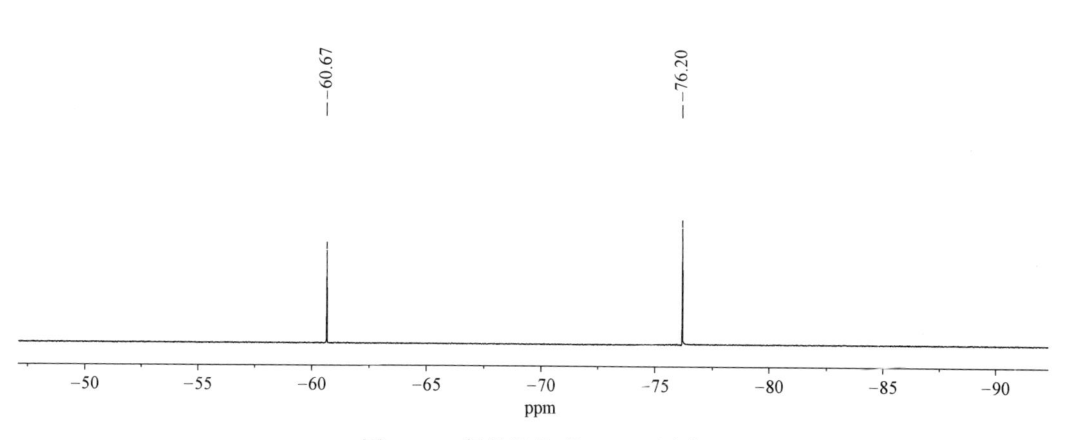

图 5-32 氟他胺的 ^{19}F NMR 图谱

4. 用途

氟他胺为抗肿瘤药，用于治疗前列腺癌或前列腺肥大。

5. 备注

（1）中文化学名

N–[4–硝基–3–(三氟甲基)苯基]–2–甲基丙酰胺

（2）英文化学名

2–methyl–*N*–[4–nitro–3–(trifluoromethyl)phenyl]propanamide

（3）Smiles

CC(C)C(=O)Nc1ccc(c(c1)C(F)(F)F)[N+](=O)[O–]

（4）InChi

1S/C11H11F3N2O3/c1–6(2)10(17)15–7–3–4–9(16(18)19)8(5–7)11(12,13)14/h3–6H,1–2H3,(H,15,17)

（5）InChiKey

MKXKFYHWDHIYRV–UHFFFAOYSA–N

（6）药典收载情况

《中国药典》2020 年版二部，《日本药典》17，《英国药典》2020，《美国药典》40，《欧洲药典》9.0

（7）中国上市制剂

氟他胺片，氟他胺胶囊

海泽麦布
Hyzetimibe

1. 结构

2. 物理性质

分子式：$C_{25}H_{21}F_2NO_3$

相对分子质量：421.44

CAS 号：1266548–74–6

溶剂：二甲基亚砜

性状：白色或类白色结晶性粉末

溶解性：二甲基亚砜中极易溶解，甲醇、乙醇、丙酮、异丙醇及乙酸乙酯中易溶，二氯甲烷中溶解，水及正庚烷中几乎不溶

3. ^{19}F NMR 图谱

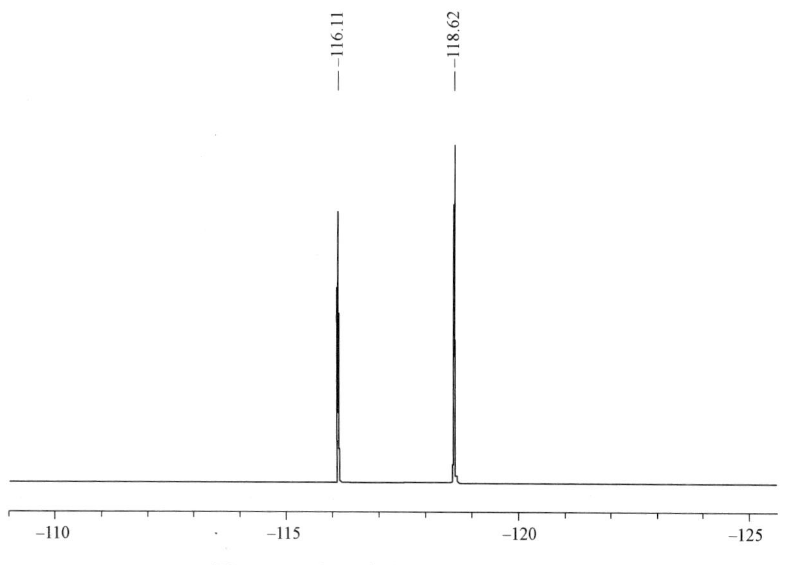

图 5–33　海泽麦布的 ^{19}F NMR 图谱

4. 用途

海泽麦布为胆固醇吸收抑制剂，用于降脂治疗。

5. 备注

（1）中文化学名

1–(4–氟苯基)–3(*R*)–[3–(4–氟苯基)–4–羟基丁基–2(*Z*)–烯–4(*S*)–(4–羟基苯基)–2–氮杂环丁烷酮]

（2）英文化学名

(3*R*,4*S*)–1–(4–fluorophenyl)–3–[(*Z*)–3–(4–fluorophenyl)–4–hydroxybut–2–enyl]–4–(4–hydroxyphenyl)azetidin–2–one

（3）Smiles

C1=CC(=CC=C1C2C(C(=O)N2C3=CC=C(C=C3)F)CC=C(CO)C4=CC=C(C=C4)F)O

（4）InChi

1S/C25H21F2NO3/c26–19–6–1–16(2–7–19)18(15–29)5–14–23–24(17–3–12–22(30)13–4–17)28(25(23)31)21–10–8–20(27)9–11–21/h1–13,23–24,29–30H,14–15H2/b18–5+/t23–,24–/m1/s1

（5）InChiKey

HEHHPZYUXSFAPV–SMOXZEHUSA–N

哈西奈德
Halcinonide

1. 结构

2. 物理性质

分子式：$C_{24}H_{32}ClFO_5$

相对分子质量：454.96

CAS 号：3093–35–4

溶剂：三氯甲烷

性状：白色至微黄色结晶性粉末；无臭

溶解性：三氯甲烷中溶解，甲醇或乙醇中微溶，水中不溶

对照品编号：100146–201504

3. ^{19}F NMR 图谱

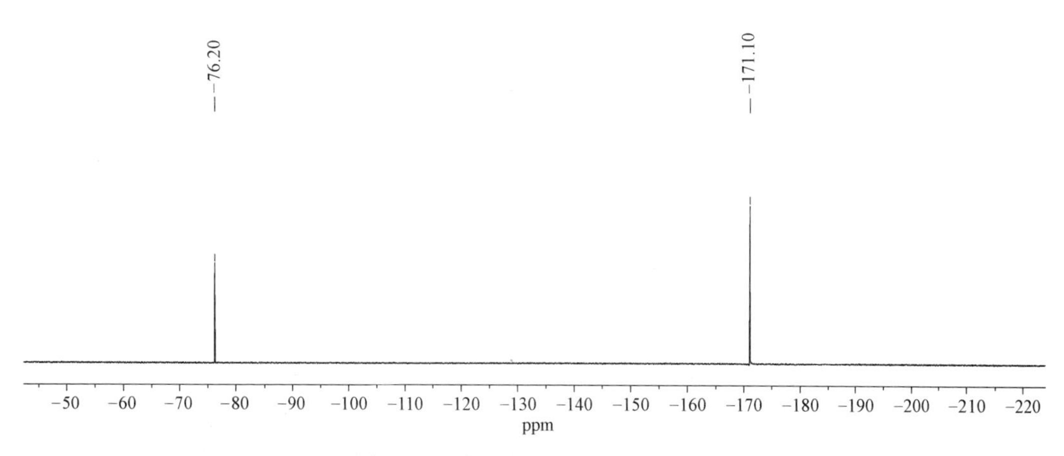

图 5–34　哈西奈德的 ^{19}F NMR 图谱

4. 用途

哈西奈德为肾上腺皮质激素药，主要用于银屑病和湿疹性皮炎的治疗。

5. 备注

（1）中文化学名

16α,17–[(1–甲基亚乙基)双(氧)]–11β–羟基–21–氯–9–氟孕甾–4–烯–3,20–二酮

（2）英文化学名

21–chloro–9–fluoro–11beta,16alpha,17–trihydroxypregn–4–ene–3,20–dione cyclic 16,17–acetal with acetone

（3）Smiles

CC1(C)O[C@@H]2C[C@H]3[C@@H]4CCC5=CC(=O)CC[C@]5(C)[C@@]4(F)[C@@H](O)C[C@]3(C)[C@@]2(O1)C(=O)CCl

（4）InChi

1S/C24H32ClFO5/c1–20(2)30–19–10–16–15–6–5–13–9–14(27)7–8–21(13,3)23(15,26)17(28)11–22(16,4)24(19,31–20)18(29)12–25/h9,15–17,19,28H,5–8,10–12H2,1–4H3/t15–,16–,17–,19+,21–,22–,23–,24+/m0/s1

（5）InChiKey

MUQNGPZZQDCDFT–JNQJZLCISA–N

（6）药典收载情况

《中国药典》2020 年版二部，《美国药典》40

（7）中国上市制剂

哈西奈德软膏，哈西奈德溶液，哈西奈德涂膜剂，哈西奈德乳膏

甲苯磺酸索拉非尼
Sorafenib Tosylate

1. 结构

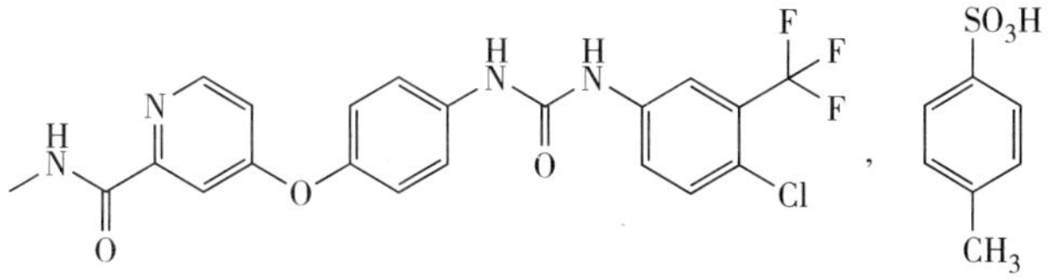

2. 物理性质

分子式：$C_{21}H_{16}ClF_3N_4O_3 \cdot C_7H_8O_3S$

相对分子质量：637.03

CAS 号：475207-59-1

溶剂：二甲基亚砜

性状：白色固体

溶解性：甲醇、二甲基亚砜中略溶

3. ^{19}F NMR 图谱

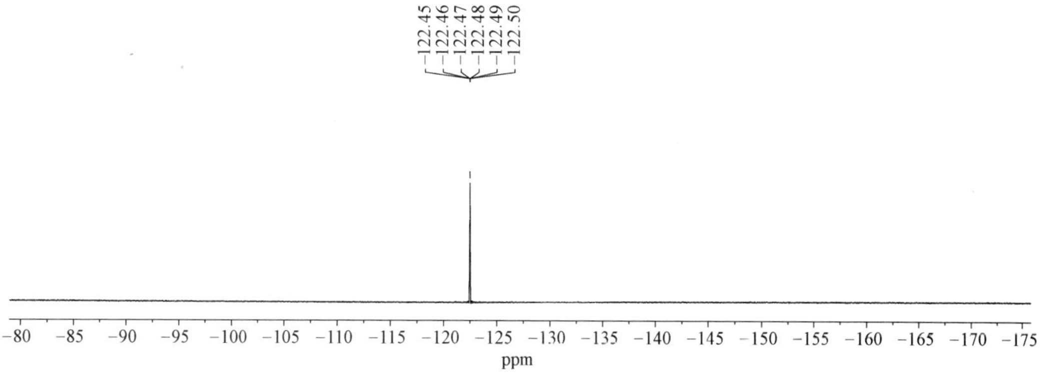

图 5-35　甲苯磺酸索拉非尼的 ^{19}F NMR 图谱

4. 用途

甲苯磺酸索拉非尼为抗肿瘤药，可以抑制多种存在于细胞内以及细胞表面的激酶，抑制肿瘤生长。

5. 备注

（1）中文化学名

4–[4–[3–[3–(三氟甲基)–4–氯苯基]脲基]苯氧基]–*N*–甲基吡啶–2–甲酰胺;对甲苯磺酸

（2）英文化学名

4–[4–[[4–chloro–3–(trifluoromethyl)phenyl]carbamoylamino]phenoxy]–*N*–methylpyridine–2–carboxamide;4–methylbenzenesulfonic acid

（3）Smiles

CNC(=O)c1cc(Oc2ccc(NC(=O)Nc3ccc(Cl)c(c3)C(F)(F)F)cc2)ccn1.Cc4ccc(cc4)S(=O)(=O)O

（4）InChi

1S/C21H16ClF3N4O3.C7H8O3S/c1–26–19(30)18–11–15(8–9–27–18)32–14–5–2–12(3–6–14)28–20(31)29–13–4–7–17(22)16(10–13)21(23,24)25;1–6–2–4–7(5–3–6)11(8,9)10/h2–11H,1H3,(H,26,30)(H2,28,29,31);2–5H,1H3,(H,8,9,10)

（5）InChiKey

IVDHYUQIDRJSTI–UHFFFAOYSA–N

（6）中国上市制剂

甲苯磺酸索拉非尼片

甲磺酸曲伐沙星
Trovafloxacin Mesilate

1. 结构

2. 物理性质

分子式：$C_{21}H_{19}F_3N_4O_6S$

相对分子质量：512.46

CAS 号：147059-75-4

溶剂：二甲基亚砜

性状：白色固体

溶解性：二甲基亚砜、甲醇中微溶

3. ^{19}F NMR 图谱

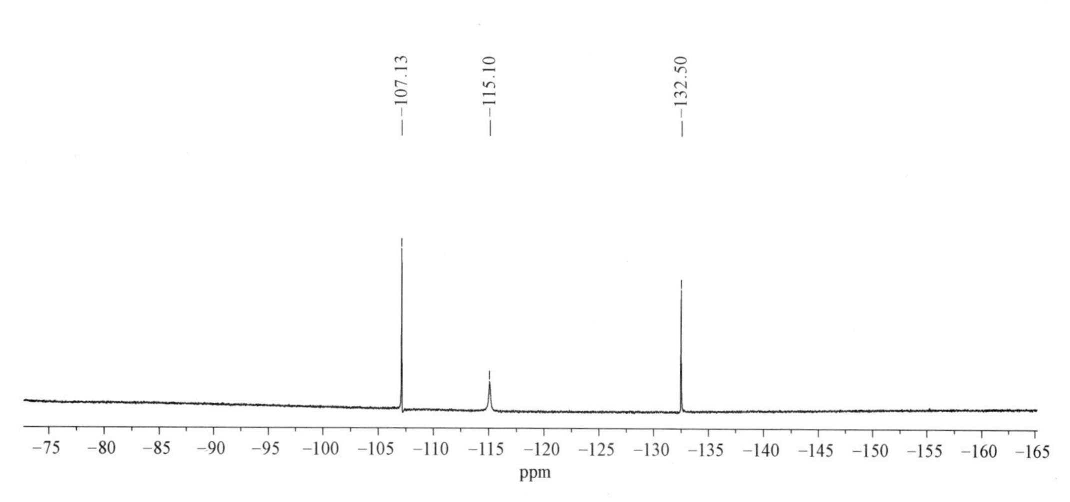

图 5-36　甲磺酸曲伐沙星的 ^{19}F NMR 图谱

4. 用途

甲磺酸曲伐沙星为喹诺酮类抗菌药，可用于敏感菌所致的肺炎、腹腔感染、妇产科感染、皮肤感染等。

5. 备注

（1）中文化学名

7–[(1*α*,5*α*,6*α*)–6–氨基–3–氮杂双环[3.1.0]–3–己基]–1–(2,4–二氟苯基)–6–氟–1,4–二氢–4–氧代–1,8–萘啶–3–羧酸;甲磺酸

（2）英文化学名

7–[(1*R*,5*S*)–6–amino–3–azabicyclo[3.1.0]hexan–3–yl]–1–(2,4–difluorophenyl)–6–fluoro–4–oxo–1,8–naphthyridine–3–carboxylic acid;methanesulfonic acid

（3）Smiles

CS(=O)(=O)O.N[C@@H]1[C@H]2CN(C[C@@H]12)c3nc4N(C=C(C(=O)O)C(=O)c4cc3F)c5ccc(F)cc5F

（4）InChi

1S/C20H15F3N4O3.CH4O3S/c21–8–1–2–15(13(22)3–8)27–7–12(20(29)30)17(28)9–4–14(23)19(25–18(9)27)26–5–10–11(6–26)16(10)24;1–5(2,3)4/h1–4,7,10–11,16H,5–6,24H2,(H,29,30);1H3,(H,2,3,4)/t10–,11+,16+;

（5）InChiKey

DYNZICQDCVYXFW–AHZSKCOESA–N

吉非替尼
Gefitinib

1. 结构

2. 物理性质

分子式：$C_{22}H_{24}ClFN_4O_3$

相对分子质量：446.9

CAS 号：184475-35-2

溶剂：三氯甲烷

性状：淡黄色固体

对照品编号：420019-201501

3. ^{19}F NMR 图谱

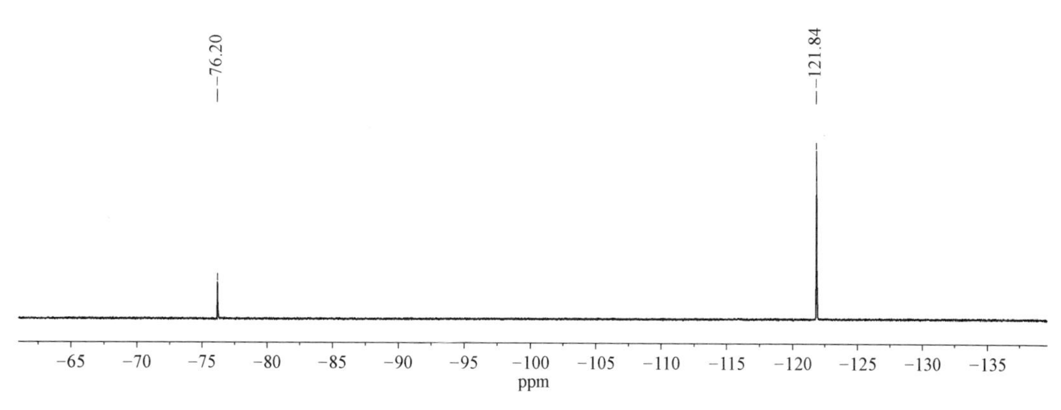

图 5-37　吉非替尼的 ^{19}F NMR 图谱

4. 用途

吉非替尼是表皮生长因子受体酪氨酸激酶抑制剂，用于非小细胞肺癌的治疗。

5. 备注

（1）中文化学名

N–(3–氯–4–氟苯基)–7–甲氧基–6–(3–吗啉–4–丙氧基)喹唑啉–4–胺

（2）英文化学名

N–(3–Chloro–4–fluorophenyl)–7–methoxy–6–[3–(morpholin–4–yl)propoxy]quinazolin–4–amine

（3）Smiles

COc1cc2ncnc(Nc3ccc(F)c(Cl)c3)c2cc1OCCCN4CCOCC4

（4）InChi

1S/C22H24ClFN4O3/c1–29–20–13–19–16(12–21(20)31–8–2–5–28–6–9–30–10–7–28)22(26–14–25–19)27–15–3–4–18(24)17(23)11–15/h3–4,11–14H,2,5–10H2,1H3,(H,25,26,27)

（5）InChiKey

XGALLCVXEZPNRQ–UHFFFAOYSA–N

（6）药典收载情况

《英国药典》2020，《欧洲药典》9.0

（7）中国上市制剂

吉非替尼片

吉米沙星
Gemifloxacin

1. 结构

2. 物理性质

分子式：$C_{18}H_{20}FN_5O_4$
相对分子质量：389.39
CAS 号：175463-14-6
溶剂：二甲基亚砜
性状：淡棕色固体
溶解性：二甲基亚砜中略溶

3. ^{19}F NMR 图谱

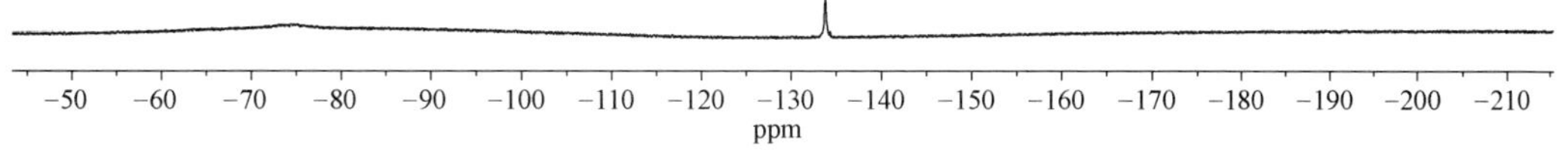

图 5-38　吉米沙星的 ^{19}F NMR 图谱

4. 用途

吉米沙星是喹诺酮类抗菌药，用于治疗由肺炎链球菌、耐甲氧西林的金黄色葡萄球菌、流感嗜血杆菌或黏膜炎莫拉菌和肺炎球菌所致的急性支气管炎、慢性支气管炎、上呼吸道感染，肺炎衣原体引起的社区获得性肺炎，也用于厌氧菌所致的泌尿系统、生殖系统、消化系统感染及皮肤、软组织感染。

5. 备注

（1）中文化学名

7–[3–(氨甲基)–4–(甲氧亚氨基)吡咯烷–1–基]–1–环丙基–6–氟–4–氧代–1,4–二氢–1,8–二氮杂萘–3–羧酸

（2）英文化学名

7–[(4*Z*)–3–(aminomethyl)–4–methoxyiminopyrrolidin–1–yl]–1–cyclopropyl–6–fluoro–4–oxo–1,8–naphthyridine–3–carboxylic acid

（3）Smiles

CO\N=C\1/CN（CC1CN）c2nc3N（C=C（C（=O）O）C（=O）c3cc2F）C4CC4

（4）InChi

1S/C18H20FN5O4/c1–28–22–14–8–23(6–9(14)5–20)17–13(19)4–11–15(25)12(18(26)27)7–24(10–2–3–10)16(11)21–17/h4,7,9–10H,2–3,5–6,8,20H2,1H3,(H,26,27)/b22–14+

（5）InChiKey

ZRCVYEYHRGVLOC–HYARGMPZSA–N

（6）中国上市制剂

甲磺酸吉米沙星片

枸橼酸莫沙必利
Mosapride Citrate

1. 结构

2. 物理性质

分子式：$C_{21}H_{25}ClFN_3O_3 \cdot C_6H_8O_7 \cdot 2H_2O$
相对分子质量：650.05
CAS 号：156925-25-6
溶剂：二甲基亚砜
性状：白色或类白色结晶性粉末
溶解性：乙醇中微溶，水和三氯甲烷中几乎不溶，冰醋酸中易溶
对照品编号：100656-201302

3. ^{19}F NMR 图谱

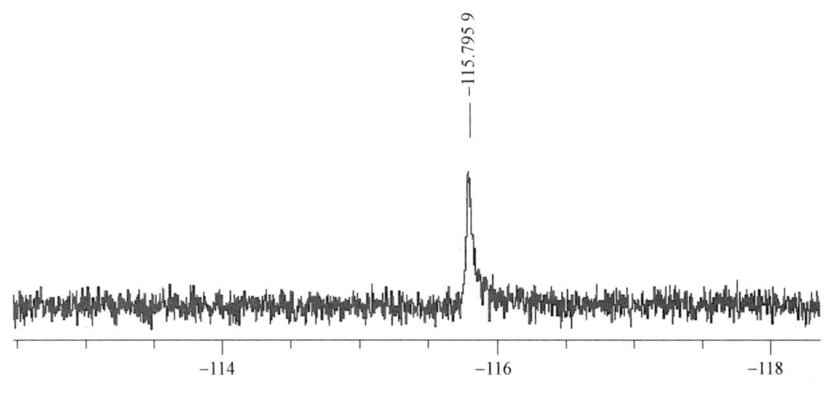

图 5-39　枸橼酸莫沙必利的 ^{19}F NMR 图谱

4. 用途

枸橼酸莫沙必利为消化道促动力剂，主要用于治疗功能性消化不良伴有胃灼热、嗳气、恶心、呕吐、早饱、上腹胀等。

5. 备注

（1）中文化学名

4–氨基–5–氯–2–乙氧基–*N*–[[4–[(4–氟苯基)甲基]吗啉–2–基]甲基]苯甲酰胺柠檬酸盐二水物

（2）英文化学名

4–amino–5–chloro–2–ethoxy–*N*–[[4–[(4–fluorophenyl)methyl]morpholin–2–yl]methyl]benzamide;2–hydroxypropane–1,2,3–tricarboxylic acid;dihydrate

（3）Smiles

CCOC1=CC(=C(C=C1C(=O)NCC2CN(CCO2)CC3=CC=C(C=C3)F)Cl)N.C(C(=O)O)C(CC(=O)O)(C(=O)O)O.O.O

（4）InChi

1S/C21H25ClFN3O3.C6H8O7.2H2O/c1–2–28–20–10–19(24)18(22)9–17(20)21(27)25–11–16–13–26(7–8–29–16)12–14–3–5–15(23)6–4–14;7–3(8)1–6(13,5(11)12)2–4(9)10;;/h3–6,9–10,16H,2,7–8,11–13,24H2,1H3,(H,25,27);13H,1–2H2,(H,7,8)(H,9,10)(H,11,12);2*1H2

（5）InChiKey

KVKIQHMTGSGTFO–UHFFFAOYSA–N

（6）药典收载情况

《日本药典》17

（7）中国上市制剂

枸橼酸莫沙必利片，枸橼酸莫沙必利胶囊，枸橼酸莫沙必利分散片，枸橼酸莫沙必利口服溶液

卡莫氟
Carmofur

1. 结构

2. 物理性质

分子式：$C_{11}H_{16}FN_3O_3$

相对分子质量：257.26

CAS 号：61422–45–5

溶剂：三氯甲烷

性状：白色结晶性粉末；无臭

溶解性：*N*,*N*–二甲基甲酰胺中极易溶，三氯甲烷中易溶，甲醇或乙醇中微溶，水中几乎不溶

对照品编号：100352–201803

3. ^{19}F NMR 图谱

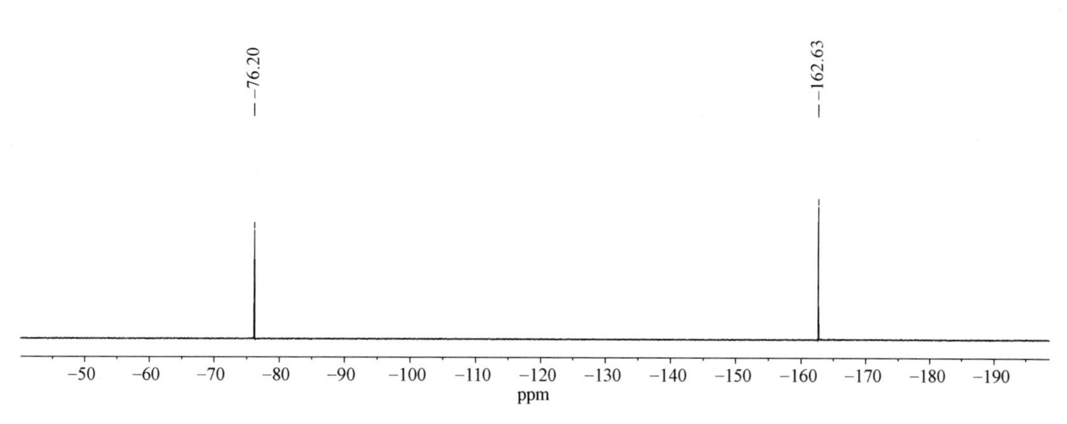

图 5–40　卡莫氟的 ^{19}F NMR 图谱

4. 用途

卡莫氟为抗肿瘤药，用于治疗多种实体瘤和腹水瘤。

5. 备注

（1）中文化学名

N–己基–5–氟–3,4–二氢–2,4–二氧代–1(2*H*)–嘧啶甲酰胺

（2）英文化学名

5–fluoro–1–(hexylaminocarbonyl)uracil

（3）Smiles

CCCCCCNC(=O)N1C=C(F)C(=O)NC1=O

（4）InChi

1S/C11H16FN3O3/c1–2–3–4–5–6–13–10(17)15–7–8(12)9(16)14–11(15)18/h7H,2–6H2,1H3,(H,13,17)(H,14,16,18)

（5）InChiKey

AOCCBINRVIKJHY–UHFFFAOYSA–N

（6）药典收载情况

《中国药典》2020 年版二部，《日本药典》17

（7）中国上市制剂

卡莫氟片

卡培他滨
Capecitabine

1. 结构

2. 物理性质

分子式：$C_{15}H_{22}FN_3O_6$
相对分子质量：359.35
CAS 号：154361-50-9
溶剂：二甲基亚砜
性状：白色或类白色粉末或结晶性粉末
溶解性：甲醇中极易溶解，乙腈或乙醇中易溶，水中略溶
对照品编号：420018-201501

3. ^{19}F NMR 图谱

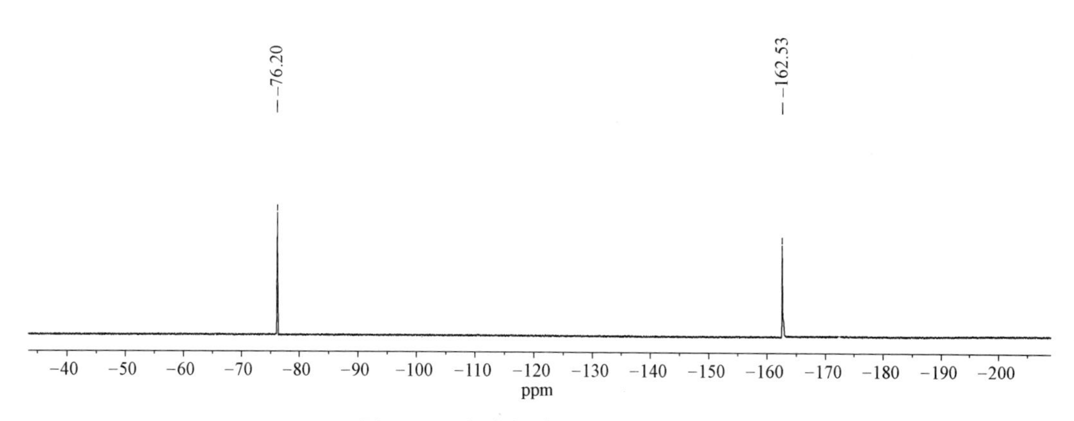

图 5-41　卡培他滨的 ^{19}F NMR 图谱

4. 用途

卡培他滨为肮肿瘤药，用于晚期乳腺癌、大肠癌等的治疗。

5. 备注

（1）中文化学名

5–脱氧–5–氟–*N*–[(戊氧基)羰基]–胞嘧啶核苷

（2）英文化学名

pentyl[1–(3,4–dihydroxy–5–methyl–oxolan–2–yl)–5–fluoro–2–oxo–pyrimidin–4–yl] aminoformate

（3）Smiles

CCCCCOC(=O)NC1=NC(=O)N(C=C1F)[C@@H]2O[C@H](C)[C@@H](O)[C@H]2O

（4）InChi

1S/C15H22FN3O6/c1–3–4–5–6–24–15(23)18–12–9(16)7–19(14(22)17–12)13–11(21)10(20)8(2)25–13/h7–8,10–11,13,20–21H,3–6H2,1–2H3,(H,17,18,22,23)/t8–,10–,11–,13–/m1/s1

（5）InChiKey

GAGWJHPBXLXJQN–UORFTKCHSA–N

（6）药典收载情况

《中国药典》2020 年版二部，《英国药典》2020，《美国药典》40，《欧洲药典》9.0

（7）中国上市制剂

卡培他滨片

来氟米特
Leflunomide

1. 结构

2. 物理性质

分子式：$C_{12}H_9F_3N_2O_2$

相对分子质量：270.20

CAS 号：75706–12–6

溶剂：三氯甲烷

性状：白色结晶或粉末；无臭

溶解性：甲醇或冰醋酸中易溶，乙醇中溶解，三氯甲烷中略溶，水中几乎不溶

对照品编号：100571–201802

3. ¹⁹F NMR 图谱

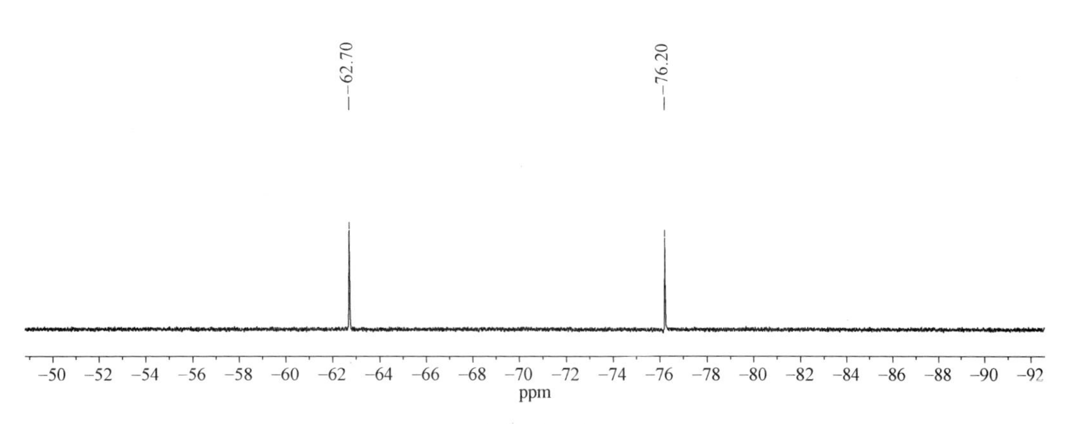

图 5–42　来氟米特的 ^{19}F NMR 图谱

4. 用途

来氟米特是选择性免疫抑制剂，用于类风湿关节炎的治疗。

5. 备注

（1）中文化学名

N–(4–三氟甲基苯基)–5–甲基异噁唑–4–甲酰胺

（2）英文化学名

5–methyl–*N*–[4–(trifluoromethyl)phenyl]isoxazole–4–carboxamide

（3）Smiles

Cc1oncc1C(=O)Nc2ccc(cc2)C(F)(F)F

（4）InChi

1S/C12H9F3N2O2/c1–7–10(6–16–19–7)11(18)17–9–4–2–8(3–5–9)12(13,14)15/h2–6H,1H3,(H,17,18)

（5）InChiKey

VHOGYURTWQBHIL–UHFFFAOYSA–N

（6）药典收载情况

《中国药典》2020 年版二部，《英国药典》2020，《美国药典》40，《欧洲药典》9.0

（7）中国上市制剂

来氟米特片，来氟米特胶囊

来氟米特杂质Ⅱ
Leflunomide ImpurityⅡ

1. 结构

2. 物理性质

分子式：$C_{12}H_9F_3N_2O_2$

相对分子质量：270.21

CAS 号：108605–62–5

溶剂：二甲基亚砜

性状：白色结晶性粉末

对照品编号：101165–201001

3. ^{19}F NMR 图谱

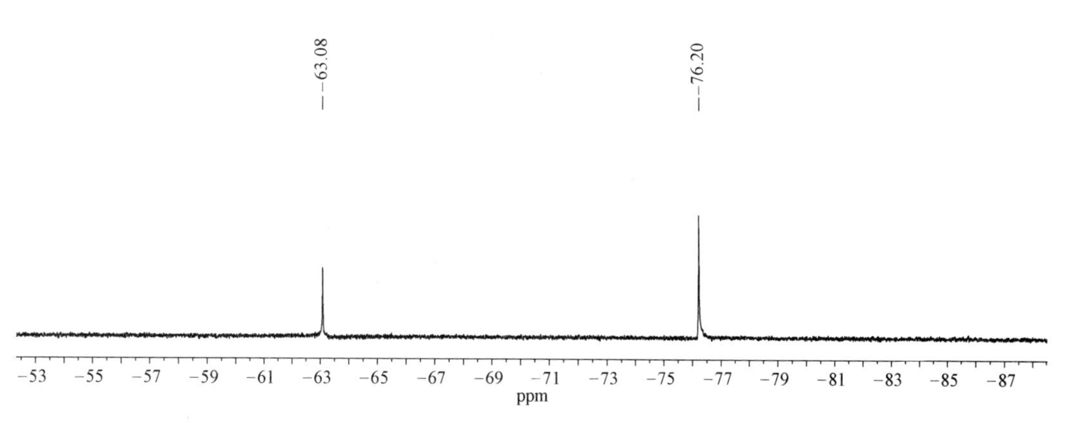

图 5–43　来氟米特杂质Ⅱ的 ^{19}F NMR 图谱

4. 备注

（1）中文化学名

(2*Z*)–2–氰基–3–羟基–*N*–(4–三氟甲基苯基)–2–丁烯酰胺

（2）英文化学名

2–cyano–3–hydroxy–*N*–[4–(trifluoromethyl)phenyl]but–2–enamide

（3）Smiles

C\C(=C(/C#N)\C(=O)Nc1ccc(cc1)C(F)(F)F)\O

（4）InChi

1S/C12H9F3N2O2/c1–7(18)10(6–16)11(19)17–9–4–2–8(3–5–9)12(13,14)15/h2–5,18H,1H3,(H,17,19)/b10–7–

（5）InChiKey

UTNUDOFZCWSZMS–YFHOEESVSA–N

兰索拉唑
Lansoprazole

1. 结构

2. 物理性质

分子式：$C_{16}H_{14}F_3N_3O_2S$
相对分子质量：369.36
CAS 号：103577–45–3
溶剂：二甲基亚砜
性状：白色或类白色结晶性粉末；无臭，遇光及空气易变质
溶解性：*N*, *N*–二甲基甲酰胺中易溶，甲醇中溶解，乙醇中略溶，水中几乎不溶
对照品编号：100709–201705

3. ^{19}F NMR 图谱

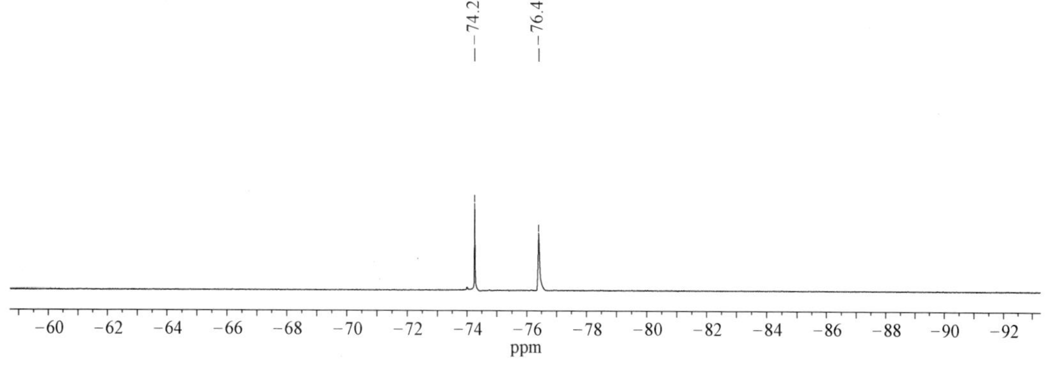

图 5–44　兰索拉唑的 ^{19}F NMR 图谱

4. 用途

兰索拉唑是质子泵抑制剂，用于胃溃疡、十二指肠溃疡、反流性食管炎等的治疗。

5. 备注

（1）中文化学名

2–[[[3–甲基–4–(2,2,2–三氟乙氧基)–2–吡啶基]甲基]亚硫酰基]–1*H*–苯并咪唑

（2）英文化学名

2–[[[3–methyl–4–(2,2,2–trifluoroethoxy)–2–pyridyl]–methyl–]sulfinyl] benzimidazole

（3）Smiles

Cc1c(OCC(F)(F)F)ccnc1CS(=O)c2nc3ccccc3[nH]2

（4）InChi

1S/C16H14F3N3O2S/c1–10–13(20–7–6–14(10)24–9–16(17,18)19)8–25(23)15–21–11–4–2–3–5–12(11)22–15/h2–7H,8–9H2,1H3,(H,21,22)

（5）InChiKey

MJIHNNLFOKEZEW–UHFFFAOYSA–N

（6）药典收载情况

《中国药典》2020 年版二部，《日本药典》17，《英国药典》2020，《美国药典》40，《欧洲药典》9.0

（7）中国上市制剂

兰索拉唑肠溶胶囊，兰索拉唑口崩片，注射用兰索拉唑，兰索拉唑片，兰索拉唑胶囊，兰索拉唑肠溶片

兰索拉唑杂质Ⅰ
Lansoprazole Impurity Ⅰ

1. 结构

2. 物理性质

分子式：$C_{16}H_{14}F_3N_3O_3S$

相对分子质量：385.36

CAS 号：213476-12-1

溶剂：二甲基亚砜

性状：白色至类白色固体

溶解性：甲醇及二甲基亚砜中微溶

对照品编号：510046-201401

3. ^{19}F NMR 图谱

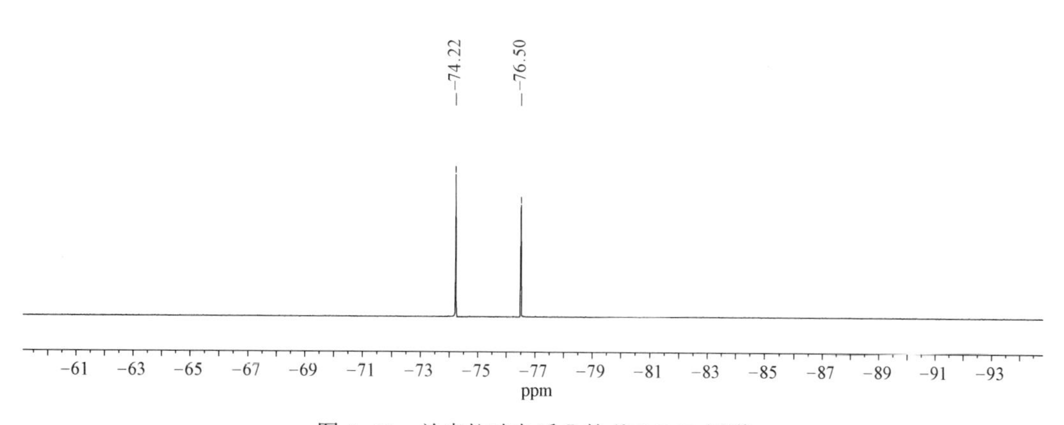

图 5-45　兰索拉唑杂质Ⅰ的 ^{19}F NMR 图谱

4. 备注

（1）中文化学名

2–[[[3–甲基–1–氧化–4–(2,2,2–三氟乙氧基)吡啶–1–基–2–基]甲基亚磺酰基]–1*H*–苯并咪唑

（2）英文化学名

2–[[3–methyl–1–oxido–4–(2,2,2–trifluoroethoxy)pyridin–1–ium–2–yl]methylsulfinyl]–1*H*–benzimidazole

（3）Smiles

Cc1c(OCC(F)(F)F)cc[n+]([O–])c1C[S+]([O–])c2nc3ccccc3[nH]2

（4）InChi

1S/C16H14F3N3O3S/c1–10–13(22(23)7–6–14(10)25–9–16(17,18)19)8–26(24)15–20–11–4–2–3–5–12(11)21–15/h2–7H,8–9H2,1H3,(H,20,21)

（5）InChiKey

OBGHBYDDJGHGNS–UHFFFAOYSA–N

利鲁唑
Riluzole

1. 结构

2. 物理性质

分子式：$C_8H_5F_3N_2OS$

相对分子质量：234.20

CAS 号：1744–22–5

溶剂：甲醇

性状：白色至微黄色结晶或结晶性粉末

溶解性：甲醇或乙醇中易溶，水中几乎不溶

对照品编号：100684–200401

3. ^{19}F NMR 图谱

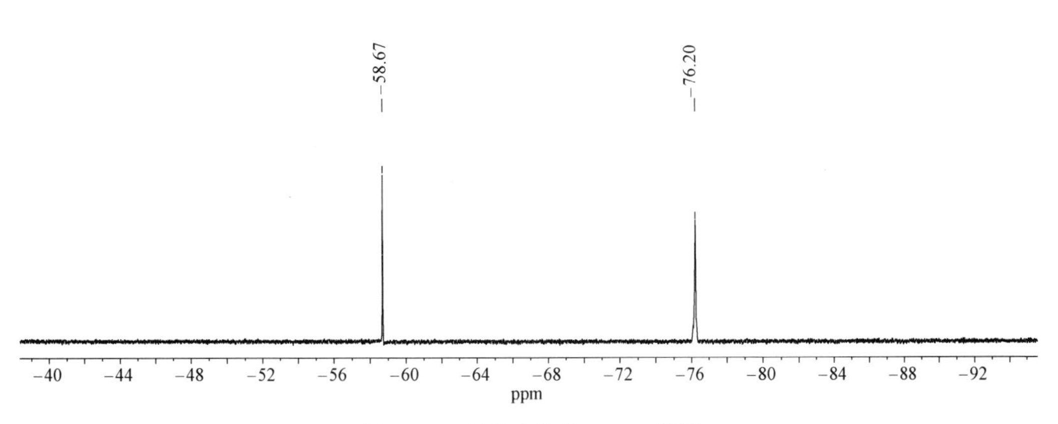

图 5–46　利鲁唑的 ^{19}F NMR 图谱

4. 用途

利鲁唑为神经系统用药，用于肌萎缩侧索硬化症的治疗。

5. 备注

（1）中文化学名

2–氨基–6–三氟甲氧基苯并噻唑

（2）英文化学名

2–amino–6–(trifluoromethoxy)benzothiazole

（3）Smiles

Nc1nc2ccc(OC(F)(F)F)cc2s1

（4）InChi

1S/C8H5F3N2OS/c9–8(10,11)14–4–1–2–5–6(3–4)15–7(12)13–5/h1–3H,(H2,12,13)

（5）InChiKey

FTALBRSUTCGOEG–UHFFFAOYSA–N

（6）药典收载情况

《中国药典》2020 年版二部，《美国药典》40

（7）中国上市制剂

利鲁唑片，利鲁唑胶囊

利培酮
Risperidone

1. 结构

2. 物理性质

分子式：$C_{23}H_{27}FN_4O_2$

相对分子质量：410.5

CAS 号：106266–06–2

溶剂：三氯甲烷

性状：白色或类白色粉末或结晶性粉末

溶解性：甲醇中溶解，乙醇中略溶，水中几乎不溶，0.1 mol/L 盐酸中略溶

对照品编号：100570–201704

3. ^{19}F NMR 图谱

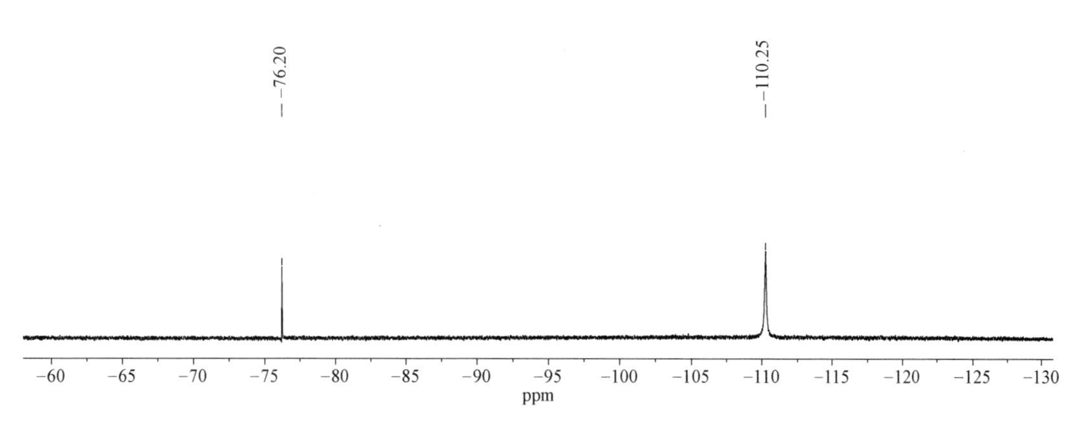

图 5–47　利培酮的 ^{19}F NMR 图谱

4. 用途

利培酮属于精神科药物，用于治疗急性和慢性精神分裂症。

5. 备注

（1）中文化学名

3–[2–[4–(6–氟–1,2–苯并异噁唑–3–基)–1–哌啶基]乙基]–6,7,8,9–四氢–2–甲基–4*H*–吡啶并[1,2–*α*]嘧啶–4–酮

（2）英文化学名

3–[2–[4–(6–fluoro–1,2–benzisoxazol–3–yl)piperidino]ethyl]–6,7,8,9–tetrahydro–2–methyl–4*H*–pyrido[1,2–*α*]pyrimidin–4–one

（3）Smiles

CC1=C(CCN2CCC(CC2)c3noc4cc(F)ccc34)C(=O)N5CCCCC5=N1

（4）InChi

1S/C23H27FN4O2/c1–15–18(23(29)28–10–3–2–4–21(28)25–15)9–13–27–11–7–16(8–12–27)22–19–6–5–17(24)14–20(19)30–26–22/h5–6,14,16H,2–4,7–13H2,1H3

（5）InChiKey

RAPZEAPATHNIPO–UHFFFAOYSA–N

（6）药典收载情况

《中国药典》2020年版二部，《日本药典》17，《英国药典》2020，《美国药典》40，《欧洲药典》9.0

（7）中国上市制剂

利培酮片，注射用利培酮微球，利培酮口崩片，利培酮胶囊，利培酮口服溶液，利培酮口崩片，利培酮分散片

利奈唑胺
Linezolid

1. 结构

2. 物理性质

分子式：$C_{16}H_{20}FN_3O_4$

相对分子质量：337.35

CAS 号：165800–03–3

溶剂：氘代三氯甲烷

性状：白色固体

溶解性：三氯甲烷中微溶，超声后在甲醇中极微溶

3. ^{19}F NMR 图谱

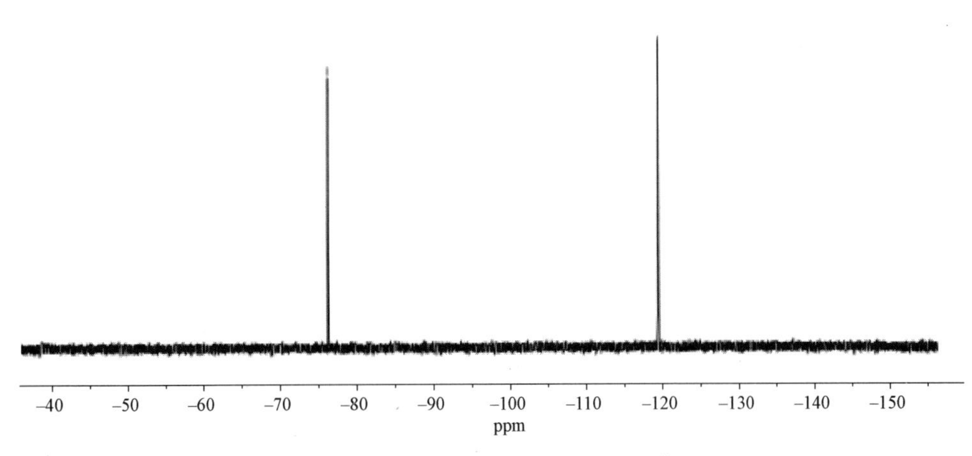

图 5–48　利奈唑胺的 ^{19}F NMR 图谱

4. 用途

利奈唑胺是噁唑烷酮类抗生素，用于耐万古霉素的屎肠球菌引起的感染、院内获得性肺炎、复杂性皮肤或皮肤软组织感染等的治疗。

5. 备注

（1）中文化学名

S–*N*–[[3–(3–氟–4–(4–吗啉基)苯基)–2–氧代–5–噁唑烷基]甲基]乙酰胺

（2）英文化学名

N–[[(5*S*)–3–(3–fluoro–4–morpholin–4–ylphenyl)–2–oxo–1,3–oxazolidin–5–yl]methyl] acetamide

（3）Smiles

CC(=O)NC[C@H]1CN(C(=O)O1)c2ccc(N3CCOCC3)c(F)c2

（4）InChi

1S/C16H20FN3O4/c1–11(21)18–9–13–10–20(16(22)24–13)12–2–3–15(14(17)8–12)19–4–6–23–7–5–19/h2–3,8,13H,4–7,9–10H2,1H3,(H,18,21)/t13–/m0/s1

（5）InChiKey

TYZROVQLWOKYKF–ZDUSSCGKSA–N

（6）中国上市制剂

利奈唑胺葡萄糖注射液，利奈唑胺片，利奈唑胺干混悬剂

磷酸西格列汀
Sitagliptin Phosphate

1. 结构

2. 物理性质

分子式：$C_{16}H_{15}F_6N_5O \cdot H_3PO_4 \cdot H_2O$

相对分子质量：523.32

CAS 号：654671–77–9

溶剂：氘代甲醇

性状：白色固体

溶解性：二甲基亚砜、水中易溶

3. ¹⁹F NMR 图谱

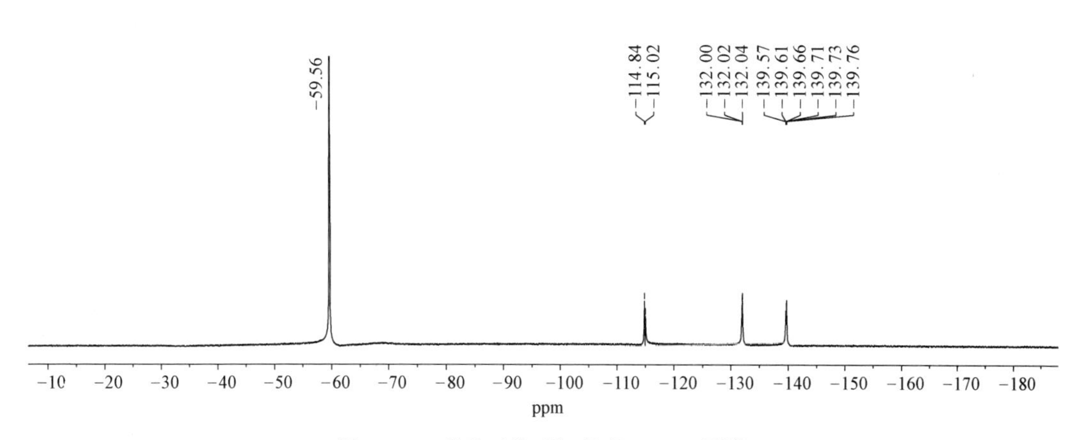

图 5–49　磷酸西格列汀的 ^{19}F NMR 图谱

4. 用途

磷酸西格列汀是二肽基肽酶 4 抑制剂，用于糖尿病的治疗。

5. 备注

（1）中文化学名

7–[(3*R*)–3–氨基–1–氧–4–(2,4,5–三氟苯基)丁基]–5,6,7,8–四氢–3–(三氟甲基)–1,2,4–三唑并[4,3–*α*]吡嗪,磷酸一水合物

（2）英文化学名

(3*R*)–3–amino–1–[3–(trifluoromethyl)–6,8–dihydro–5*H*–[1,2,4]triazolo[4,3–*α*]pyrazin–7–yl]–4–(2,4,5–trifluorophenyl)butan–1–one;phosphoric acid;hydrate

（3）Smiles

O.N[C@@H](CC(=O)N1CCn2c(C1)nnc2C(F)(F)F)Cc3cc(F)c(F)cc3F.OP(=O)(O)O

（4）InChi

1S/C16H15F6N5O.H3O4P.H2O/c17–10–6–12(19)11(18)4–8(10)3–9(23)5–14(28)26–1–2–27–13(7–26)24–25–15(27)16(20,21)22;1–5(2,3)4;/h4,6,9H,1–3,5,7,23H2;(H3,1,2,3,4);1H2/t9–;;/m1/s1

（5）InChiKey

GQPYTJVDPQTBQC–KLQYNRQASA–N

（6）药典收载情况

《英国药典》2020，《欧洲药典》9.0

（7）中国上市制剂

磷酸西格列汀片

鲁比前列酮
Lubiprostone

1. 结构

2. 物理性质

分子式：$C_{20}H_{32}F_2O_5$

相对分子质量：390.46

CAS 号：136790–76–6

溶剂：氘代三氯甲烷

性状：白色至灰白色固体

溶解性：三氯甲烷、二甲基亚砜中溶解

3. ^{19}F NMR 图谱

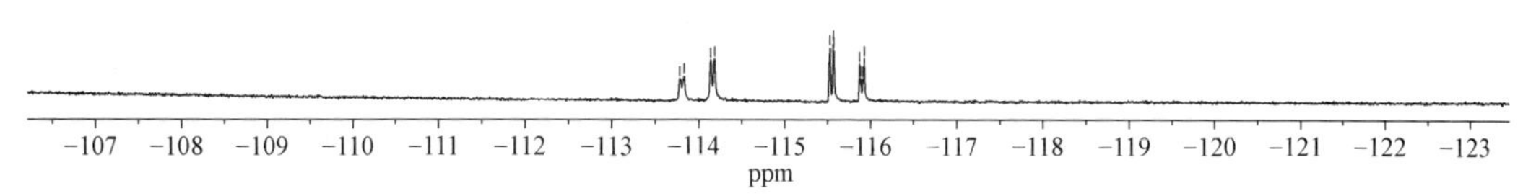

图 5–50　鲁比前列酮的 ^{19}F NMR 图谱

4. 用途

鲁比前列酮用于成人慢性特发性便秘、便秘型肠易激综合征等的治疗。

5. 备注

（1）中文化学名

(−)−7−[(2*R*,4*aR*,5*R*,7*aR*)−2−(1,1−二氟戊基)−2−羟基−6−氧代八氢环戊烷并[*b*]吡喃−5−基)庚酸

（2）英文化学名

7−[(2*R*,4*aR*,5*R*,7*aR*)−2−(1,1−difluoropentyl)−2−hydroxy−6−oxo−3,4,4*a*,5,7,7*a*−hexahydrocyclopenta[b]pyran−5−yl]heptanoic acid

（3）Smiles

CCCCC(F)(F)[C@@]1(O)CC[C@@H]2[C@@H](CCCCCCC(=O)O)C(=O)C[C@H]2O1

（4）InChi

1S/C20H32F2O5/c1−2−3−11−19(21,22)20(26)12−10−15−14(16(23)13−17(15)27−20)8−6−4−5−7−9−18(24)25/h14−15,17,26H,2−13H2,1H3,(H,24,25)/t14−,15−,17−,20−/m1/s1

（5）InChiKey

WGFOBBZOWHGYQH−MXHNKVEKSA−N

马来酸氟伏沙明
Fluvoxamine Maleate

1. 结构

OCH_3 N O NH_2 F_3C ， O OH OH O

2. 物理性质

分子式：$C_{15}H_{21}F_3N_2O_2 \cdot C_4H_4O_4$

相对分子质量：434.41

CAS 号：61718-82-9

溶剂：二甲基亚砜

性状：白色结晶性粉末

对照品编号：100792-200601

3. ^{19}F NMR 图谱

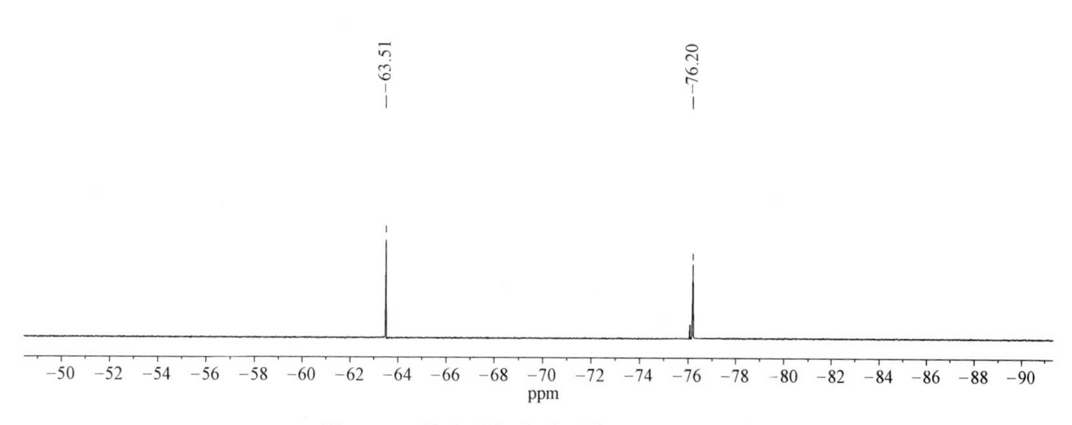

图 5-51　马来酸氟伏沙明的 ^{19}F NMR 图谱

4. 用途

马来酸氟伏沙明用于抑郁症及相关症状的治疗。

5. 备注

（1）中文化学名

(*E*)–5–甲氧基–1–(4–三氟甲苯基)–*O*–(2–胺乙肟基)–1–戊酮马来酸盐

（2）英文化学名

5–methoxy–4′–(trifluoromethyl)valerophenone–(*E*)–*O*–(2–aminoethyl)oxime,maleate(1:1)

（3）Smiles

COCCCC\C(=N/OCCN)\c1ccc(cc1)C(F)(F)F.OC(=O)\C=C/C(=O)O

（4）InChi

1S/C15H21F3N2O2.C4H4O4/c1–21–10–3–2–4–14(20–22–11–9–19)12–5–7–13(8–6–12)15(16,17)18;5–3(6)1–2–4(7)8/h5–8H,2–4,9–11,19H2,1H3;1–2H,(H,5,6)(H,7,8)/b20–14+;2–1–

（5）InChiKey

LFMYNZPAVPMEGP–PIDGMYBPSA–N

（6）药典收载情况

《中国药典》2020 年版二部，《日本药典》17，《英国药典》2020，《美国药典》40，《欧洲药典》9.0

（7）中国上市制剂

马来酸氟伏沙明片

咪达唑仑杂质
Midazolam Impurity

1. 结构

2. 物理性质

分子式：$C_{15}H_{10}ClFN_2O$

相对分子质量：288.7

CAS 号：2886–65–9

溶剂：二甲基亚砜

性状：浅黄色固体

对照品编号：171270–201402

3. ^{19}F NMR 图谱

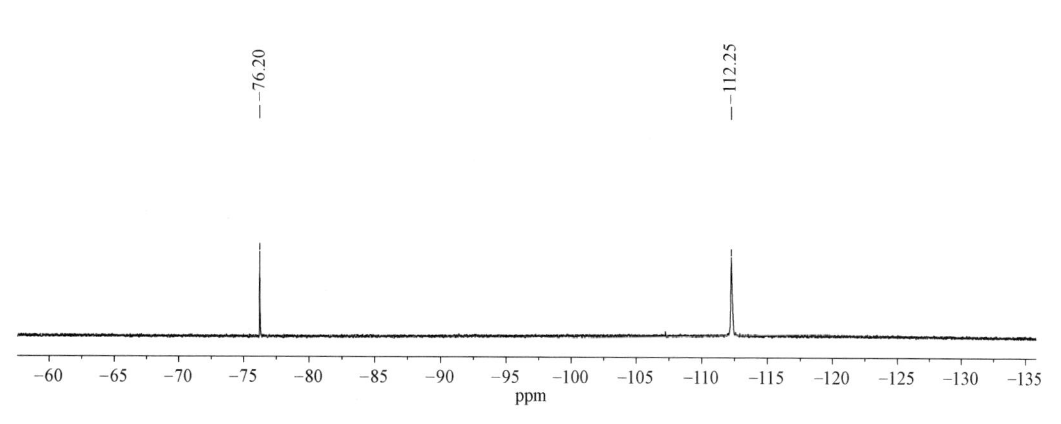

图 5–52　咪达唑仑杂质的 ^{19}F NMR 图谱

4. 备注

（1）中文化学名

7–氯–5–(2–氟苯基)–1,3–二氢–2*H*–1,4–苯并二氮杂䓬–2–酮

（2）英文化学名

7–chloro–5–(2–fluorophenyl)–1,3–dihydro–2*H*–1,4–benzodiazepin–2–one

（3）Smiles

Fc1ccccc1C2=NCC(=O)Nc3ccc(Cl)cc23

（4）InChi

1S/C15H10ClFN2O/c16–9–5–6–13–11(7–9)15(18–8–14(20)19–13)10–3–1–2–4–12(10)17/h1–7H,8H2,(H,19,20)

（5）InChiKey

UVCOILFBWYKHHB–UHFFFAOYSA–N

尼鲁米特
Nilutamide

1. 结构

2. 物理性质

分子式：$C_{12}H_{10}F_3N_3O_4$

相对分子质量：317.22

CAS 号：63612–50–0

溶剂：氘代三氯甲烷

性状：淡黄色固体

溶解性：三氯甲烷、甲醇中微溶

3. ^{19}F NMR 图谱

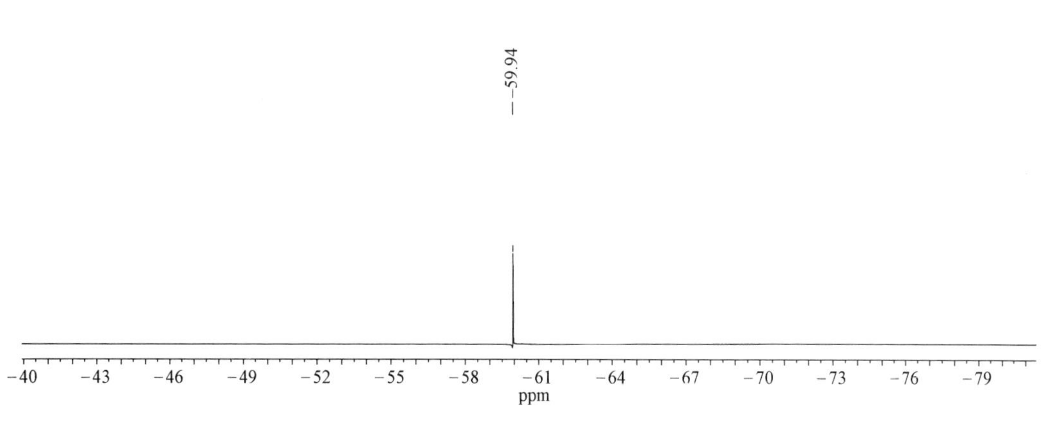

图 5–53　尼鲁米特的 ^{19}F NMR 图谱

4. 用途

尼鲁米特为抗肿瘤药，用于前列腺癌或转移性前列腺癌的治疗。

5. 备注

（1）中文化学名

5,5–二甲基–3–[4–硝基–3–(三氟甲基)苯基]–2,4–咪唑烷二酮

（2）英文化学名

5,5–dimethyl–3–[4–nitro–3–(trifluoromethyl)phenyl]imidazolidine–2,4–dione

（3）Smiles

CC1(C)NC(=O)N(C1=O)c2ccc(c(c2)C(F)(F)F)[N+](=O)[O–]

（4）InChi

1S/C12H10F3N3O4/c1–11(2)9(19)17(10(20)16–11)6–3–4–8(18(21)22)7(5–6)12(13,14)15/h3–5H,1–2H3,(H,16,20)

（5）InChiKey

XWXYUMMDTVBTOU–UHFFFAOYSA–N

（6）药典收载情况

《英国药典》2020，《欧洲药典》9.0

帕利哌酮
Paliperidone

1. 结构

2. 物理性质

分子式：$C_{23}H_{27}FN_4O_3$

相对分子质量：426.48

CAS 号：144598-75-4

溶剂：氘代三氯甲烷

性状：淡黄色至黑黄色固体

溶解性：三氯甲烷中微溶，加热后在甲醇中微溶

3. ^{19}F NMR 图谱

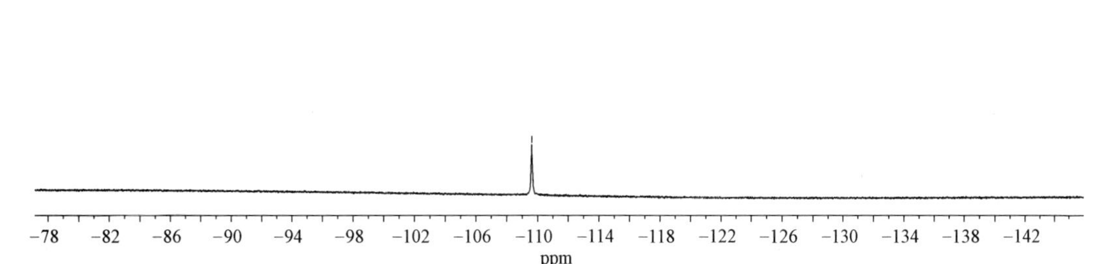

图 5-54　帕利哌酮的 ^{19}F NMR 图谱

4. 用途

帕利哌酮用于精神分裂症的治疗。

5. 备注

（1）中文化学名

3–[2–[4–(6–氟–1,2–苯并异噁唑–3–基)–1–哌啶基]–乙基]–6,7,8,9–四氢–9–羟基–2–甲基–4*H*–吡啶并[1,2–*a*]嘧啶–4–酮

（2）英文化学名

3–[2–[4–(6–fluoro–1,2–benzoxazol–3–yl)piperidin–1–yl]ethyl]–9–hydroxy–2–methyl–6,7,8,9–tetrahydropyrido[1,2–*a*]pyrimidin–4–one

（3）Smiles

CC1=C(CCN2CCC(CC2)c3noc4cc(F)ccc34)C(=O)N5CCCC(O)C5=N1

（4）InChi

1S/C23H27FN4O3/c1–14–17(23(30)28–9–2–3–19(29)22(28)25–14)8–12–27–10–6–15(7–11–27)21–18–5–4–16(24)13–20(18)31–26–21/h4–5,13,15,19,29H,2–3,6–12H2,1H3

（5）InChiKey

PMXMIIMHBWHSKN–UHFFFAOYSA–N

（6）药典收载情况

《美国药典》40

（7）中国上市制剂

帕利哌酮缓释片，棕榈酸帕利哌酮注射液，棕榈帕利哌酮酯注射液

泮托拉唑钠
Pantoprazole Sodium

1. 结构

2. 物理性质

分子式：$C_{16}H_{14}F_2N_3NaO_4S \cdot H_2O$

相对分子质量：423.38

CAS 号：138786-67-1

溶剂：二甲基亚砜

性状：白色或类白色结晶性粉末

溶解性：水、甲醇中易溶，三氯甲烷、乙醚中几乎不溶

对照品编号：100575-201505

3. ^{19}F NMR 图

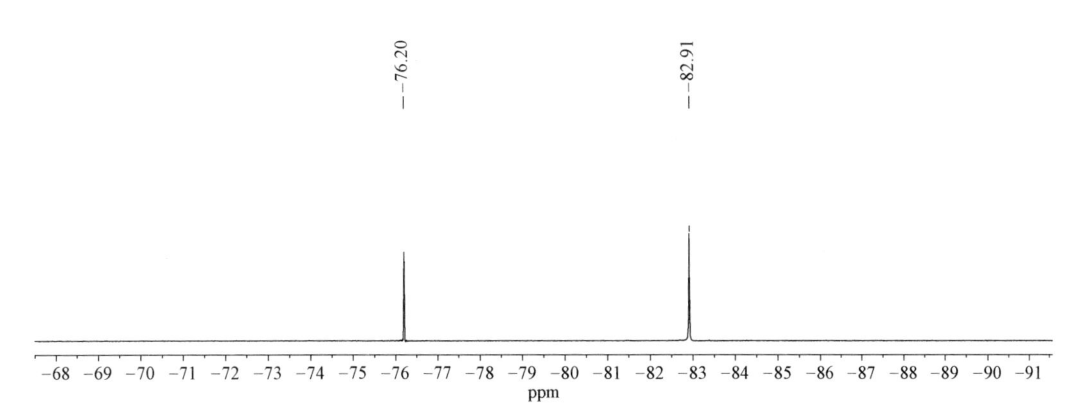

图 5-55　泮托拉唑钠的 ^{19}F NMR 图谱

4. 用途

泮托拉唑钠用于十二指肠溃疡、胃溃疡急性胃黏膜病变、复合性胃溃疡等急性上消化道出血的治疗。

5. 备注

（1）中文化学名

5–二氟甲氧基–2–[[(3,4–二甲氧基–2–吡啶基)甲基]亚磺酰基]–1*H*–苯并咪唑钠一水合物

（2）英文化学名

1*H*–benzimidazole,5–(difluoromethoxy)–2–(((3,4–dimethoxy–2–pyridinyl)methyl) sulfinyl)–sodiums salt

（3）Smiles

[Na+].COc1ccnc(C[S+]([O–])c2nc3ccc(OC(F)F)cc3[n–]2)c1OC

（4）InChi

1S/C16H14F2N3O4S.Na/c1–23–13–5–6–19–12(14(13)24–2)8–26(22)16–20–10–4–3–9(25–15(17)18)7–11(10)21–16;/h3–7,15H,8H2,1–2H3;/q–1;+1

（5）InChiKey

YNWDKZIIWCEDEE–UHFFFAOYSA–N

（6）药典收载情况

《中国药典》2020 年版二部，《英国药典》2020，《美国药典》40，《欧洲药典》9.0

（7）中国上市制剂

泮托拉唑钠肠溶片，注射用泮托拉唑钠，泮托拉唑钠肠溶胶囊，泮托拉唑钠肠溶微丸胶囊

泮托拉唑钠杂质 A
Pantoprazole Sodium Impurity A

1. 结构

2. 物理性质

分子式：$C_{16}H_{15}N_3O_5F_2S$

相对分子质量：399.31

CAS 号：127780-16-9

溶剂：三氯甲烷

性状：淡棕色至紫色固体

对照品编号：510111-201501

3. ^{19}F NMR 图

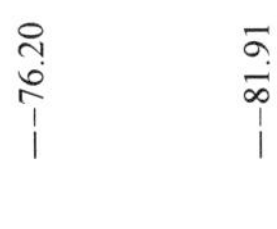

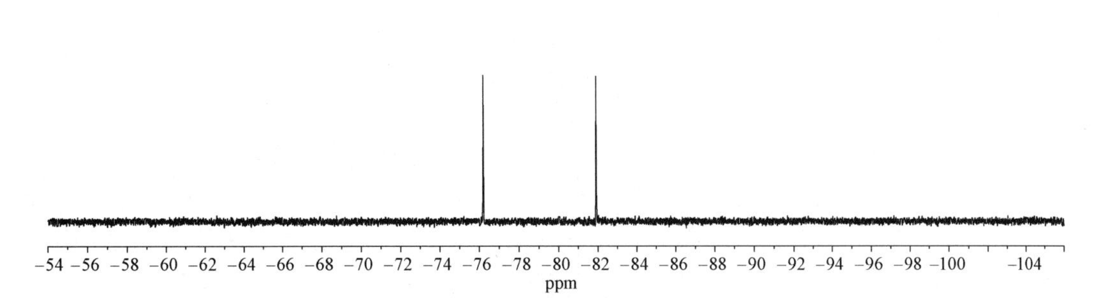

图 5-56　泮托拉唑钠杂质 A 的 ^{19}F NMR 图谱

4. 备注

（1）中文化学名

5–二氟甲氧基–2–((3,4–二甲氧基–2–吡啶基)甲基磺酰基)–1*H*–苯并咪唑

（2）英文化学名

5–difluoromethoxy–2–((3,4–dimethoxy–2–pyridyl)methylsulfonyl)–1*H*–benzimidazole

（3）Smiles

COc1ccnc(CS(=O)(=O)c2nc3cc(OC(F)F)ccc3[nH]2)c1OC

（4）InChi

1S/C16H15F2N3O5S/c1–24–13–5–6–19–12(14(13)25–2)8–27(22,23)16–20–10–4–3–9(26–15(17)18)7–11(10)21–16/h3–7,15H,8H2,1–2H3,(H,20,21)

（5）InChiKey

FCJYMBZQIJDMMM–UHFFFAOYSA–N

匹莫齐特
Pimozide

1. 结构

2. 物理性质

分子式：$C_{28}H_{29}F_2N_3O$

相对分子质量：461.55

CAS 号：2062–78–4

溶剂：二甲基亚砜

性状：灰白色至浅粉色固体

溶解性：三氯甲烷、二甲基亚砜、甲醇中微溶

3. ^{19}F NMR 图谱

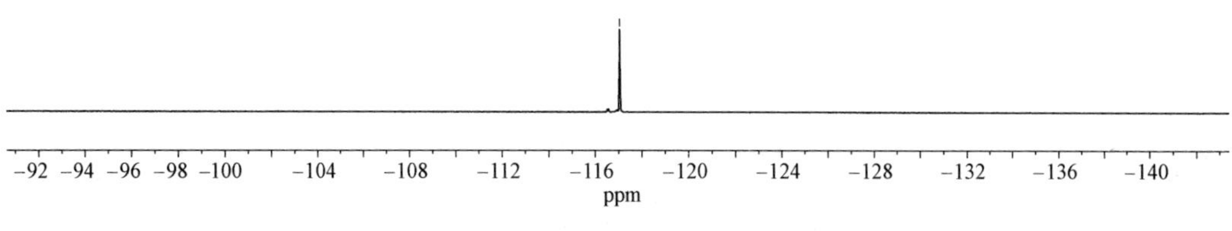

图 5–57 匹莫齐特的 ^{19}F NMR 图谱

4. 用途

匹莫齐特具有较长效的抗精神病作用，用于治疗急、慢性精神分裂症。

5. 备注

（1）中文化学名

1–[1–[4,4–二(4–氟苯基)丁基]–4–哌啶]–1,3–二氢–2*H*–苯并–2–酮

（2）英文化学名

3–[1–[4,4–bis(4–fluorophenyl)butyl]piperidin–4–yl]–1*H*–benzimidazol–2–one

（3）Smiles

Fc1ccc(cc1)C(CCCN2CCC(CC2)N3C(=O)Nc4ccccc34)c5ccc(F)cc5

（4）InChi

1S/C28H29F2N3O/c29–22–11–7–20(8–12–22)25(21–9–13–23(30)14–10–21)4–3–17–32–18–15–24(16–19–32)33–27–6–2–1–5–26(27)31–28(33)34/h1–2,5–14,24–25H,3–4,15–19H2,(H,31,34)

（5）InChiKey

YVUQSNJEYSNKRX–UHFFFAOYSA–N

（6）药典收载情况

《日本药典》17，《英国药典》2020，《美国药典》40，《欧洲药典》9.0

氢溴酸西酞普兰
Citalopram Hydrobromide

1. 结构

2. 物理性质

分子式：$C_{20}H_{21}FN_2O \cdot HBr$

相对分子质量：405.30

CAS 号：59729-32-7

溶剂：二甲基亚砜

性状：白色结晶性粉末

溶解性：热水中极易溶解，三氯甲烷或甲醇中易溶，无水乙醇或水中略溶，无水乙醚中几乎不溶

对照品编号：100790-200501

3. ^{19}F NMR 图谱

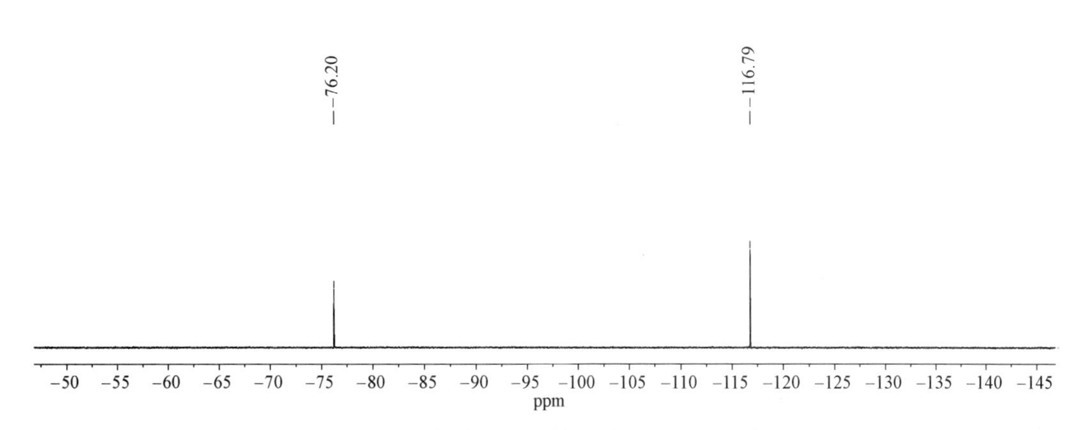

图 5-58　氢溴酸西酞普兰的 ^{19}F NMR 图谱

4. 用途

氢溴酸西酞普兰是选择性 5–羟色胺再摄取抑制剂，用于治疗抑郁症、焦虑症、强迫症等。

5. 备注

（1）中文化学名

(±)–1–[3–(二甲氨基)丙基]–l–(4–氟苯基)–1,3–二氢–5–异苯并呋喃甲腈氢溴酸盐

（2）英文化学名

(1*RS*)–1–[3–(dimethylamino)propyl]–1–(4–fluorophenyl)–1,3–dihydroisobenzofuran–5–carbonitrile hydrobromide

（3）Smiles

Br.CN(C)CCCC1(OCc2cc(ccc12)C#N)c3ccc(F)cc3

（4）InChi

1S/C20H21FN2O.BrH/c1–23(2)11–3–10–20(17–5–7–18(21)8–6–17)19–9–4–15(13–22)12–16(19)14–24–20;/h4–9,12H,3,10–11,14H2,1–2H3;1H

（5）InChiKey

WIHMBLDNRMIGDW–UHFFFAOYSA–N

（6）药典收载情况

《中国药典》2020 年版二部，《英国药典》2020，《美国药典》40，《欧洲药典》9.0

（7）中国上市制剂

氢溴酸西酞普兰片，氢溴酸西酞普兰胶囊，氢溴酸西酞普兰口服溶液

曲安奈德
Triamcinolone Acetonide

1. 结构

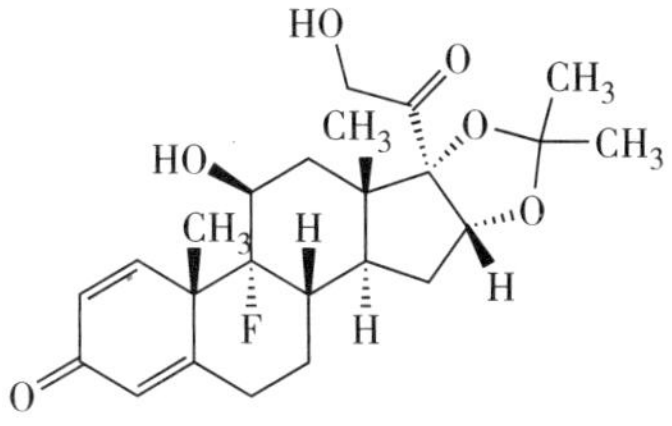

2. 物理性质

分子式：$C_{24}H_{31}FO_6$

相对分子质量：434.50

CAS 号：76－25－5

溶剂：三氯甲烷

性状：白色或类白色结晶性粉末；无臭

溶解性：丙酮中溶解，三氯甲烷中略溶，甲醇或乙醇中微溶，水中极微溶解

对照品编号：100055-201804

3. ^{19}F NMR 图谱

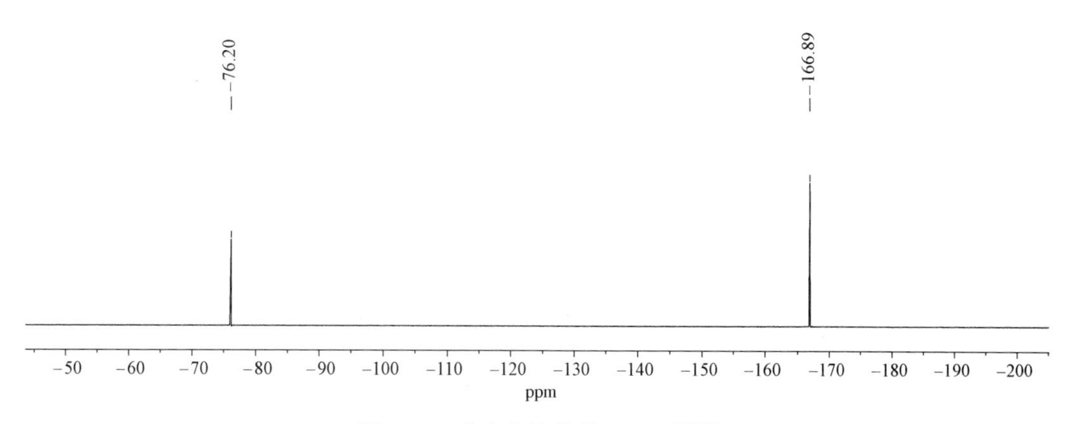

图 5-59　曲安奈德的 ^{19}F NMR 图谱

4. 用途

曲安奈德为肾上腺皮质激素类药，用于治疗神经性皮炎、湿疹、牛皮癣、关节痛、支气管哮喘等。

5. 备注

（1）中文化学名

9–氟–11β,21–二羟基–16α,17[(1–甲基亚乙基)双(氧)]–孕甾–1,4–二烯–3,20–二酮

（2）英文化学名

9–alpha–Fluoro–11beta,21–dihydroxy–16alpha,17–alpha–isopropylidenedioxy pregna–1,4–diene–3,20–dione

（3）Smiles

CC1(C)O[C@@H]2C[C@H]3[C@@H]4CCC5=CC(=O)C=C[C@]5(C)[C@@]4(F)[C@@H](O)C[C@]3(C)[C@@]2(O1)C(=O)CO

（4）InChi

1S/C24H31FO6/c1–20(2)30–19–10–16–15–6–5–13–9–14(27)7–8–21(13,3)23(15,25)17(28)11–22(16,4)24(19,31–20)18(29)12–26/h7–9,15–17,19,26,28H,5–6,10–12H2,1–4H3/t15–,16–,17–,19+,21–,22–,23–,24+/m0/s1

（5）InChiKey

YNDXUCZADRHECN–JNQJZLCISA–N

（6）药典收载情况

《中国药典》2020 年版二部，《日本药典》17，《英国药典》2020，《美国药典》40，《欧洲药典》9.0

（7）中国上市制剂

曲安奈德注射液，曲安奈德口腔软膏，醋酸曲安奈德尿素软膏，曲安奈德鼻喷雾剂，醋酸曲安奈德尿素乳膏，曲安奈德益康唑软膏，复方醋酸曲安奈德溶液，醋酸曲安奈德鼻喷雾剂，复方醋酸曲安奈德涂膜剂，复方十一烯酸锌曲安奈德软膏，醋酸曲安西龙尿素乳膏，醋酸曲安奈德注射液，醋酸曲安奈德乳膏，曲安奈德新霉素贴膏，曲安奈德新霉素溶液，曲安奈德新霉素贴片，复方曲安奈德乳膏，曲咪新乳膏，醋酸曲安奈德氯霉素溶液

曲安西龙
Triamcinolone

1. 结构

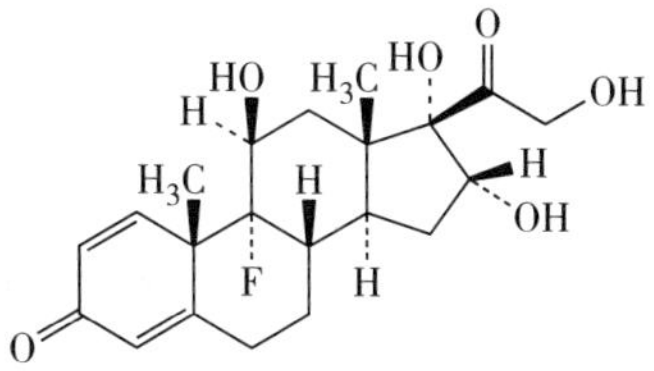

2. 物理性质

分子式：$C_{21}H_{27}FO_6$

相对分子质量：394.44

CAS 号：124－94－7

溶剂：二甲基亚砜

性状：白色或类白色的结晶性粉末；无臭

溶解性：*N*, *N*-二甲基甲酰胺中易溶，甲醇或乙醇中微溶，水、三氯甲烷中几乎不溶

对照品编号：100333–201102

3. ^{19}F NMR 图谱

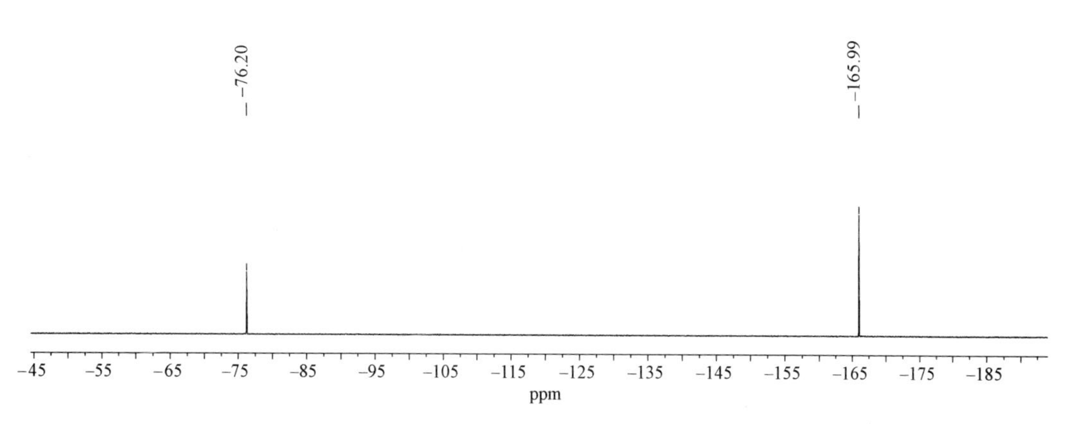

图 5–60　曲安西龙的 ^{19}F NMR 图谱

4. 用途

曲安西龙为肾上腺皮质激素药，用于系统性红斑狼疮、风湿性疾病、肾病综合征等免疫性肾脏疾病、特发性血小板减少性紫癜等免疫性血液病的治疗。

5. 备注

（1）中文化学名

9α–氟–11β,16α,17α,21–四羟基孕甾–1,4–二烯–3,20–二酮

（2）英文化学名

9–fluoro–11β,16α,17,21–tetrahydroxypregna–1,4–diene–3,20–dione

（3）Smiles

C[C@]12C[C@H](O)[C@@]3(F)[C@@H](CCC4=CC(=O)C=C[C@]34C)[C@@H]1C[C@@H](O)[C@]2(O)C(=O)CO

（4）InChi

1S/C21H27FO6/c1–18–6–5–12(24)7–11(18)3–4–13–14–8–15(25)21(28,17(27)10–23)19(14,2)9–16(26)20(13,18)22/h5–7,13–16,23,25–26,28H,3–4,8–10H2,1–2H3/t13–,14–,15+,16–,18–,19–,20–,21–/m0/s1

（5）InChiKey

GFNANZIMVAIWHM–OBYCQNJPSA–N

（6）药典收载情况

《中国药典》2020 年版二部，《英国药典》2020，《美国药典》40

（7）中国上市制剂

曲安西龙片，醋酸曲安西龙尿素乳膏

曲伏前列素
Travoprost

1. 结构

2. 物理性质

分子式：$C_{26}H_{35}F_3O_6$

相对分子质量：500.55

CAS 号：157283-68-6

溶剂：氘代甲醇

性状：无色至浅黄色稠油

溶解性：二氯甲烷、三氯甲烷、甲醇中略溶

3. ^{19}F NMR 图谱

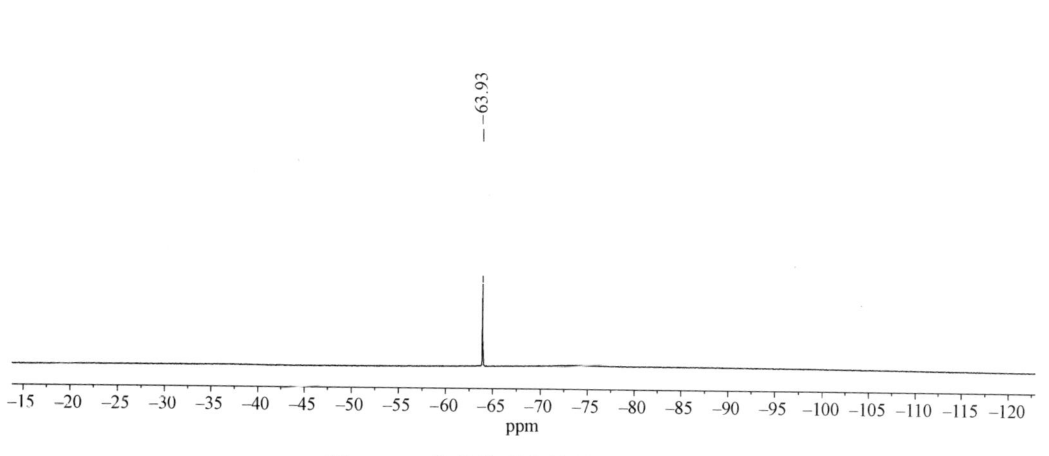

图 5-61　曲伏前列素的 ^{19}F NMR 图谱

4. 用途

曲伏前列素是选择性前列腺素类受体激动剂，用于治疗青光眼、高眼压症。

5. 备注

（1）中文化学名

异丙基(*Z*)–7–[(1*R*,2*R*,3*R*,5*S*)–3,5–二羟–2–[(1*E*,3*R*)–3 羟–4–[(*a*,*a*,*a*,–三氟–*m*–甲丙基)氧]–1–丁烯基]环戊基]–5–庚稀酸

（2）英文化学名

propan–2–yl(*Z*)–7–[(1*R*,2*R*,3*R*,5*S*)–3,5–dihydroxy–2–[(1*E*,3*R*)–3–hydroxy–4–[3–(trifluoromethyl)phenoxy]but–1–enyl]cyclopentyl]hept–5–enoate

（3）Smiles

CC(C)OC(=O)CCC\C=C/C[C@H]1[C@@H](O)C[C@@H](O)[C@@H]1\C=C\[C@@H](O)COc2cccc(c2)C(F)(F)F

（4）InChi

1S/C26H35F3O6/c1–17(2)35–25(33)11–6–4–3–5–10–21–22(24(32)15–23(21)31)13–12–19(30)16–34–20–9–7–8–18(14–20)26(27,28)29/h3,5,7–9,12–14,17,19,21–24,30–32H,4,6,10–11,15–16H2,1–2H3/b5–3–,13–12+/t19–,21–,22–,23+,24–/m1/s1

（5）InChiKey

MKPLKVHSHYCHOC–AHTXBMBWSA–N

（6）药典收载情况

《美国药典》40

（7）中国上市制剂

曲伏前列素滴眼液

去氧氟尿苷
Doxifluridine

1. 结构

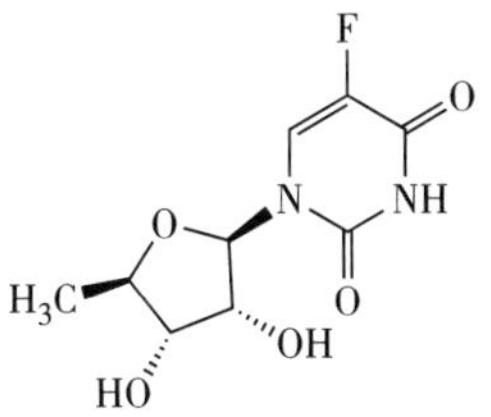

2. 物理性质

分子式：$C_9H_{11}FN_2O_5$
相对分子质量：246.19
CAS 号：3094-09-5
溶剂：二甲基亚砜
性状：白色或类白色针状结晶或结晶性粉末
溶解性：水中溶解，甲醇中略溶，乙醇中微溶，三氯甲烷、乙醚中几乎不溶
对照品编号：100635-200401

3. ^{19}F NMR 图谱

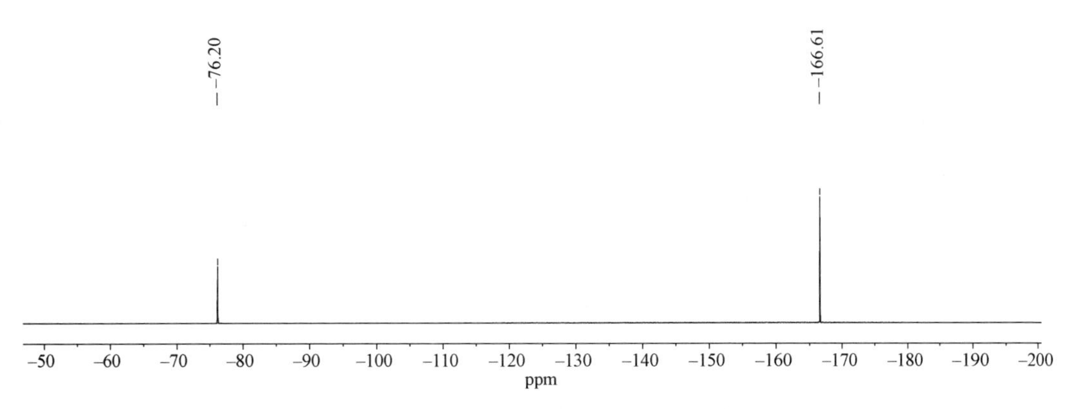

图 5-62　去氧氟尿苷的 ^{19}F NMR 图谱

4. 用途

去氧氟尿苷是氟尿嘧啶类衍生物，用于乳腺和胃肠道恶性肿瘤等的治疗。

5. 备注

（1）中文化学名

5′–去氧–5–氟尿嘧啶核苷

（2）英文化学名

5′–deoxy–5–fluorouridine

（3）Smiles

C[C@H]1O[C@H]([C@H](O)[C@@H]1O)N2C=C(F)C(=O)NC2=O

（4）InChi

1S/C9H11FN2O5/c1–3–5(13)6(14)8(17–3)12–2–4(10)7(15)11–9(12)16/h2–3,5–6,8,13–14H,1H3,(H,11,15,16)/t3–,5–,6–,8–/m1/s1

（5）InChiKey

ZWAOHEXOSAUJHY–ZIYNGMLESA–N

（6）药典收载情况

《中国药典》2020 年版二部，《日本药典》17

（7）中国上市制剂

去氧氟尿苷胶囊，去氧氟尿苷片，去氧氟尿苷分散片

瑞格列汀
Retagliptin

1. 结构

O O F
N F
F N N NH$_2$ F
O
F F

2. 物理性质

分子式：$C_{19}H_{18}F_6N_4O_3$

相对分子质量：464.39

CAS 号：1174122-54-3

溶剂：二甲基亚砜

性状：白色至淡黄色粉末

溶解性：甲醇或水中易溶

3. ^{19}F NMR 图谱

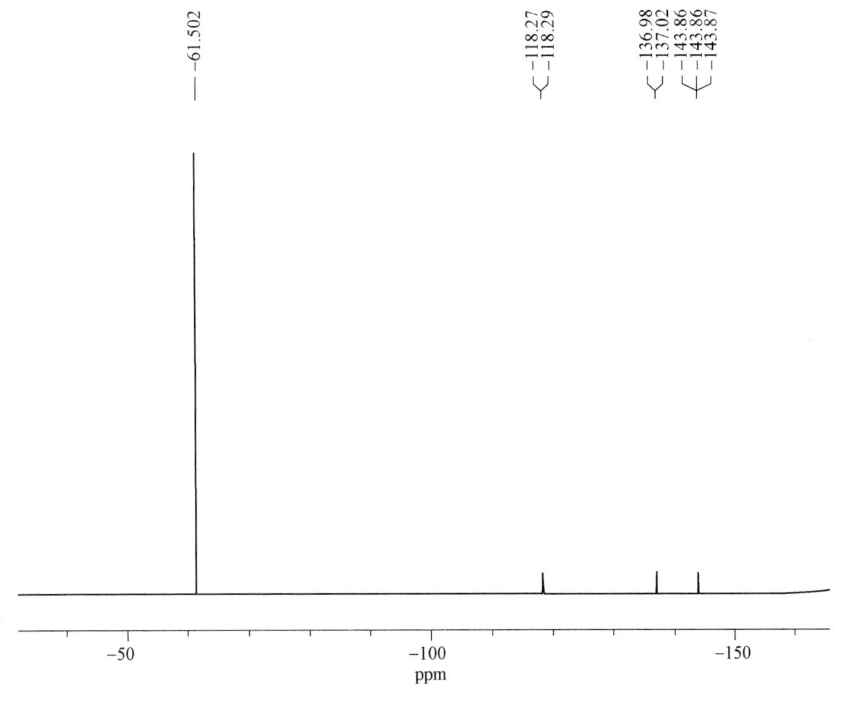

图 5-63　瑞格列汀的 ^{19}F NMR 图谱

4. 用途

瑞格列汀是二肽基肽酶 4 抑制剂，用于 2 型糖尿病的治疗。

5. 备注

（1）中文化学名

(*R*)–7–[3–氨基–4–(2,4,5–三氟苯基)丁酰]–3–三氟甲基–5,6,7,8–四氢咪唑并[1,5–*α*]吡嗪–1–甲酯

（2）英文化学名

(*R*)–methyl–7–(3–amino–4–(2,4,5–trifluorophenyl)butanoyl)–3–(trifluoromethyl)–5,6,7,8–tetrahydroimidazo[1,5–*α*]pyrazine–1–carboxylate

（3）Smiles

COC(=O)C1=C2CN(CCN2C(=N1)C(F)(F)F)C(=O)CC(CC3=CC(=C(C=C3F)F)F)N

（4）InChi

1S/C19H18F6N4O3/c1–32–17(31)16–14–8–28(2–3–29(14)18(27–16)19(23,24)25)15(30)6–10(26)4–9–5–12(21)13(22)7–11(9)20/h5,7,10H,2–4,6,8,26H2,1H3/t10–/m1/s1

（5）InChiKey

WIIAMRXFUJLYEF–SNVBAGLBSA–N

塞来昔布
Celecoxib

1. 结构

2. 物理性质

分子式：$C_{17}H_{14}F_3N_3O_2S$

相对分子质量：381.37

CAS 号：169590-42-5

溶剂：二甲基亚砜

性状：白色至淡黄色固体

溶解性：二甲基亚砜、甲醇中微溶

3. ^{19}F NMR 图谱

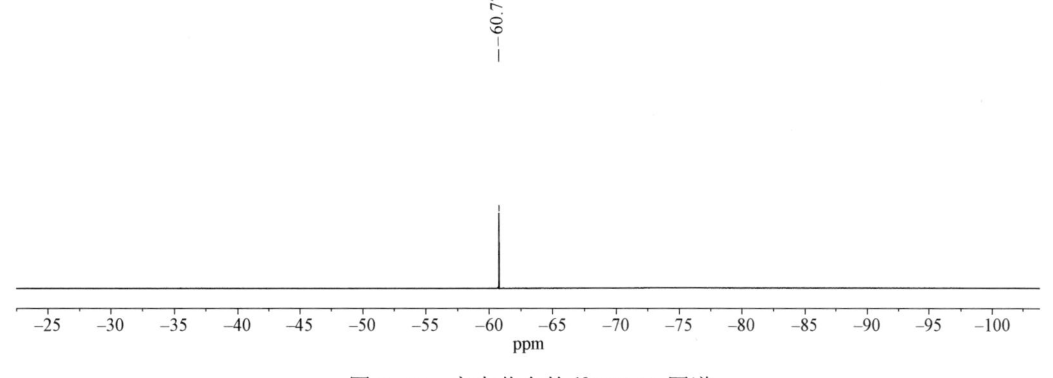

图 5-64　塞来昔布的 ^{19}F NMR 图谱

4. 用途

塞来昔布用于缓解骨关节炎的症状和体征，缓解成人类风湿关节炎及强直性脊柱炎的症状，治疗成人急性疼痛。

5. 备注

（1）中文化学名

4–[5–(4–甲苯基)–3–(三氟甲基)–1 氢–1–吡唑–1–基]苯磺酰胺

（2）英文化学名

4–[5–(4–methylphenyl)–3–(trifluoromethyl)pyrazol–1–yl]benzenesμlfonamide

（3）Smiles

Cc1ccc(cc1)c2cc(nn2c3ccc(cc3)S(=O)(=O)N)C(F)(F)F

（4）InChi

1S/C17H14F3N3O2S/c1–11–2–4–12(5–3–11)15–10–16(17(18,19)20)22–23(15)13–6–8–14(9–7–13)26(21,24)25/h2–10H,1H3,(H2,21,24,25)

（5）InChiKey

RZEKVGVHFLEQIL–UHFFFAOYSA–N

（6）药典收载情况

《英国药典》2020，《美国药典》40，《欧洲药典》9.0

（7）中国上市制剂

塞来昔布胶囊

三氟胸苷
Trifluorothymidine

1. 结构

2. 物理性质

分子式：$C_{10}H_{11}F_3N_2O_5$

相对分子质量：296.2

CAS 号：70-00-8

溶剂：二甲基亚砜

性状：白色至灰白色固体

溶解性：二甲基亚砜、甲醇中微溶

3. ^{19}F NMR 图谱

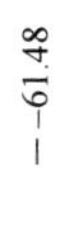

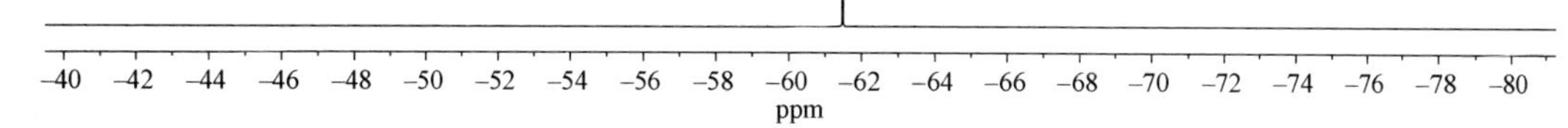

图 5–65　三氟胸苷的 ^{19}F NMR 图谱

4. 用途

三氟胸苷为抗病毒药，用于治疗疱疹病毒引起的结膜炎、角膜炎及其他疱疹性眼病。

5. 备注

（1）中文化学名

1–[((2*R*,4*S*,5*R*)–4–羟基–5–(羟甲基)氧戊环–2–基]–5–(三氟甲基)嘧啶–2,4–二酮

（2）英文化学名

1–[(2*R*,4*S*,5*R*)–4–hydroxy–5–(hydroxymethyl)oxolan–2–yl]–5–(trifluoromethyl) pyrimidine–2,4–dione

（3）Smiles

OC[C@H]1O[C@H](C[C@@H]1O)N2C=C(C(=O)NC2=O)C(F)(F)F

（4）InChi

1S/C10H11F3N2O5/c11–10(12,13)4–2–15(9(19)14–8(4)18)7–1–5(17)6(3–16)20–7/h2,5–7,16–17H,1,3H2,(H,14,18,19)/t5–,6+,7+/m0/s1

（5）InChiKey

VSQQQLOSPVPRAZ–RRKCRQDMSA–N

舒尼替尼
Sunitinib

1. 结构

2. 物理性质

分子式：$C_{22}H_{27}FN_4O_2$
相对分子质量：398.47
CAS 号：557795-19-4
溶剂：二甲基亚砜
性状：黄色至橘黄色固体
溶解性：二甲基亚砜中微溶，加热后在甲醇中微溶

3. ^{19}F NMR 图谱

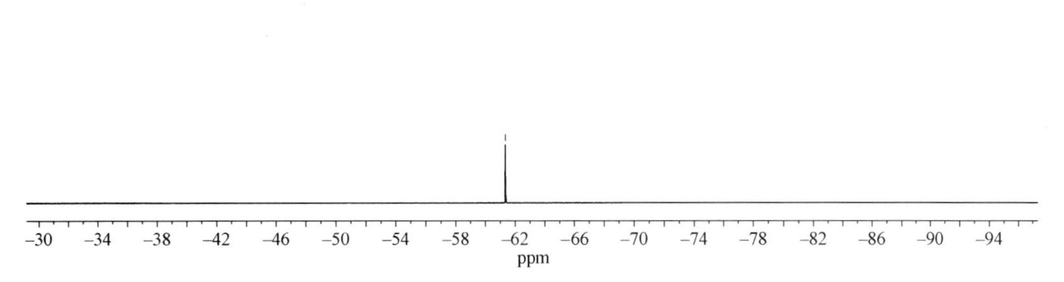

图 5-66　舒尼替尼的 ^{19}F NMR 图谱

4. 用途

舒尼替尼是抗肿瘤药，用于胃肠道基质肿瘤和转移性肾细胞癌的治疗。

5. 备注

（1）中文化学名

N–(2–(二乙基氨基)乙基)–(5–氟–1,2–二氢–2–氧代–3*H*–吲哚–3–亚基)甲基–2,4–二甲基–1*H*–吡咯–3–羧酸酰胺

（2）英文化学名

N–[2–(diethylamino)ethyl]–5–[(*Z*)–(5–fluoro–2–oxo–1*H*–indol–3–ylidene)methyl]–2,4–dimethyl–1*H*–pyrrole–3–carboxamide

（3）Smiles

CCN(CC)CCNC(=O)c1c(C)[nH]c(\C=C\2/C(=O)Nc3ccc(F)cc23)c1C

（4）InChi

1S/C22H27FN4O2/c1–5–27(6–2)10–9–24–22(29)20–13(3)19(25–14(20)4)12–17–16–11–15(23)7–8–18(16)26–21(17)28/h7–8,11–12,25H,5–6,9–10H2,1–4H3,(H,24,29)(H,26,28)/b17–12

（5）InChiKey

WINHZLLDWRZWRT–ATVHPVEESA–N

（6）中国上市制剂

苹果酸舒尼替尼胶囊

司帕沙星
Sparfloxacin

1. 结构

2. 物理性质

分子式：$C_{19}H_{22}F_2N_4O_3$

相对分子质量：392.41

CAS 号：110871-86-8

溶剂：二甲基亚砜

性状：黄色固体

溶解性：三氯甲烷、甲醇、乙醇中溶解

3. ^{19}F NMR 图谱

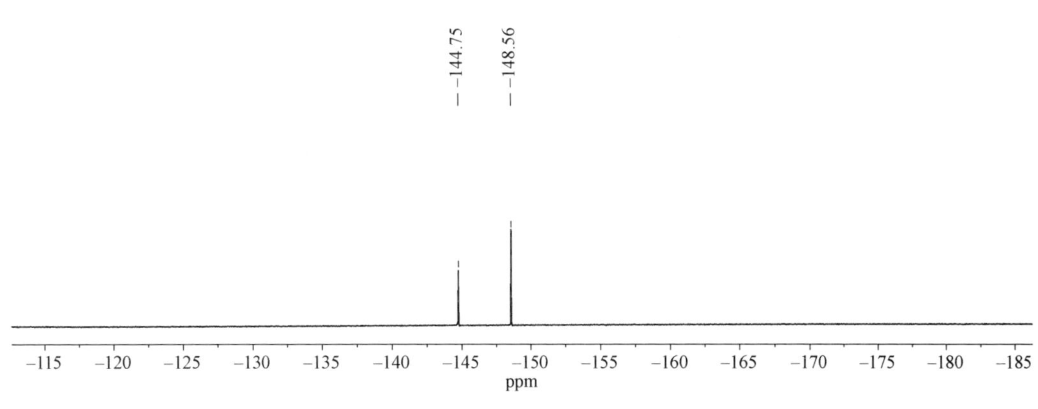

图 5-67 司帕沙星的 ^{19}F NMR 图谱

4. 用途

司帕沙星是喹诺酮类抗菌药。主要用于由敏感菌引起的轻、中度感染，包括泌尿系统、生殖系统、肠道、呼吸系统等感染的治疗。

5. 备注

（1）中文化学名

5–氨基–1–环丙基–7–(顺式–3,5–二甲基–1–哌嗪基)–6,8–二氟–1,4–二氢–4–氧代–3–喹啉羧酸

（2）英文化学名

5–amino–1–cyclopropyl–7–[(3*R*,5*S*)–3,5–dimethylpiperazin–1–yl]–6,8–difluoro–4–oxoquinoline–3–carboxylic acid

（3）Smiles

C[C@@H]1CN(C[C@H](C)N1)c2c(F)c(N)c3C(=O)C(=CN(C4CC4)c3c2F)C(=O)O

（4）InChi

1S/C19H22F2N4O3/c1–8–5–24(6–9(2)23–8)17–13(20)15(22)12–16(14(17)21)25(10–3–4–10)7–11(18(12)26)19(27)28/h7–10,23H,3–6,22H2,1–2H3,(H,27,28)/t8–,9+

（5）InChiKey

DZZWHBIBMUVIIW–DTORHVGOSA–N

（6）药典收载情况

《中国药典》2020 年版二部

（7）中国上市制剂

乳酸司帕沙星片，司帕沙星片，司帕沙星颗粒，司帕沙星胶囊，司帕沙星分散片

替加氟
Tegafur

1. 结构

2. 物理性质

分子式：$C_8H_9FN_2O_3$

相对分子质量：200.17

CAS 号：17902–23–7

溶剂：二甲基亚砜

性状：结晶性粉末；无臭

溶解性：甲醇、丙醇、三氯甲烷中溶解，水或乙醇中略溶，苯或乙醚中几乎不溶

对照品编号：100468–201502

3. ^{19}F NMR 图谱

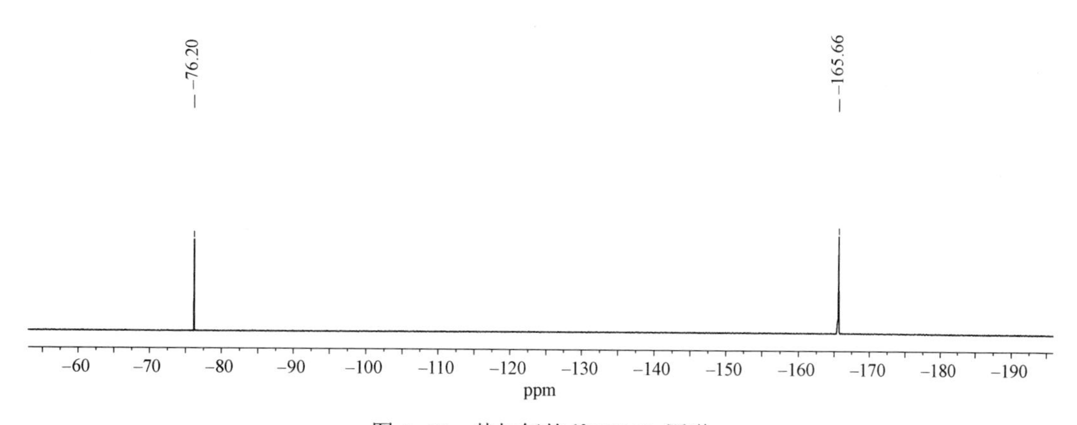

图 5–68　替加氟的 ^{19}F NMR 图谱

4. 用途

替加氟是抗肿瘤药，主要用于消化系癌、乳腺癌及肝癌等的治疗。

5. 备注

（1）中文化学名

1–(四氢–2–呋喃基)–5–氟–2,4(1*H*,3*H*)–嘧啶二酮

（2）英文化学名

5–fluoro–1–[(2*RS*)–tetrahydrofuran–2–yl]uracil

（3）Smiles

FC1=CN(C2CCCO2)C(=O)NC1=O

（4）InChi

1S/C8H9FN2O3/c9–5–4–11(6–2–1–3–14–6)8(13)10–7(5)12/h4,6H,1–3H2,(H,10,12,13)

（5）InChiKey

WFWLQNSHRPWKFK–UHFFFAOYSA–N

（6）药典收载情况

《中国药典》2020 年版二部，《日本药典》17

（7）中国上市制剂

尿嘧啶替加氟片，替加氟氯化钠注射液，尿嘧啶替加氟胶囊，替加氟片，替加氟栓，替加氟胶囊，替加氟注射液，替吉奥胶囊，替吉奥片

五氟利多
Penfluridol

1. 结构

2. 物理性质

分子式：$C_{28}H_{27}ClF_5NO$
相对分子质量：523.97
CAS 号：26864–56–2
溶剂：二甲基亚砜
性状：白色或类白色结晶性粉末；无臭
溶解性：甲醇、乙醇、丙酮或三氯甲烷中易溶，水中几乎不溶
对照品编号：171264–201301

3. ^{19}F NMR 图谱

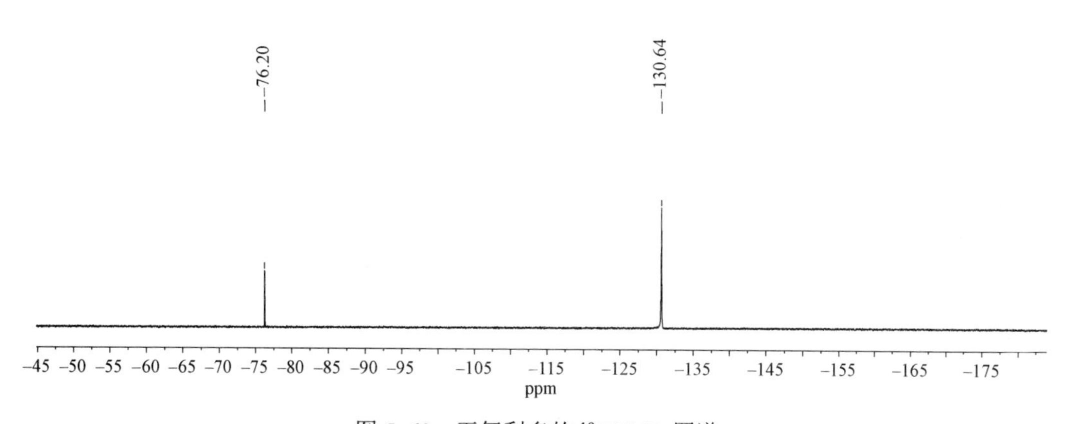

图 5–69 五氟利多的 ^{19}F NMR 图谱

4. 用途

五氟利多为长效抗精神病药，用于治疗各型精神分裂症以及病情缓解者的维持治疗。

5. 备注

（1）中文化学名

1–[4,4–双(4–氟苯基)丁基]–4–[4–氯–3–(三氟甲基)苯基]–4–哌啶醇

（2）英文化学名

1–(4,4–bis(*p*–fluorophenyl)butyl)–4–(4–chloro–alpha,alpha,alpha–trifluoro–*m*–tolyl)–4–piperidinol

（3）Smiles

OC1(CCN(CCCC(c2ccc(F)cc2)c3ccc(F)cc3)CC1)c4ccc(Cl)c(c4)C(F)(F)F

（4）InChi

1S/C28H27ClF5NO/c29–26–12–7–21(18–25(26)28(32,33)34)27(36)13–16–35(17–14–27)15–1–2–24(19–3–8–22(30)9–4–19)20–5–10–23(31)11–6–20/h3–12,18,24,36H,1–2,13–17H2

（5）InChiKey

MDLAAYDRRZXJIF–UHFFFAOYSA–N

（6）药典收载情况

《中国药典》2020 年版二部

（7）中国上市制剂

五氟利多片

乌帕替尼
Upadacitinib

1. 结构

2. 物理性质

分子式：$C_{17}H_{19}F_3N_6O$

相对分子质量：380.37

CAS 号：1310726–60–3

溶剂：二甲基亚砜

性状：白色至浅棕色粉末

溶解性：乙醇中易溶，四氢呋喃中溶解，水中极微溶解

3. ^{19}F NMR 图谱

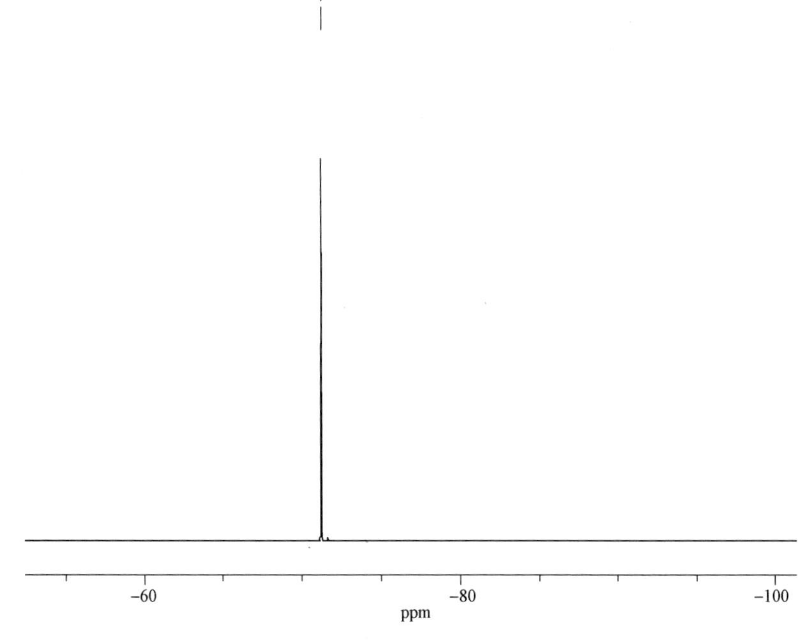

图 5–70　乌帕替尼的 ^{19}F NMR 图谱

4. 用途

乌帕替尼为口服 Janus 激酶（JAK）1 选择性抑制剂，是一种用于治疗类风湿关节炎以减缓疾病进展的药物。目前正在多项临床试验中评估其在其他炎性疾病（如强直性脊柱炎、溃疡性结肠炎和特应性皮炎）中的治疗效果。

5. 备注

（1）中文化学名

(3*S*,4*R*)–3–乙基–4–(3*H*–咪唑并[1,2–A]吡咯并[2,3–*E*]吡嗪–8–基)–*N*–(2,2,2–三氟乙基)吡咯烷–1–酰胺

（2）英文化学名

(3*S*,4*R*)–3–ethyl–4–(1,5,7,10–tetrazatricyclo[7.3.0.0^{2,6}]dodeca–2(6),3,7,9,11–pentaen–12–yl)–*N*–(2,2,2–trifluoroethyl)pyrrolidine–1–carboxamide

（3）Smiles

CCC1CN(CC1C2=CN=C3N2C4=C(NC=C4)N=C3)C(=O)NCC(F)(F)F

（4）InChi

1S/C17H19F3N6O/c1–2–10–7–25(16(27)24–9–17(18,19)20)8–11(10)13–5–22–14–6–23–15–12(26(13)14)3–4–21–15/h3–6,10–11,21H,2,7–9H2,1H3,(H,24,27)/t10–,11+/m1/s1

（5）InChiKey

WYQFJHHDOKWSHR–MNOVXSKESA–N

西沙必利
Cisapride

1. 结构

2. 物理性质

分子式：$C_{23}H_{29}ClFN_3O_4$

相对分子质量：465.95

CAS 号：81098-60-4

溶剂：二甲基亚砜

性状：白色或类白色结晶性粉末

溶解性：二甲基亚砜中易溶

3. ^{19}F NMR 图谱

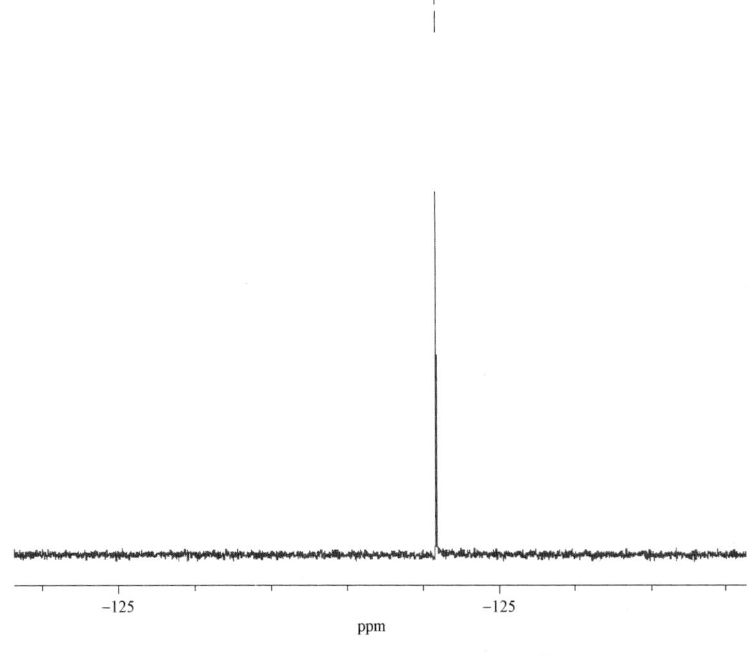

图 5–71　西沙必利 ^{19}F NMR 图谱

4. 用途

西沙必利属于苯甲酰胺衍生物，为全胃肠道促动力药。

5. 备注

（1）中文化学名

(±)–顺式–4–氨基–5–氯–*N*–[1–[3–(4–氟苯氧基)丙基]–3–甲氧基–4–哌啶基]–2–甲氧基苯甲酰胺

（2）英文化学名

4–amino–5–chloro–*N*–[(3*S*,4*R*)–1–[3–(4–fluorophenoxy)propyl]–3–methoxypiperidin–4–yl]–2–methoxybenzamide

（3）Smiles

CO[C@H]1CN(CCCOc2ccc(F)cc2)CC[C@H]1NC(=O)c3cc(Cl)c(N)cc3OC

（4）InChi

1S/C23H29ClFN3O4/c1–30–21–13–19(26)18(24)12–17(21)23(29)27–20–8–10–28(14–22(20)31–2)9–3–11–32–16–6–4–15(25)5–7–16/h4–7,12–13,20,22H,3,8–11,14,26H2,1–2H3,(H,27,29)/t20–,22+/m1/s1

（5）InChiKey

DCSUBABJRXZOMT–IRLDBZIGSA–N

（6）药典收载情况

《英国药典》2020，《美国药典》40，《欧洲药典》9.0

（7）中国上市制剂

西沙必利片

溴哌利多
Bromperidol

1. 结构

2. 物理性质

分子式：$C_{21}H_{23}BrFNO_2$

相对分子质量：420.32

CAS 号：10457–90–6

溶剂：二甲基亚砜

性状：棕褐色至浅褐色固体

溶解性：甲醇、三氯甲烷中微溶，乙醇中溶解

3. ^{19}F NMR 图谱

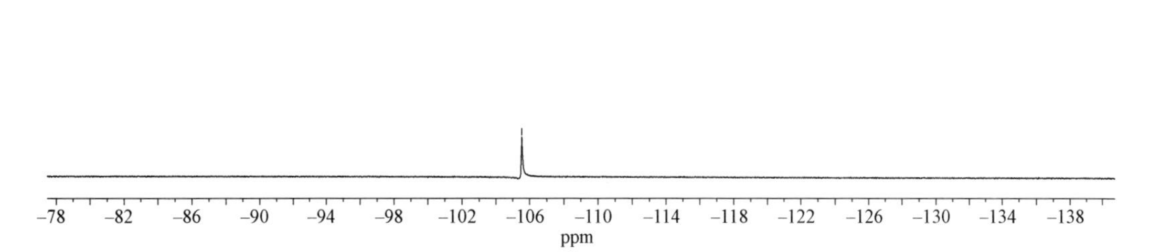

图 5–72　溴哌利多的 ^{19}F NMR 图谱

4. 用途

溴哌利多为丁酰苯类抗精神病药，用于急、慢性精神分裂症的治疗。

5. 备注

（1）中文化学名

4–[4–(4–溴苯基)–4–羟基哌啶–1–基]–1–(4–氟苯基)–1–丁酮

（2）英文化学名

4–[4–(4–bromophenyl)–4–hydroxypiperidin–1–yl]–1–(4–fluorophenyl)butan–1–one

（3）Smiles

OC1(CCN(CCCC(=O)c2ccc(F)cc2)CC1)c3ccc(Br)cc3

（4）InChi

1S/C21H23BrFNO2/c22–18–7–5–17(6–8–18)21(26)11–14–24(15–12–21)13–1–2–20(25)16–3–9–19(23)10–4–16/h3–10,26H,1–2,11–15H2

（5）InChiKey

RKLNONIVDFXQRX–UHFFFAOYSA–N

（6）药典收载情况

《英国药典》2020，《欧洲药典》9.0

盐酸芬氟拉明
Fenfluramine Hydrochloride

1. 结构

2. 物理性质

分子式：$C_{12}H_{16}F_3N \cdot HCl$
相对分子质量：267.7
CAS 号：404–82–0
溶剂：二甲基亚砜
性状：白色或类白色粉末
溶解度：易溶于水

3. ^{19}F NMR 图谱

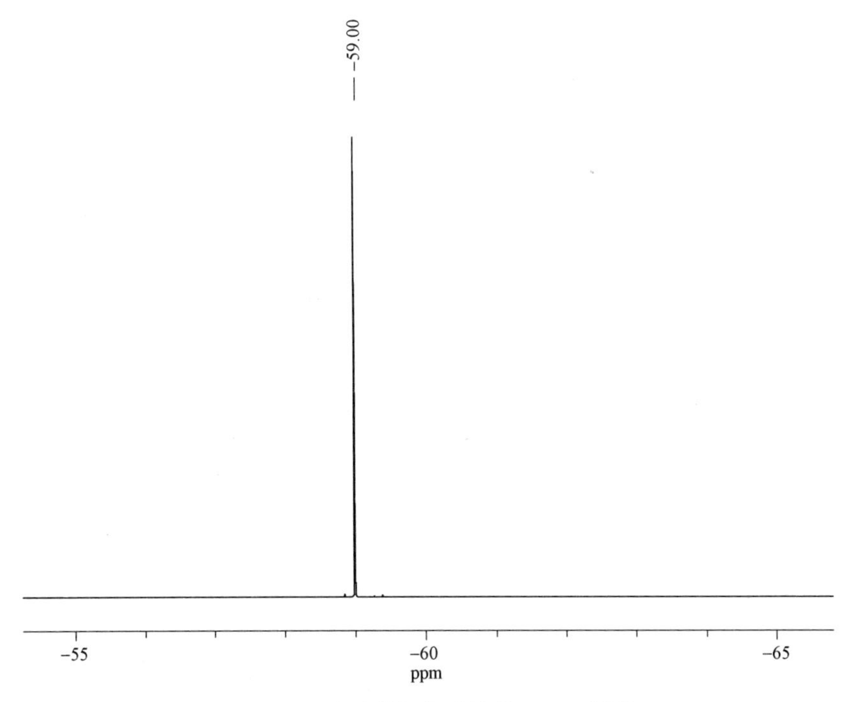

图 5–73　盐酸芬氟拉明的 ^{19}F NMR 图谱

4. 用途

盐酸芬氟拉明原用于单纯性肥胖及患有糖尿病、高血压、心血管疾病、焦虑症的肥胖患者的治疗。由于其不良反应，已停产、停用。

5. 备注

（1）中文化学名

N–乙基–*α*–甲基–3–三氟甲基苯乙胺盐酸盐

（2）英文化学名

N–ethyl–1–[3–(trifluoromethyl)phenyl]propan–2–amine hydrochloride

（3）Smiles

CCNC(C)CC1=CC(=CC=C1)C(F)(F)F

（4）InChi

1S/C12H16F3N/c1–3–16–9(2)7–10–5–4–6–11(8–10)12(13,14)15/h4–6,8–9,16H,3,7H2,1–2H3

（5）InChiKey

DBGIVFWFUFKIQN–UHFFFAOYSA–N

盐酸氟桂利嗪
Flunarizine Dihydrochloride

1. 结构

2. 物理性质

分子式：$C_{26}H_{26}F_2N_2 \cdot 2HCl$

相对分子质量：477.42

CAS 号：30484-77-6

溶剂：二甲基亚砜

性状：白色或类白色结晶或结晶性粉末；无臭，无味

溶解度：甲醇、乙醇中略溶，三氯甲烷中微溶，水中极微溶解

对照品编号：100844-201803

3. ^{19}F NMR 图谱

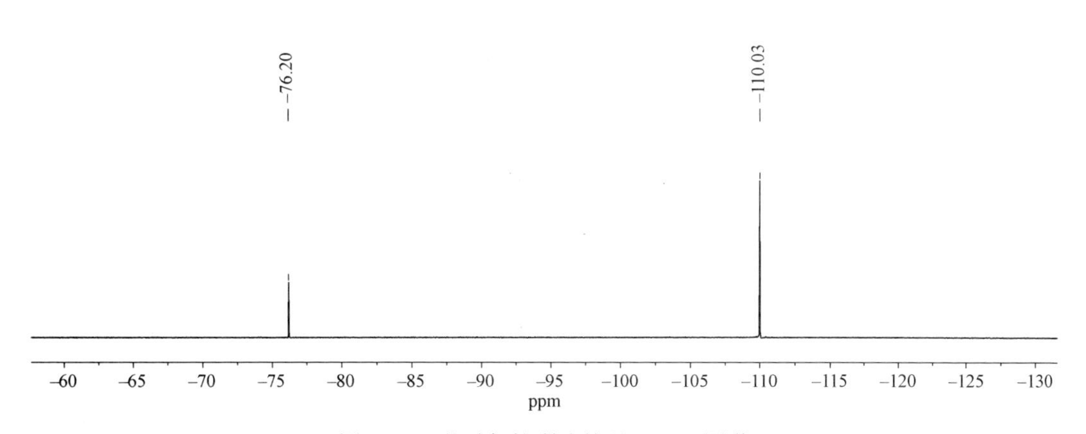

图 5-74　盐酸氟桂利嗪的 ^{19}F NMR 图谱

4. 用途

盐酸氟桂利嗪是一种选择性钙离子拮抗剂，用于脑血管病、偏头痛及眩晕症等的治疗。

5. 备注

（1）中文化学名

(*E*)–1–[双–(4–氟苯基)甲基]–4–(2–丙烯基–3–苯基)哌嗪二盐酸盐

（2）英文化学名

(*E*)–1–(bis(4–fluorophenyl)methyl)–4–(3–phenylprop–2–enyl]piperazine dihydrochloride

（3）Smiles

Cl.Cl.Fc1ccc(cc1)C(N2CCN(C\C=C\c3ccccc3)CC2)c4ccc(F)cc4

（4）InChi

1S/C26H26F2N2.2ClH/c27–24–12–8–22(9–13–24)26(23–10–14–25(28)15–11–23)30–19–17–29(18–20–30)16–4–7–21–5–2–1–3–6–21;;/h1–15,26H,16–20H2;2*1H/b7–4+;;

（5）InChiKey

RXKMOPXNWTYEHI–RDRKJGRWSA–N

（6）药典收载情况

《中国药典》2020 年版二部，《英国药典》2020，《欧洲药典》9.0

（7）中国上市制剂

盐酸氟桂利嗪片，盐酸氟桂利嗪胶囊，盐酸氟桂利嗪滴丸，盐酸氟桂利嗪口服溶液，盐酸氟桂利嗪分散片

盐酸氟奋乃静
Fluphenazine Hydrochloride

1. 结构

2. 物理性质

分子式：$C_{22}H_{26}F_3N_3OS \cdot 2HCl$
相对分子质量：510.44
CAS 号：146－56－5
溶剂：水
性状：白色或类白色的结晶性粉末；无臭，味微苦；遇光易变色
溶解性：水中易溶，乙醇中略溶，丙酮中极微溶，乙醚中不溶
对照品编号：100162–201604

3. ^{19}F NMR 图谱

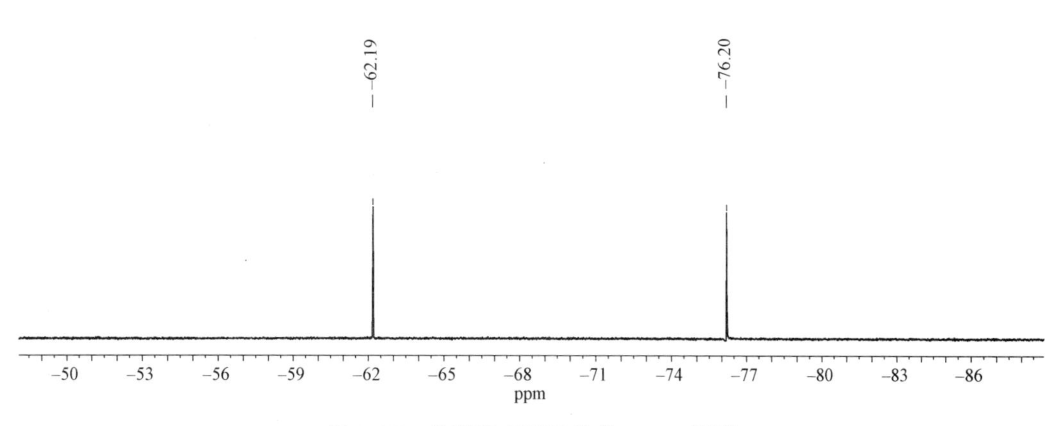

图 5–75　盐酸氟奋乃静的 ^{19}F NMR 图谱

4. 用途

盐酸氟奋乃静为抗精神病药物，主要用于精神分裂症、精神障碍、焦虑等的治疗，也可用于各种原因所致呕吐的治疗。

5. 备注

（1）中文化学名

4–[3–[2–(三氟甲基)–10*H*–吩噻嗪–10–基]丙基]–1–哌嗪乙醇二盐酸盐

（2）英文化学名

1–(2–hydroxyethyl)–4–(3–(2–trifluoromethyl–10–phenothiazinylpropyl)piperazine dihydrochloride

（3）Smiles

Cl.Cl.OCCN1CCN(CCCN2c3ccccc3Sc4ccc(cc24)C(F)(F)F)CC1

（4）InChi

1S/C22H26F3N3OS.2ClH/c23–22(24,25)17–6–7–21–19(16–17)28(18–4–1–2–5–20(18)30–21)9–3–8–26–10–12–27(13–11–26)14–15–29;;/h1–2,4–7,16,29H,3,8–15H2;2*1H

（5）InChiKey

MBHNWCYEGXQEIT–UHFFFAOYSA–N

（6）药典收载情况

《中国药典》2020 年版二部，《英国药典》2020，《美国药典》40

（7）中国上市制剂

盐酸氟奋乃静片，盐酸氟奋乃静注射液

盐酸氟哌噻吨
Fupentixol Hydrochloride

1. 结构

2. 物理性质

分子式：$C_{23}H_{27}Cl_2F_3N_2OS$

相对分子质量：507.44

CAS 号：2413–38–9

溶剂：D_2O

性状：白色或类白色固体

溶解性：水中易溶

对照品编号：100910–200901

3. ^{19}F NMR 图谱

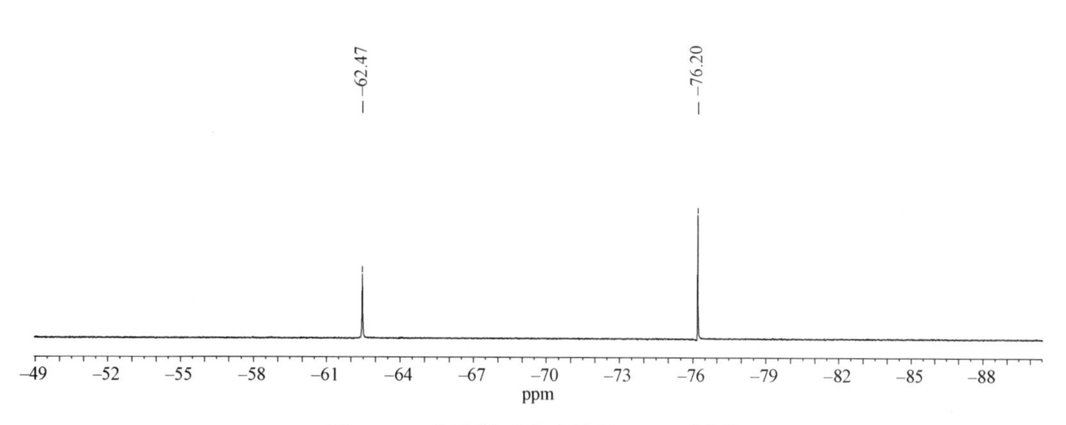

图 5–76　盐酸氟哌噻吨的 ^{19}F NMR 图谱

4. 用途

盐酸氟哌噻吨是抗精神病药物，用于急、慢性精神分裂症，抑郁症及抑郁性神经官能症的治疗。

5. 备注

（1）中文化学名

(*Z*)–4–[3–[2–(三氟甲基)–9*H*–硫杂蒽–9–亚基]丙基]–1–哌嗪基乙醇二盐酸盐

（2）英文化学名

(*Z*)–4–[3–[2–(trifluoromethyl)–9*H*–thioxanthen–9–ylidene]propyl]piperazine–1–ethanol dihydrochloride

（3）Smiles

Cl.Cl.OCCN1CCN(CC\C=C/2\c3ccccc3Sc4ccc(cc24)C(F)(F)F)CC1

（4）InChi

1S/C23H25F3N2OS.2ClH/c24–23(25,26)17–7–8–22–20(16–17)18(19–4–1–2–6–21(19)30–22)5–3–9–27–10–12–28(13–11–27)14–15–29;;/h1–2,4–8,16,29H,3,9–15H2;2*1H/b18–5–;;

（5）InChiKey

IOVDQEIIMOZNNA–MHKBYHAFSA–N

（6）药典收载情况

《英国药典》2020，《欧洲药典》9.0

（7）中国上市制剂

氟哌噻吨美利曲辛片

盐酸氟西汀
Fluoxetine Hydrochloride

1. 结构

2. 物理性质

分子式：$C_{17}H_{18}F_3NO \cdot HCl$

相对分子质量：345.79

CAS 号：59333–67–4

溶剂：三氯甲烷

性状：白色或类白色结晶性粉末

溶解性：甲醇、乙醇中易溶，水、三氯甲烷中微溶，乙醚中不溶

对照品编号：100513–201602

3. ^{19}F NMR 图谱

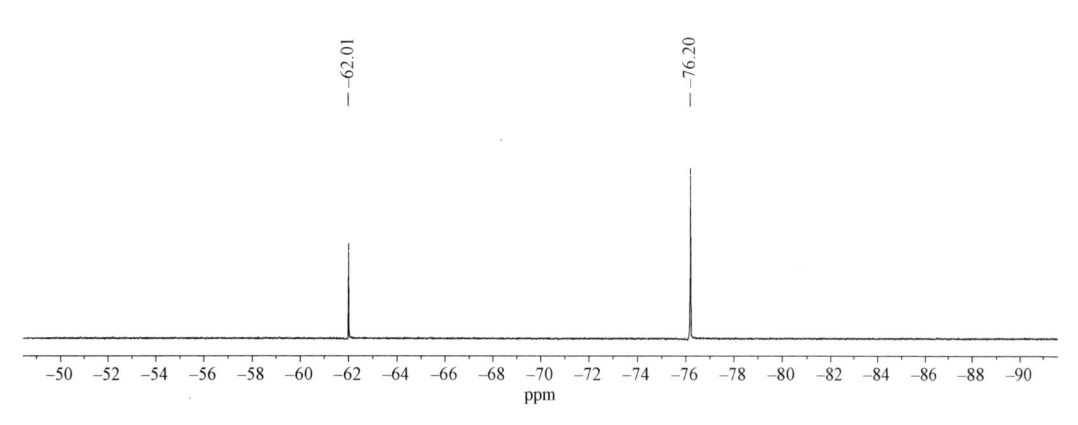

图 5–77　盐酸氟西汀的 ^{19}F NMR 图谱

4. 用途

盐酸氟西汀是抗抑郁药，用于治疗抑郁症、强迫症及暴食症。

5. 备注

（1）中文化学名

(±)–*N*–甲基–3–苯基–3–(4–三氟甲基苯氧基)丙胺盐酸盐

（2）英文化学名

(±)–*N*–methyl–3–phenyl–3–[(*α*,*α*,*α*–trifluoro–*p*–tolyl)oxy]propy–lamine,hydrochloride

（3）Smiles

Cl.CNCCC(Oc1ccc(cc1)C(F)(F)F)c2ccccc2

（4）InChi

1S/C17H18F3NO.ClH/c1–21–12–11–16(13–5–3–2–4–6–13)22–15–9–7–14(8–10–15)17(18,19)20;/h2–10,16,21H,11–12H2,1H3;1H

（5）InChiKey

GIYXAJPCNFJEHY–UHFFFAOYSA–N

（6）药典收载情况

《中国药典》2020 年版二部，《英国药典》2020，《美国药典》40，《欧洲药典》9.0

（7）中国上市制剂

盐酸氟西汀胶囊，盐酸氟西汀片，盐酸氟西汀肠溶片，盐酸氟西汀分散片

盐酸吉西他滨
Gemcitabine Hydrochloride

1. 结构

2. 物理性质

分子式：$C_9H_{11}F_2N_3O_4 \cdot HCl$
相对分子质量：299.66
CAS 号：122111-03-9
溶剂：二甲基亚砜
性状：白色结晶性粉末；无臭
对照品编号：100622-201202

3. ^{19}F NMR 图谱

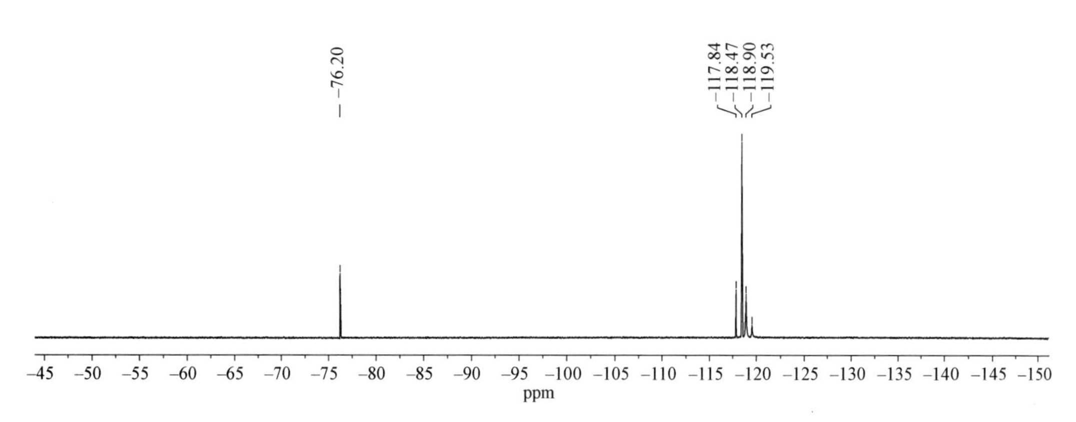

图 5-78　盐酸吉西他滨的 ^{19}F NMR 图谱

4. 用途

盐酸吉西他滨为抗肿瘤药，用于中、晚期非小细胞肺癌，胰腺癌，膀胱癌，乳腺癌及其他实体肿瘤的治疗。

5. 备注

（1）中文化学名

4–氨基–1–(3,3–二氟–4–羟基–5–羟甲基四氢呋喃–2–基) –1H–嘧啶–2–酮盐酸盐

（2）英文化学名

4–amino–1– [(2R,4R,5R) –3,3–difluoro–4–hydroxy–5– (hydroxyme-thyl)oxolan–2–yl]pyrimidin–2–one hydrochloride

（3）Smiles

C1=CN(C(=O)N=C1N)C2C(C(C(O2)CO)O)(F)F.Cl

（4）InChi

1S/C9H11F2N3O4.ClH/c10–9(11)6(16)4(3–15)18–7(9)14–2–1–5(12)13–8(14)17;/h1–2,4,6–7,15–16H,3H2,(H2,12,13,17);1H/t4–,6–,7–;/m1./s1

（5）InChiKey

OKKDEIYWILRZIA–OSZBKLCCSA–N

盐酸洛美利嗪
Lomerizine Dihydrochloride

1. 结构

, 2 HCl

2. 物理性质

分子式：$C_{27}H_{32}Cl_2F_2N_2O_3$

相对分子质量：541.46

CAS 号：101477–54–7

溶剂：二甲基亚砜

对照品编号：100699–200401

3. ^{19}F NMR 图谱

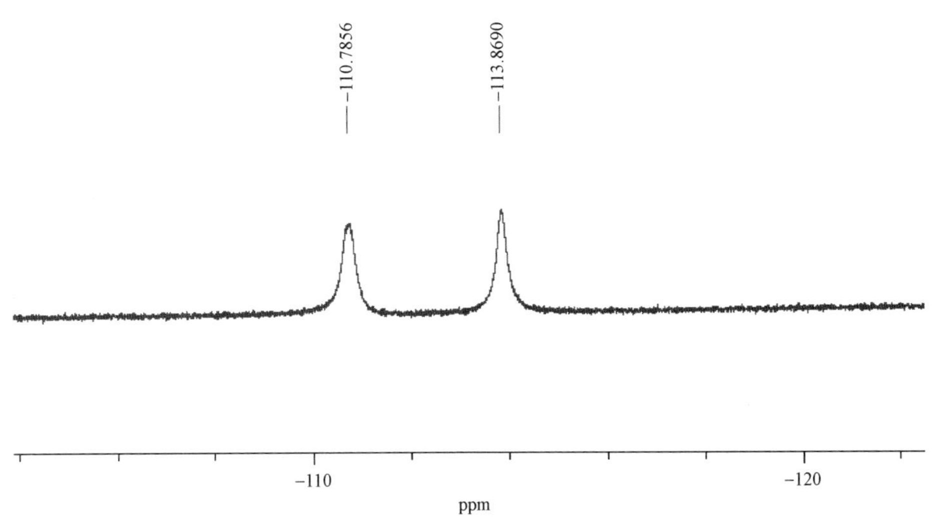

图 5–79　盐酸洛美利嗪的 ^{19}F NMR 图谱

4. 用途

盐酸洛美利嗪是钙离子拮抗剂，用于偏头痛的治疗。

5. 备注

（1）中文化学名

1–(二–4′–氟苯基)甲基–4–(2″,3″,4″–三甲氧基苯基)甲基哌嗪盐酸盐

（2）英文化学名

1–[bis(4–fluorophenyl)methyl]–4–(2,3,4–trimethoxybenzyl)piperazine dihydrochloride

（3）Smiles

Cl.Cl.COc1ccc(CN2CCN(CC2)C(c3ccc(F)cc3)c4ccc(F)cc4)c(OC)c1OC

（4）InChi

1S/C27H30F2N2O3.2ClH/c1–32–24–13–8–21(26(33–2)27(24)34–3)18–30–14–16–31(17–15–30)25(19–4–9–22(28)10–5–19)20–6–11–23(29)12–7–20;;/h4–13,25H,14–18H2,1–3H3;2*1H

（5）InChiKey

LOGVKVSFYBBUAJ–UHFFFAOYSA–N

（6）中国上市制剂

盐酸洛美利嗪片，盐酸洛美利嗪胶囊

盐酸莫西沙星
Moxifloxacin Hydrochloride

1. 结构

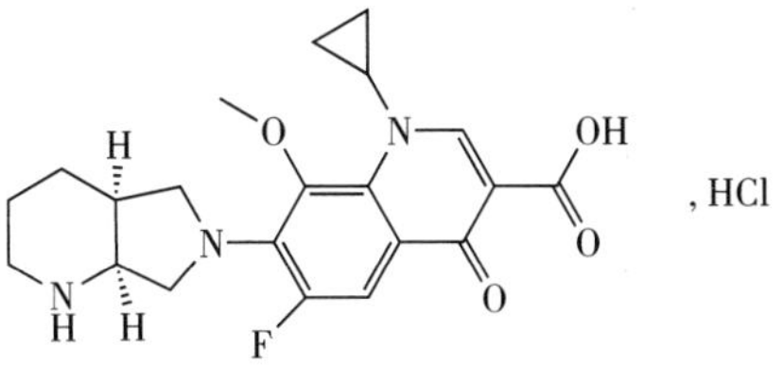

, HCl

2. 物理性质

分子式：$C_{21}H_{24}FN_3O_4 \cdot HCl$
相对分子质量：437.89
CAS 号：186826-86-8
溶剂：二甲基亚砜
性状：白色至浅黄色固体
溶解性：二甲基亚砜及 DMF 中溶解

3. ^{19}F NMR 图谱

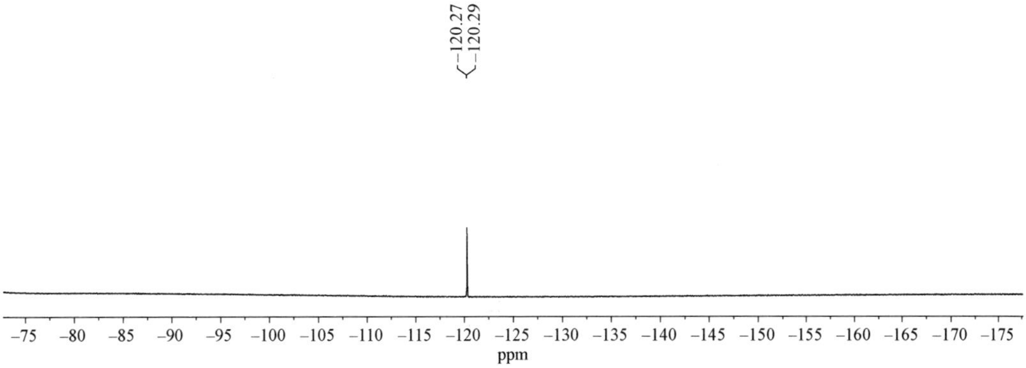

-120.27
-120.29

–75 –80 –85 –90 –95 –100 –105 –110 –115 –120 –125 –130 –135 –140 –145 –150 –155 –160 –165 –170 –175
ppm

图 5–80　盐酸莫西沙星的 ^{19}F NMR 图谱

4. 用途

盐酸莫西沙星是氟喹诺酮类抗菌药，用于成人呼吸道感染的治疗，如急性窦腺炎、慢性支气管炎急性发作、社区获得性肺炎、皮肤和软组织感染等。

5. 备注

（1）中文化学名

1–环丙基–6–氟–1,4–二氢–8–甲氧基–7–[(4*aS*,7*aS*)–八氢–6*H*–吡咯并[3,4–*b*]吡啶–6–基]–4–氧代–3–喹啉羧酸盐酸盐

（2）英文化学名

7–[(4*aS*,7*aS*)–1,2,3,4,4*a*,5,7,7*a*–octahydropyrrolo[3,4–*b*]pyridin–6–yl]–1–cyclopropyl–6–fluoro–8–methoxy–4–oxoquinoline–3–carboxylic acid;hydrochloride

（3）Smiles

Cl.COc1c(N2C[C@@H]3CCCN[C@@H]3C2)c(F)cc4C(=O)C(=CN(C5CC5)c14)C(=O)O

（4）InChi

1S/C21H24FN3O4.ClH/c1–29–20–17–13(19(26)14(21(27)28)9–25(17)12–4–5–12)7–15(22)18(20)24–8–11–3–2–6–23–16(11)10–24;/h7,9,11–12,16,23H,2–6,8,10H2,1H3,(H,27,28);1H/t11–,16+;/m0/s1

（5）InChiKey

IDIIJJHBXUESQI–DFIJPDEKSA–N

（6）药典收载情况

《英国药典》2020，《美国药典》40，《欧洲药典》9.0

（7）中国上市制剂

盐酸莫西沙星片，盐酸莫西沙星注射液，盐酸莫西沙星氯化钠注射液，莫西沙星滴眼液

盐酸帕罗西汀
Paroxetine Hydrochloride

1. 结构

2. 物理性质

分子式：$C_{19}H_{21}ClFNO_3$

相对分子质量：365.83

CAS 号：78246-49-8

溶剂：二甲基亚砜

性状：白色或类白色结晶性粉末

溶解性：甲醇中易溶，乙醇中溶解，丙酮中微溶，水中极微溶解，0.1mol/L 盐酸溶液中几乎不溶

对照品编号：100357-201303

3. ^{19}F NMR 图谱

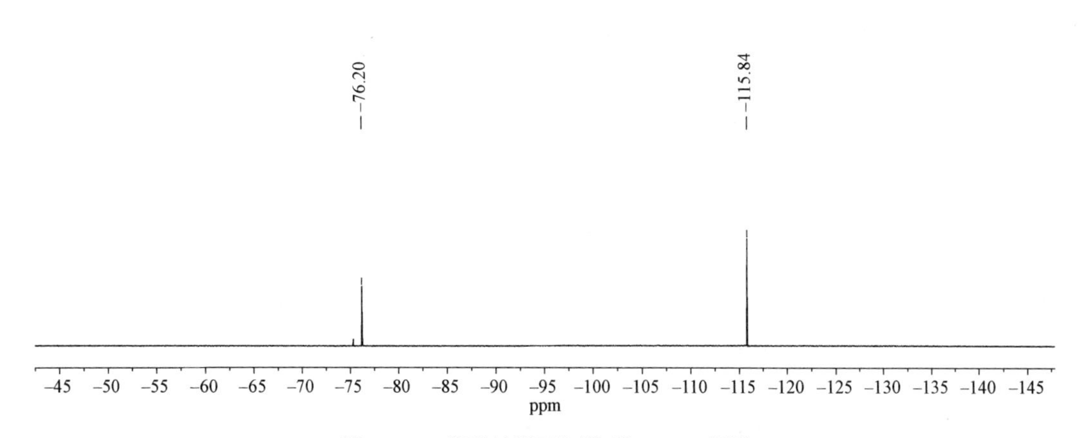

图 5-81　盐酸帕罗西汀的 ^{19}F NMR 图谱

4. 用途

盐酸帕罗西汀是 5–羟色胺再摄取抑制剂类抗抑郁药，用于抑郁症、原恐障碍及强迫症的治疗。

5. 备注

（1）中文化学名

(–)–(3*S*,4*R*)–4–(4–氟苯基)–3–[[(3,4–亚甲二氧基)苯氧基]甲基]哌啶盐酸盐

（2）英文化学名

(3*S*,4*R*)–3–[(1,3–benzodioxol–5–yloxy)methyl]–4–(4–fluorophenyl)piperidine hydrochloride anhydrous

（3）Smiles

Cl.Fc1ccc(cc1)[C@@H]2CCNC[C@H]2COc3ccc4OCOc4c3

（4）InChi

1S/C19H20FNO3.ClH/c20–15–3–1–13(2–4–15)17–7–8–21–10–14(17)11–22–16–5–6–18–19(9–16)24–12–23–18;/h1–6,9,14,17,21H,7–8,10–12H2;1H/t14–,17–;/m0/s1

（5）InChiKey

GELRVIPPMNMYGS–RVXRQPKJSA–N

（6）药典收载情况

《中国药典》2020 年版二部，《日本药典》17，《英国药典》2020，《美国药典》40，《欧洲药典》9.0

（7）中国上市制剂

盐酸帕罗西汀片，盐酸帕罗西汀肠溶缓释片，盐酸帕罗西汀

盐酸三氟拉嗪
Trifluoperazine Dihydrochloride

1. 结构

2. 物理性质

分子式：$C_{21}H_{26}Cl_2F_3N_3S$

相对分子质量：480.42

CAS 号：440-17-5

溶剂：甲醇

性状：白色固体

溶解性：水及甲醇中溶解

3. ^{19}F NMR 图谱

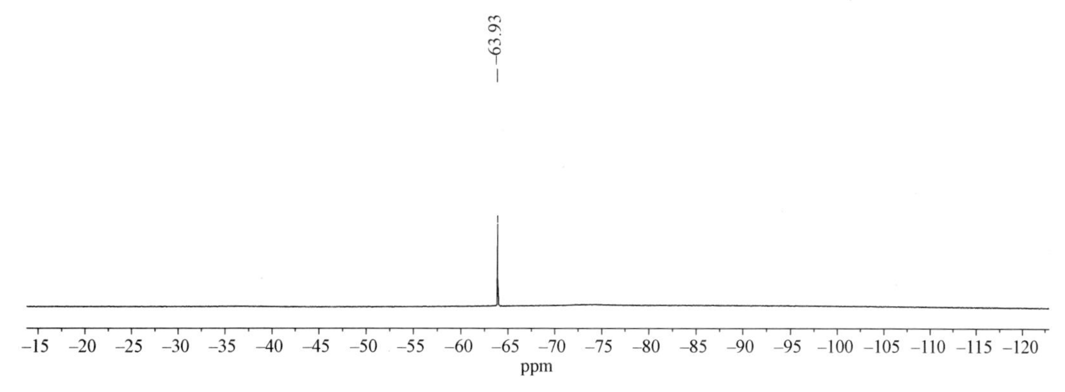

图 5-82 盐酸三氟拉嗪的 ^{19}F NMR 图谱

4. 用途

盐酸三氟拉嗪是抗精神病类药物，主要用于急、慢性精神分裂症及妄想症的治疗。

5. 备注

（1）中文化学名

10–[3–(4–甲基哌嗪–1–基丙基]–2–三氟甲基–10*H*–吩噻嗪

（2）英文化学名

10–[3–(4–methylpiperazin–1–yl)propyl]–2–(trifluoromethyl)phenothiazine;dihydrochloride

（3）Smiles

Cl.Cl.CN1CCN(CCCN2c3ccccc3Sc4ccc(cc24)C(F)(F)F)CC1

（4）InChi

1S/C21H24F3N3S.2ClH/c1–25–11–13–26(14–12–25)9–4–10–27–17–5–2–3–6–19(17)28–20–8–7–16(15–18(20)27)21(22,23)24;;/h2–3,5–8,15H,4,9–14H2,1H3;2*1H

（5）InChiKey

BXDAOUXDMHXPDI–UHFFFAOYSA–N

（6）药典收载情况

《中国药典》2020 年版二部

（7）中国上市制剂

盐酸三氟拉嗪片

盐酸西那卡塞
Cinacalcet Hydrochloride

1. 结构

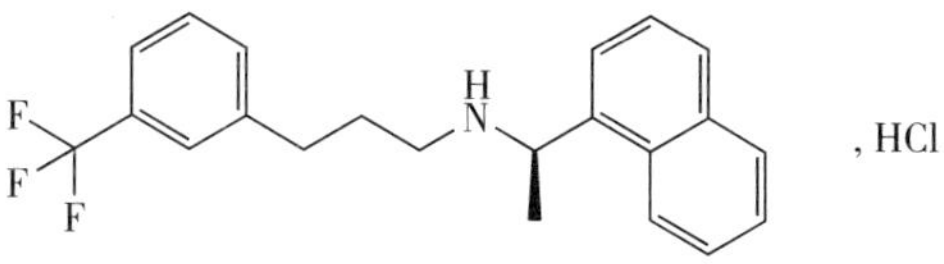

, HCl

2. 物理性质

分子式：$C_{22}H_{23}ClF_3N$

相对分子质量：393.87

CAS 号：364782-34-3

溶剂：氘代甲醇

性状：白色至棕褐色固体

溶解性：乙腈、甲醇中微溶

3. ^{19}F NMR 图谱

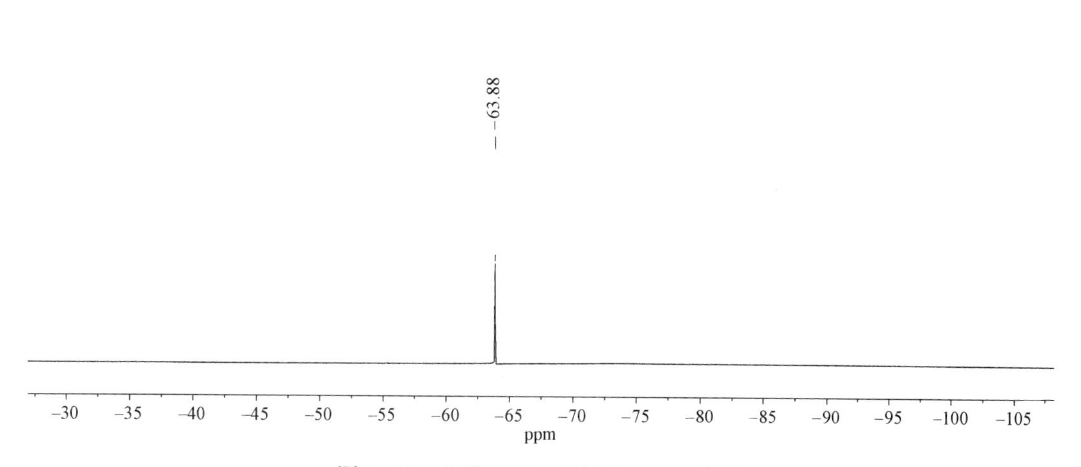

图 5-83　盐酸西那卡塞的 ^{19}F NMR 图谱

4. 用途

盐酸西那卡塞用于治疗慢性肾脏病透析患者的继发性甲状旁腺功能亢进症。

5. 备注

（1）中文化学名

N–((1*R*)–1–(1–萘基)乙基)–3–(3–(三氟甲基)苯基)丙–1–胺;盐酸盐

（2）英文化学名

N–[(1*R*)–1–naphthalen–1–ylethyl]–3–[3–(trifluoromethyl)phenyl]propan–1–amine; hydrochloride

（3）Smiles

Cl.C[C@@H](NCCCc1cccc(c1)C(F)(F)F)c2cccc3ccccc23

（4）InChi

1S/C22H22F3N.ClH/c1–16(20–13–5–10–18–9–2–3–12–21(18)20)26–14–6–8–17–7–4–11–19(15–17)22(23,24)25;/h2–5,7,9–13,15–16,26H,6,8,14H2,1H3;1H/t16–;/m1/s1

（5）InChiKey

QANQWUQOEJZMLL–PKLMIRHRSA–N

（6）中国上市制剂

盐酸西那卡塞片

盐酸依氟鸟氨酸
Difluoromethylornithine Hydrochloride

1. 结构

2. 物理性质

分子式：$C_6H_{12}F_2N_2O_2 \cdot HCl$

相对分子质量：218.63

CAS 号：68278-23-9

溶剂：氘代三氯甲烷

性状：白色固体

溶解性：水中溶解

3. ^{19}F NMR 图谱

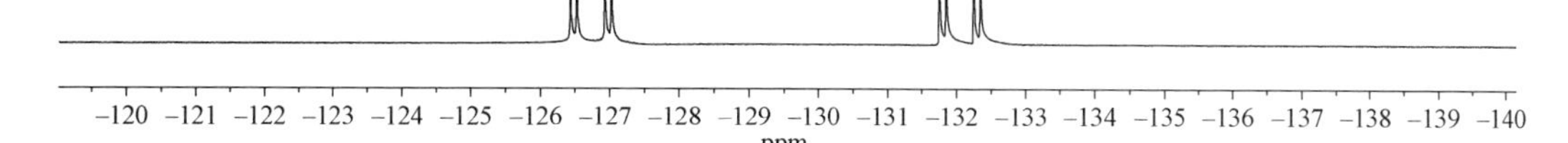

图 5-84　盐酸依氟鸟氨酸的 ^{19}F NMR 图谱

4. 用途

盐酸依氟鸟氨酸是鸟氨酸脱羧酶抑制剂，用于治疗非洲锥虫病和女性面部毛发过度生长。

5. 备注

（1）中文化学名

2,5–二氨基–2–(二氟甲基)戊酸;盐酸盐

（2）英文化学名

2,5–diamino–2–(difluoromethyl)pentanoic acid;hydrochloride

（3）Smiles

Cl.NCCCC(N)(C(F)F)C(=O)O

（4）InChi

1S/C6H12F2N2O2.ClH/c7–4(8)6(10,5(11)12)2–1–3–9;/h4H,1–3,9–10H2,(H,11,12);1H

（5）InChiKey

VKDGNNYJFSHYKD–UHFFFAOYSA–N

依非韦伦
Efavirenz

1. 结构

2. 物理性质

分子式：$C_{14}H_9ClF_3NO_2$

相对分子质量：315.68

CAS 号：154598-52-4

溶剂：氘代甲醇

性状：白色至类白色固体

溶解性：二甲基亚砜、甲醇中略溶

3. ^{19}F NMR 图谱

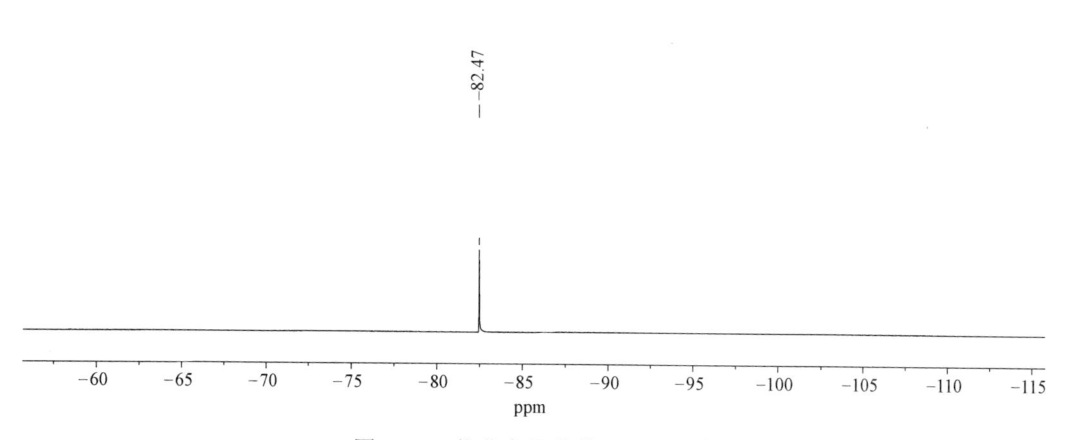

图 5-85　依非韦伦的 ^{19}F NMR 图谱

4. 用途

依非韦伦与其他抗病毒药物联合应用可治疗成人、青少年及儿童的 HIV–1 感染。

5. 备注

（1）中文化学名

(*S*)–6–氯–4–(环丙基乙炔基)–1,4–氢–4–(三氟甲基)–2*H*–3,1–氧氮杂萘–2–酮

（2）英文化学名

(4*S*)–6–chloro–4–(2–cyclopropylethynyl)–4–(trifluoromethyl)–1*H*–3,1–benzoxazin–2–one

（3）Smiles

FC(F)(F)[C@]1(OC(=O)Nc2ccc(Cl)cc12)C#CC3CC3

（4）InChi

1S/C14H9ClF3NO2/c15–9–3–4–11–10(7–9)13(14(16,17)18,21–12(20)19–11)6–5–8–1–2–8/h3–4,7–8H,1–2H2,(H,19,20)/t13–/m0/s1

（5）InChiKey

XPOQHMRABVBWPR–ZDUSSCGKSA–N

（6）药典收载情况

《美国药典》40

（7）中国上市制剂

依非韦伦片

依非韦伦杂质 A
Efavirenz Impurity A

1. 结构

2. 物理性质

分子式：$C_{13}H_{11}ClF_3NO$
相对分子质量：289.68
CAS 号：209414–27–7
溶剂：二甲基亚砜
性状：白色结晶性粉末
对照品编号：101443–202001

3. ^{19}F NMR 图谱

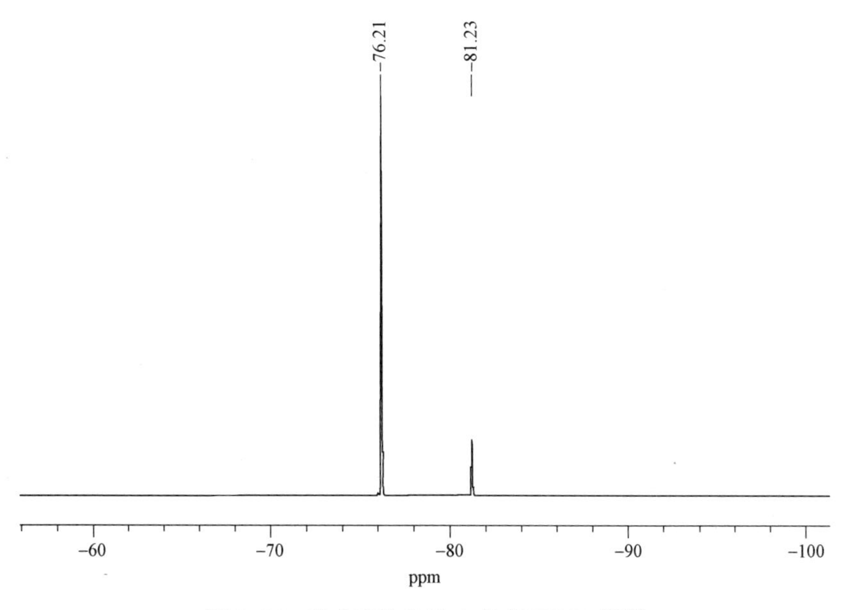

图 5–86　依非韦伦杂质 A 的 ^{19}F NMR 图谱

4. 备注

（1）中文化学名

(*S*)–1–(2–氨基–5–氯苯基)–1–三氟甲基–3–环丙基–2–丙炔–1–醇

（2）英文化学名

(2*S*)–2–(2–amino–5–chlorophenyl)–4–cyclopropyl–1,1,1–trifluorobut–3–yn–2–ol

（3）Smiles

Nc1ccc(Cl)cc1[C@@](O)(C#CC2CC2)C(F)(F)F

（4）InChi

1S/C13H11ClF3NO/c14–9–3–4–11(18)10(7–9)12(19,13(15,16)17)6–5–8–1–2–8/h3–4,7–8,19H,1–2,18H2/t12–/m0/s1

（5）InChiKey

KEMUGFRERPPUHB–LBPRGKRZSA–N

依非韦伦杂质 B
Efavirenz Impurity B

1. 结构

2. 物理性质

分子式：$C_{13}H_9ClF_3N$
相对分子质量：271.67
CAS 号：391860-73-4
溶剂：二甲基亚砜
性状：白色至淡黄色结晶性粉末
对照品编号：101444-202001

3. ^{19}F NMR 图谱

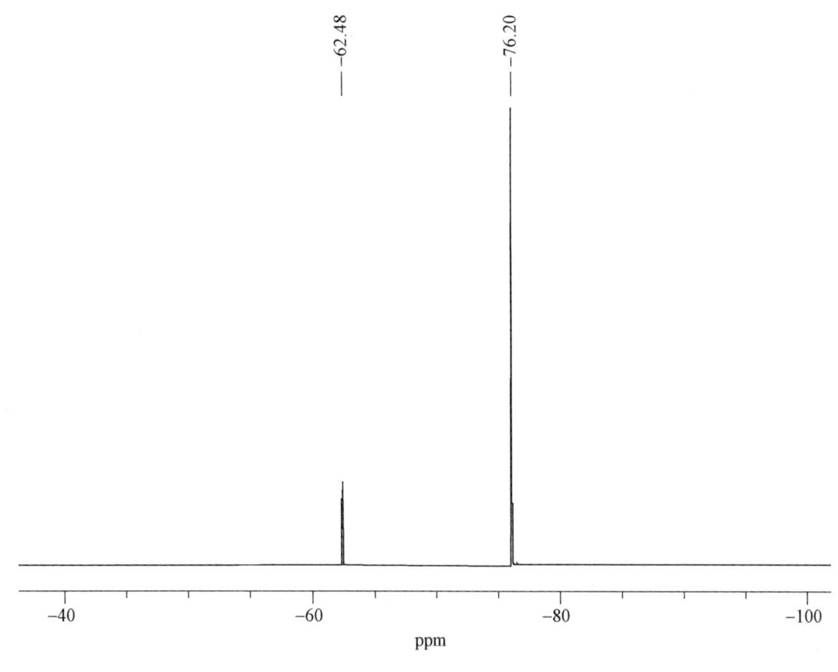

图 5-87　依非韦伦杂质 B 的 ^{19}F NMR 图谱

4. 备注

（1）中文化学名

6–氯–2–环丙基–4–(三氟甲基)喹啉

（2）英文化学名

6–chloro–2–cyclopropyl–4–(trifluoromethyl)quinoline

（3）Smiles

FC(F)(F)c1cc(nc2ccc(Cl)cc12)C3CC3

（4）InChi

1S/C13H9ClF3N/c14–8–3–4–11–9(5–8)10(13(15,16)17)6–12(18–11)7–1–2–7/h3–7H,1–2H2

（5）InChiKey

CXGFIHCGWHSIQO–UHFFFAOYSA–N

依非韦伦杂质 C
Efavirenz Impurity C

1. 结构

2. 物理性质

分子式：$C_{16}H_{15}ClF_3NO_3$

相对分子质量：361.74

CAS 号：211563-41-6

溶剂：二甲基亚砜

性状：类白色粉末

对照品编号：101445-202001

3. ^{19}F NMR 图谱

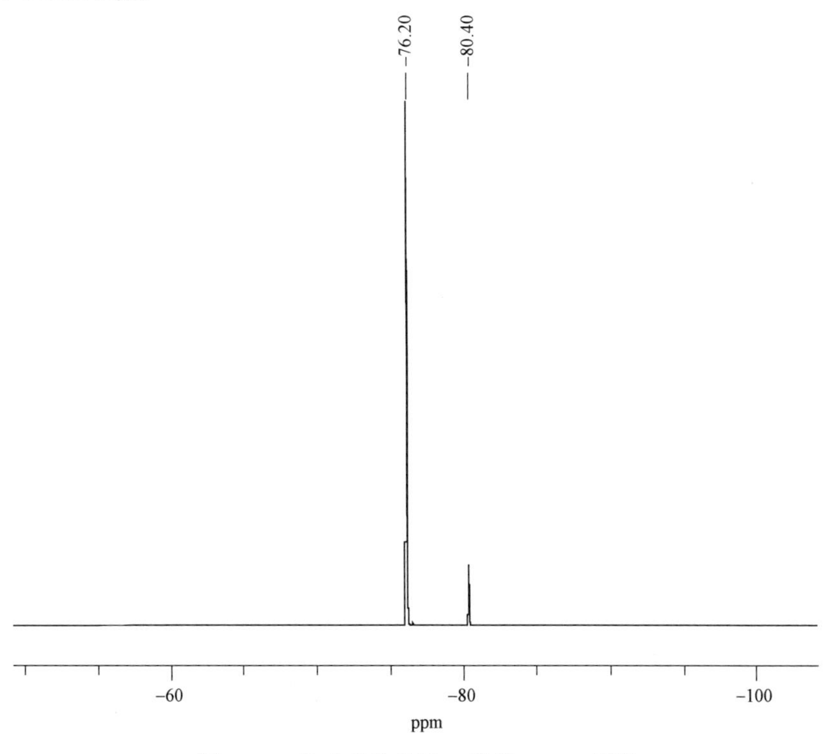

图 5-88　依非韦伦杂质 C 的 ^{19}F NMR 图谱

4. 备注

（1）中文化学名

4–氯–2–[(1*S*)–3–环丙基–1–羟基–1–(三氟甲基)丙基–2–炔基]氨基甲酸乙酯

（2）英文化学名

ethyl[4–chloro–2–((1*S*)–1–trifluoromethyl–1–hydroxy–3–cyclopropyl–2–propyn–1–yl)phenyl]carbamate

（3）Smiles

CCOC(=O)Nc1ccc(Cl)cc1[C@@](O)(C#CC2CC2)C(F)(F)F

（4）InChi

1S/C16H15ClF3NO3/c1–2–24–14(22)21–13–6–5–11(17)9–12(13)15(23,16(18,19)20)8–7–10–3–4–10/h5–6,9–10,23H,2–4H2,1H3,(H,21,22)/t15–/m0/s1

（5）InChiKey

BZIKLWWRUOKZMC–HNNXBMFYSA–N

依非韦伦杂质 D
Efavirenz Impurity D

1. 结构

2. 物理性质

分子式：$C_{14}H_{11}ClF_3NO_2$

相对分子质量：317.69

CAS 号：440124–96–9

溶剂：二甲基亚砜

性状：类白色至淡黄色结晶性粉末

对照品编号：101446–202001

3. ^{19}F NMR 图谱

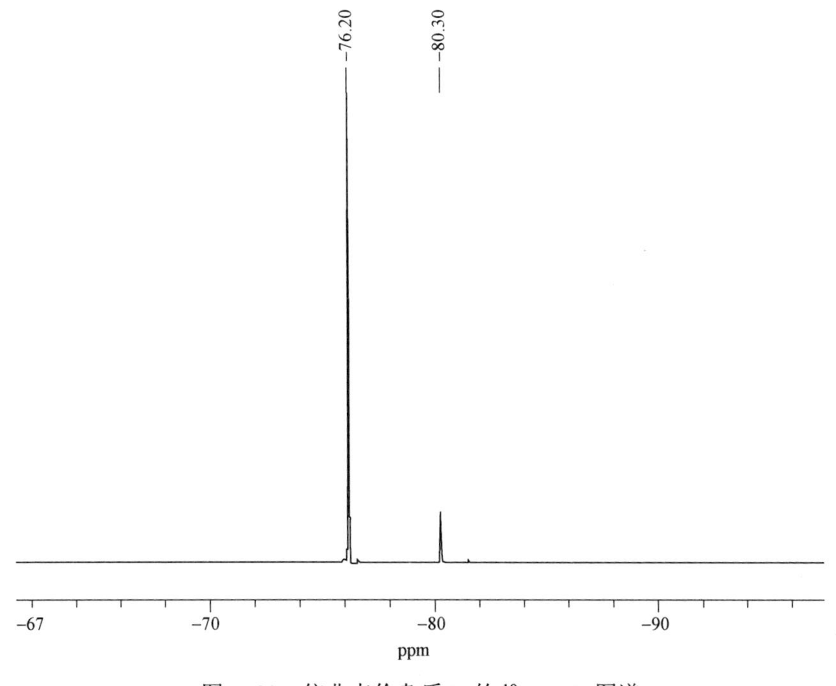

图 5–89　依非韦伦杂质 D 的 ^{19}F NMR 图谱

4. 备注

（1）中文化学名

(4*S*)–6–氯–4–[(1*E*)–2–环丙基乙烯基]–4–三氟甲基–1,4–二氢–2*H*–3,1–苯并噁嗪–2–酮

（2）英文化学名

(4*S*)–6–chloro–4–[(1*E*)–2–cyclopropylethenyl]–1,4–dihydro–4–(trifluoromethyl)–2*H*–3,1–benzoxazin–2–one

（3）Smiles

FC(F)(F)[C@]1(OC(=O)Nc2ccc(Cl)cc12)\C=C\C3CC3

（4）InChi

1S/C14H11ClF3NO2/c15–9–3–4–11–10(7–9)13(14(16,17)18,21–12(20)19–11)6–5–8–1–2–8/h3–8H,1–2H2,(H,19,20)/b6–5+/t13–/m0/s1

（5）InChiKey

TWWHVRKXRMMRPN–GFUIURDCSA–N

依非韦伦对映异构体
Efavirenz Enantiomer

1. 结构

2. 物理性质

分子式：$C_{14}H_9ClF_3NO_2$

相对分子质量：315.67

CAS 号：154801–74–8

溶剂：二甲基亚砜

性状：淡粉色粉末

对照品编号：101446–202001

3. ^{19}F NMR 图谱

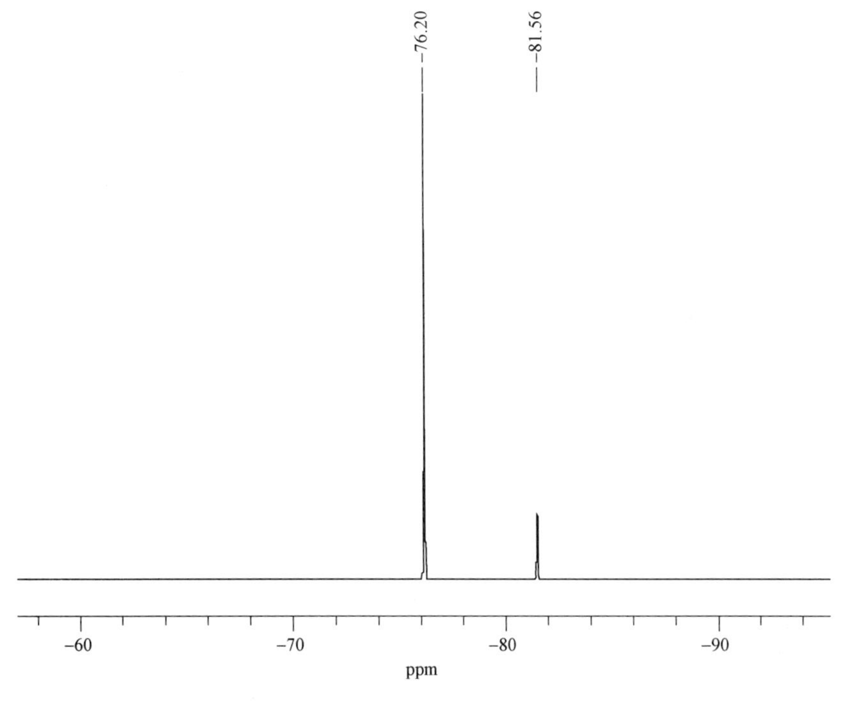

图 5–90　依非韦伦对映异构体的 ^{19}F NMR 图谱

4. 备注

（1）中文化学名

(*R*)–6–氯–4–(环丙基乙炔基)–1,4–二氢–4–(三氟甲基)–2*H*–3,1–氧氮杂萘–2–酮

（2）英文化学名

(4*R*)–6–chloro–4–(2–cyclopropylethynyl)–1,4–dihydro–4–(trifluoromethyl)–2*H*–3,1–benzoxazin–2–one

（3）Smiles

FC(F)(F)[C@@]1(OC(=O)Nc2ccc(Cl)cc12)C#CC3CC3

（4）InChi

1S/C14H9ClF3NO2/c15–9–3–4–11–10(7–9)13(14(16,17)18,21–12(20)19–11)6–5–8–1–2–8/h3–4,7–8H,1–2H2,(H,19,20)/t13–/m1/s1

（5）InChiKey

XPOQHMRABVBWPR–CYBMUJFWSA–N

依折麦布
Ezetimibe

1. 结构

2. 物理性质

分子式：$C_{24}H_{21}F_2NO_3$
相对分子质量：409.43
CAS 号：163222-33-1
溶剂：二甲基亚砜
性状：白色固体
溶解性：二甲基亚砜、甲醇中微溶

3. ^{19}F NMR 图谱

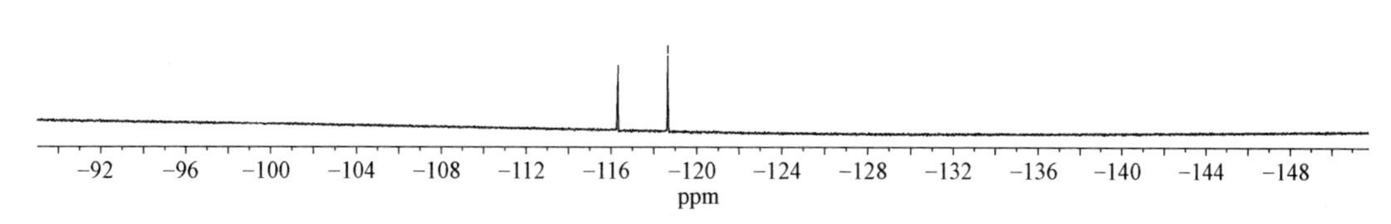

图 5-91　依折麦布的 ^{19}F NMR 图谱

4. 用途

依折麦布是胆固醇吸收抑制剂，用于降低血浆胆固醇水平以及肝脏胆固醇储量。

5. 备注

（1）中文化学名

1–(4–氟苯基)–3(*R*)–[3–(4–氟苯基)–3(*S*)–羟丙基]–4(*S*)–(4–羟苯基)–2–吖丁啶(氮杂环丁烷)酮

（2）英文化学名

(3*R*,4*S*)–1–(4–fluorophenyl)–3–[(3*S*)–3–(4–fluorophenyl)–3–hydroxypropyl]–4–(4–hydroxyphenyl)azetidin–2–one

（3）Smiles

O[C@@H](CC[C@@H]1[C@H](N(C1=O)c2ccc(F)cc2)c3ccc(O)cc3)c4ccc(F)cc4

（4）InChi

1S/C24H21F2NO3/c25–17–5–1–15(2–6–17)22(29)14–13–21–23(16–3–11–20(28)12–4–16)27(24(21)30)19–9–7–18(26)8–10–19/h1–12,21–23,28–29H,13–14H2/t21–,22+,23–/m1/s1

（5）InChiKey

OLNTVTPDXPETLC–XPWALMASSA–N

（6）药典收载情况

《美国药典》40

（7）中国上市制剂

依折麦布片、依折麦布辛伐他汀片